Nブックス

五訂 応用栄養学〔第2版〕

編著 津田博子・麻見直美

共著 勝野由美子・五関正江・古閑美奈子・佐久間理英
白木啓三・田中広美・星　清子・松田早苗
山口敦子・大和孝子

建帛社
KENPAKUSHA

はじめに

日本は急速に高齢化が進み，2018（平成30）年の厚生労働省調査の平均寿命では，男性は81.25歳，女性は87.32歳であり，世界有数の長寿国となっている。健康で長寿を全うできるならば，これ以上の幸せはないが，一方で，高齢化に伴い，糖尿病・高血圧症・脂質異常症・循環器病・がん・骨粗鬆症などの生活習慣病，要介護者や高齢者世帯が増加し，その対策が重要な課題となっている。

そこで2000（平成12）年に，寝たきりや認知症などによる要介護状態でなく生活できる期間（健康寿命）を延伸し，すべての国民が健やかで活力ある社会とするための対策として，「21世紀における国民健康づくり運動（健康日本21）」が策定された。そして，健康日本21最終評価を踏まえて，2013（平成25）年には「健康日本21（第2次）」が策定されたが，主な目標として健康寿命の延伸と健康格差の縮小，生活習慣病の発症予防と重症化予防の徹底が取り上げられている。栄養・食生活，身体活動・運動，休養，飲酒，喫煙，歯・口腔の健康について，2022（令和4）年度に到達すべき具体的な目標が設定され，2018（平成30）年には中間評価がなされている。これらの生活習慣の改善を含めた健康づくりの推進には，国民の健康維持・増進，疾病予防を目的として，保健・医療・福祉・教育など多方面にわたって食事・栄養管理の業務に携わる専門家の養成が急務である。

本書『応用栄養学』刊行の目的は，まさにそこにあり，人が誕生してから一生を終えるまで，すなわち妊娠や分娩，成長，加齢などに伴う人体の構造や機能の変化，栄養状態の変化などについて理解し，さらに対象者の栄養状態や心身機能に応じた栄養管理（栄養ケア・マネジメント）の基本的な考え方を修得することである。また，食事摂取基準策定の考え方や科学的根拠を理解し，健康維持・増進および疾病予防のための食事摂取基準に基づいた食事改善の計画と実施，健康に影響を及ぼすリスクの管理について基本的な考え方や方法を修得することを目的としている。

本書の構成にあたっては，管理栄養士養成におけるモデルコアカリキュラム，管理栄養士国家試験出題基準（ガイドライン）の内容を検討し，栄養士・管理栄養士が専門職として栄養状態や心身機能に応じた栄養管理ができるよう配慮した。つまり，ライフステージごとに，身体および精神の両面についてその特性を十分理解し，その上で各期の望ましいエネルギーや栄養素摂取量を実際の食生活に展開できるようにした。紙面構成としては，図表を大きくし，視覚からの理解の一助とし，重要な事項・用語，図中のポイントは色刷りで表し，知識修得の効率化を図っている。また，五訂版の刊行にあたり，「日本人の食事摂取基準（2020 年版）」の趣旨に則るとともに，最新の「国民健康・栄養調査」の集計結果に沿い，管理栄養士国家試験対策書として基本的な知識が修得できるように配慮した。

そのために，本書の執筆者は栄養士・管理栄養士育成に情熱的な，かつそれぞれの分野に精通した教育者，研究者で構成し，執筆にあたっては各ライフステージの特性に合わせて執筆者の意見を尊重した。

なお，今般の五訂版の改訂にあたり，本書初版から編者を務めていただいた江澤郁子先生は，ご高齢のため編者を辞され，新しく麻見が編者として加わった。また，一部の共著者についても新たな方をお迎えし，前版にもまして充実した内容をめざした。

本書は，栄養士・管理栄養士の養成，国家試験対策書として重要な示唆を与えるものと確信している。より役立つ書にするためにも，ご利用された方々のご指摘，ご指導をお願いする次第である。

2020 年 2 月

編　者　津田　博子
麻見　直美

五訂第 2 版にあたって

本書五訂版刊行から 2 年が経った。その間の法令改正等を見直すとともに，「国民健康・栄養調査」をはじめとする各統計資料を最新のものに更新し，また一部新著者を迎え，「第 2 版」とする。引き続き栄養士・管理栄養士養成に役立つことを願う。

2022 年 3 月

編　者

目次

第 1 章

栄養ケア・マネジメント

1. 栄養ケア・マネジメントの概念

1.1 栄養ケア・マネジメントの定義

栄養ケア・マネジメント（nutrition care and management）とは，個人または集団の健康度を高めていくヘルスケア・サービスの一環として，身体状況や栄養状態に応じた最適な栄養ケアを，効率的かつ系統的に行うシステムのことである。栄養ケア・マネジメントの目標は，対象者の栄養状態を改善し，生活の質（QOL : quality of life）を向上させることである。

1.2 栄養ケア・マネジメントの過程

栄養ケア・マネジメントは，①栄養スクリーニング，②栄養アセスメント，③栄養ケア計画作成，④栄養ケア実施，⑤モニタリング，⑥評価・検証，⑦フィードバックからなる一連の過程により実施される（図1－1）。これらの過程を系統的に実施することにより，客観的に対象者の栄養状態を評価・検証し，それに基づいて効率的かつ合理的な栄養ケアを行うことが可能となる。

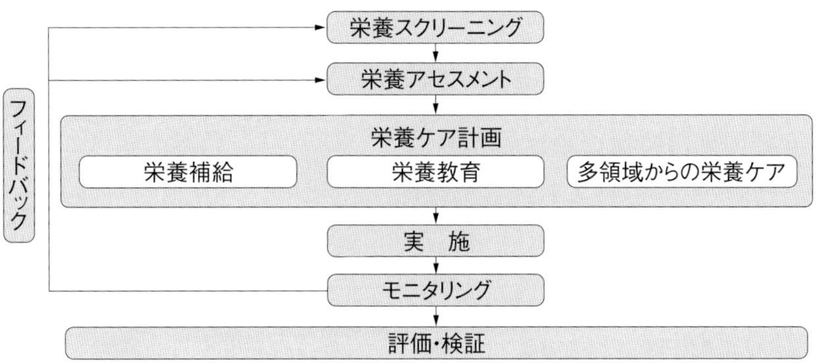

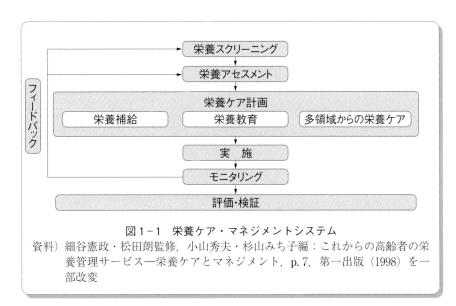

図1－1　栄養ケア・マネジメントシステム

資料）細谷憲政・松田朗監修，小山秀夫・杉山みち子編：これからの高齢者の栄養管理サービス—栄養ケアとマネジメント，p. 7，第一出版（1998）を一部改変

（1）　栄養スクリーニング

対象者の栄養状態のリスク（栄養リスク）の有無を判定する過程である。例えば，訪問指導時や健康診断時，病院などの外来受診時や入所時に実施される。迅速な判定が求められるので，侵襲性の少ない簡便な方法を用いることになる。

栄養スクリーニングには，1987年にデッキー（Detsky, AS）らにより提唱された**主観的包括的栄養アセスメント**（SGA：subjective global assessment）が用いられることが多い（表1-1）。SGAでは，身体測定や臨床検査データを含まず，最近の体重や食事摂取量の変化，身体所見などから，対象者の栄養状態を，栄養状態良好，中等度栄養障害，高度栄養障害の3段階で判定する。デッキーらは栄養状態評価にあたって，特に体重減少，食事摂取量減少，皮下脂肪量減少，骨格筋量減少に重点をおくように指示している。簡単で侵襲性が少なく，低コストかつ迅速に評価できることから，世界的統一基準として広く認められつつある。ただし，実際に対象者を診た評価者の主観が重視されるので，判定結果を標準化するためには同一基準による評価者の教育が必須である。

（2）　栄養アセスメント

栄養スクリーニングで見出された栄養リスク者について，栄養リスクの程度を総合的・客観的に評価し，**栄養状態改善の指標**を得る過程である。①臨床診査（問診，身体所見），②身体計測，③臨床検査，④食事調査，⑤食行動・食態度・食環境などの調査を系統的に実施することにより，対象者の栄養状態の問題点と関連要因を明確にし，栄養ケア計画作成のための科学的根拠を得る。

表1－1　主観的包括的栄養アセスメント

現病歴 1. 体重変化 　過去6か月間の体重減少：　　kg（　　%） 　過去2週間の体重変化：　増加　不変　減少 2. 食事摂取量の変化（通常時との比較） 　なし 　あり　　期間：　　週間 　　　　　タイプ：経口栄養不足　経腸/静脈栄養充足　経腸/静脈栄養不足　絶食 3. 消化器症状（2週間以上継続） 　なし　悪心　嘔吐　下痢　食欲不振 4. 身体機能低下 　なし 　あり　　期間：　　週間 　　　　　タイプ：制限はあるが労働可能　歩行可能　寝たきり
身体所見（ランク評価：0＝正常，1+＝軽度，2+＝中等度，3+＝高度） 　皮下脂肪量減少（上腕三頭筋，胸部）　骨格筋量減少（大腿四頭筋，三角筋） 　足首の浮腫　仙骨部の浮腫　腹水
主観的包括的評価（いずれかを選択） 　A．栄養状態良好　B．中等度栄養障害　C．高度栄養障害

資料）Detsky, AS., *et al.*, *JPEN*. 11, p. 8−13（1987）を一部改変

（3） 栄養ケア計画作成

栄養アセスメントで評価した対象者の栄養状態の問題点を改善するために，実行可能な栄養ケア計画を策定し，文章化する過程である。栄養ケア計画は，①栄養補給，②栄養教育，③多領域からの栄養ケアの３項目について策定される。栄養ケア計画作成にあたって，対象者の栄養ケアにかかわる関係者が協議し，いつ，どこで，だれが，何を，どのように実施するかが最低限記載され，栄養状態改善の到達目標も示される。

1） 栄養補給

食事摂取基準などを参考にして，適正なエネルギーおよび栄養素の補給量を決定する。補給方法として，経口栄養法，経腸（経管）栄養法，経静脈栄養法のいずれを用いるか，また，適切な食形態などを策定する。

2） 栄養教育

栄養状態は食行動の結果であることから，対象者の食行動をより望ましい方向へと変容させて，健康自己管理能力を育てるための教育内容および実施方法を策定する。栄養教育を効果的に実施するには，実施者と対象者との間に信頼関係が存在していることが前提である。

3） 多領域からの栄養ケア

栄養状態には，対象者の身体的・精神的問題，経済的・社会的問題が大きく関与する。したがって，管理栄養士・栄養士だけでなく，医師，歯科医師，看護師，薬剤師，臨床検査技師，介護福祉士，理学療法士，作業療法士，言語聴覚士，ソーシャルワーカーなど多領域の専門家が栄養ケア計画策定に参画する必要がある。

（4） 栄養ケアの実施

栄養ケア計画に従って，関係者がそれぞれの分担領域の栄養ケアを実施する。

（5） モニタリング

栄養ケア実施の過程で，栄養ケア計画に実施上の問題点（対象者の非同意・非協力，合併症，栄養補給方法の不適正，協力者の問題など）がなかったかを評価・検証し，問題が見出された場合は，直ちに栄養ケア計画を改善する（フィードバック）。モニタリングでは，栄養状態改善の指標を用いて改善の程度を評価・検証し，目標が到達されれば，関係者で協議し栄養ケアを終了させる。

（6） 評価・検証

栄養ケア・マネジメント終了時に，実施した栄養ケア・マネジメントの有効性を評価・検証し，継続的な品質の改善を試みることが重要である。例えば，組織や人員配置，栄養ケア計画の手順，栄養アセスメントに用いた栄養指標，患者の満足度，費用対効果などについて系統的に評価・検証する。

1.3　PDCA サイクルの意義と目的

PDCA サイクルとは，事業活動における生産管理や品質管理などの管理業務を円滑に進める手法の一つで，P（plan：計画）→ D（do：実施）→ C（check：検証）→ A（act：改善）の 4 段階を繰り返すことにより，業務を継続的に改善することを目的としている。品質管理の父といわれるデミング（Deming, WE）が第二次世界大戦後に提唱したもので，科学的方法論を基盤とした企業経営理論として評価されているが，さまざまな領域での品質管理にも広く用いられている。

PDCA サイクルでは，科学的根拠に基づいて明確な目標を設定し，それに到達するための過程を計画〔P〕，計画に沿って実施〔D〕，実施した結果が計画に沿っているかの評価・検証〔C〕，当初の計画とは異なった結果になった場合はその要因を検証し，計画を改善〔A〕する一連の過程を繰り返すことにより，徐々に最終目標に近づいていく。この方法論を栄養ケア・マネジメントにも適用することにより，対象者の栄養状態改善を科学的かつ論理的に実施していくことが可能となる。その方法はまず，栄養アセスメントで明らかになった栄養リスク者について，栄養ケア計画の目標を設定し，それに対応した計画を作成し，計画に基づき実施する。次に実施した内容を評価し，その評価をもとに対象者の栄養状態が改善の方向に向かった場合はそのまま継続する。一方，計画と結果との間に差異が生じたり，実施方法に問題点が見つかった場合は，その時点で改善が適宜行われる。このように最初の計画を常に把握，分析し，改善を重ねながら次の新しい計画にそれらを反映させていくことが重要である。そしてこの PDCA サイクルをうまく改善する方向へらせん状に進めていくことが，対象者に対してより適切な栄養ケアを実施することにつながる（図 1－2）。

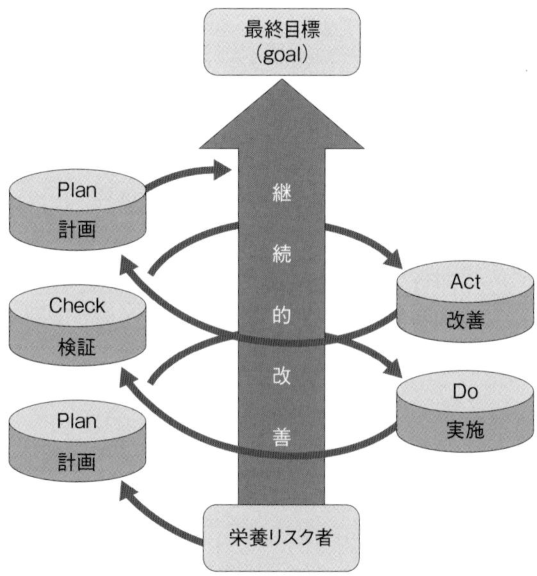

図 1－2　PDCA サイクルを用いた栄養ケア

2．栄養アセスメント

2.1　栄養アセスメントの意義と目的

栄養アセスメント（nutritional assessment）とは，栄養ケア・マネジメントを実施するために，個人または集団の栄養状態を総合的・客観的に評価することである。栄養スクリーニングで見出された栄養リスク者について，詳細な客観的情報に基づいて栄養状態を正確に評価し関連要因を抽出する。施設入所後に実施されることが多い。栄養アセスメントの評価結果に基づいて，対象者の栄養状態改善を目的とした栄養ケアの方針，すなわち栄養ケア計画が作成され，実施される。したがって，栄養アセスメントは栄養診断学ともいえるものであり，適切な栄養ケア・マネジメントを実施するためには適正な栄養アセスメントを行う必要がある。

栄養アセスメントでは，栄養状態を評価するために，① 臨床診査，② 身体計測，③ 臨床検査，④ 食事調査，⑤ 食行動・食態度・食知識・食スキル・食環境などの調査が一般に行われる。それぞれの調査結果から得られる情報を分析し，総合的に評価して対象者の栄養状態を評価し，関連要因を抽出することが大切である。また，栄養アセスメント実施に際しては，守秘義務やインフォームドコンセントなど医療従事者としての倫理性が求められる。

2.2　栄養アセスメントの方法

（1）客観的栄養アセスメント

客観的栄養アセスメント（ODA：objective data assessment）は，客観的な方法による「数値」を用いて総合的に行う栄養アセスメントである。

1）　静的栄養アセスメント

ある一時点での栄養状態を評価して，栄養ケアの要否を決定する場合の評価方法である。栄養スクリーニングや栄養アセスメントで用いられる。指標としては，身体計測，免疫能，血清アルブミンなどの代謝回転の比較的遅い臨床検査項目が測定される。

2）　動的栄養アセスメント

モニタリングなどのように，栄養ケアによる栄養状態改善効果を評価・検証する場合の評価方法である。代謝動態を鋭敏に反映する指標を経時的に測定し，その変動を評価する。指標としては，血清トランスフェリンや血清レチノール結合たんぱく質などの代謝回転の速い臨床検査項目が測定される（⇨ p. 11）。

3）　予後栄養アセスメント（総合的栄養評価，予後推定栄養指数：PNI）

手術前の栄養状態の改善により術後のリスクが軽減できることから，手術前の栄養状態から手術後の予後を判定するための指数が開発されている（表1－2）。指標としては，血清アルブミン（Alb），血清トランスフェリン（TFN），遅延型皮膚過敏反応（PPD 皮内反応など），上腕三頭筋部皮下脂肪厚（TSF）などが用いられる。

表1-2　予後栄養アセスメントの指数

Prognostic nutritional index (PNI) (Buzby, GP, 1980)
PNI (%) = 158 − (16.6 × Alb) − (0.78 × TSF) − (0.22 × TFN) − (5.8 × DH) Alb : serum albumin (g/dL) TSF : triceps skinfold thickness (mm) TFN : serum transferrin (mg/dL) DH : delayed skin hypersenstivity (PPD, mumps, SK-SD, Candida) 0 = no response 1 = 1 response with < 0.5 mm induration 2 = 1 or more responses with ≧ 0.5 mm induration
PNI ≧ 50% : high risk 40% ≦ PNI < 50% : intermediate risk PNI < 40% : low risk

資料）小野香・小越章平：臨床栄養，99（5），p. 608（2001）を一部改変

（2）臨床診査

臨床診査（問診，身体所見）は栄養アセスメントの基本であり，まず第一に行われる。管理栄養士・栄養士が直接行う場合もあるが，医師または看護師が採取し，カルテ（診療録）に記載している場合もある。

1）問　　診

対象者の栄養状態を評価するのに必要な情報を，対象者本人および付き添い者から聴取する。まず，**主訴**を聞くが，これは対象者の訴えの中心となる栄養学的症状である。例えば，食欲不振とか肥満傾向といったものがこれに相当する。次に，**現病歴**を聞くことによって，その症状がいつごろから発現し，どのように推移してきたかを明らかにする。家族歴，既往歴，アレルギー，栄養歴，生活状況，生活習慣などを聴取して，対象者の栄養状態の関連要因を明らかにするための手掛かりを得る。

家族歴では，両親や兄弟姉妹などの近親者に同様な栄養状態の傾向が存在しないかを聞く。**既往歴**では，糖尿病や消化器疾患など現在の栄養状態と関連するような疾患に，過去または現在罹患していないか，またどのような薬剤やサプリメントを服用しているかを調べる。**栄養歴**には，食欲や嗜好などの変化に関する食生活歴と，過去から現在までの体重の推移に関する体重歴が含まれる。家族構成，職業歴，喫煙歴，飲酒歴なども把握する。

2）身体所見

対象者の栄養状態を評価するために身体を観察する。体格，頭髪，顔貌，眼，口腔粘膜，歯，歯肉，皮膚，爪，上肢，下肢などの状態の**視覚的観察**が中心となる。栄養障害や疾患により皮膚，粘膜，毛髪，爪などに特有の変化を生ずるものがある。

栄養障害では，一般に皮下脂肪の減少とともに，筋肉も退化し，皮膚も光沢を失う。また，毛髪は脱毛傾向となり，光沢を失い，乾燥化したりする。ビタミンB_2や

ナイアシンの欠乏では，口唇から口角，舌の亀裂，びらんが出現する。また，鉄欠乏性貧血や悪性貧血では特有の萎縮性舌炎がみられる。ビタミンC欠乏による壊血病では，歯肉の腫脹や出血が観察され，歯は抜けやすくなる。指や爪の所見としては，鉄欠乏性貧血でみられる匙(さじ)形爪（spoon nail）や，換気障害，先天性心疾患などでみられるばち指などに注意する。

近年，水銀血圧計に代わって上腕式自動血圧計が使用されるようになり，血圧，脈拍数を簡便に測定できるようになった。日本高血圧学会が推奨する診察室血圧測定法では，座位で数分の安静後，1～2分の間隔をあけて少なくとも2回測定し，安定した2回の平均値を血圧値としている。

（3） 身体計測

対象者の身体を計測することにより，栄養状態に関する客観的な情報が得られる。簡便な器具を用いた身体計測だけでなく，画像検査による精度の高い身体計測が可能となってきている。

1） 体重と身長

体重と身長の測定は，最も簡便な身体計測である。体重は栄養状態評価のための重要な指標となるが，食事や排泄による影響をできるだけ少なくするために，空腹時，排尿後に測定するのが望ましい。高齢や疾患のため体重計に乗れない場合は，車椅子に乗ったままや，寝たきりのままで測定できる体重計を利用する。また，身長測定で直立できない場合は，まっすぐ仰向けに寝た状態での頭頂から踵までの距離を計測したり，仰臥位で膝を立てて膝高（膝蓋骨上部から踵部足底間の距離）を計測し，推定式を用いて身長を推定する。

① 体格指数

体重と身長を組み合わせて算出される**体格指数**により，栄養状態を評価する。乳幼児に対しては**カウプ指数**，学童に対しては**ローレル指数**，成人に対しては**BMI**（body mass index）が一般に用いられる（表1－3）。日本肥満学会の肥満度分類では，BMIが18.5以上25.0未満を普通体重，18.5未満を低体重，25.0以上を肥満としている。

表1－3　体格指数

	算出法		判定
乳幼児期	カウプ指数（Kaup index）	$\frac{\text{体重(g)}}{\{\text{身長(cm)}\}^2}\times 10$	13未満：やせ 20以上：肥満
学童期	ローレル指数 (Rohrer index)	$\frac{\text{体重(kg)}}{\{\text{身長(cm)}\}^3}\times 10^7$	100未満：やせ 160以上：肥満
成人	BMI（body mass index）	$\frac{\text{体重(kg)}}{\{\text{身長(m)}\}^2}$	18.5未満：やせ 25.0以上：肥満

なお,「日本人の食事摂取基準（2020年版）」では，BMIと総死亡率や発症率などとの関連を検討した観察疫学研究結果に基づいて，目標とするBMI（kg/m^2）の範囲を，18～49歳では18.5～24.9，50～64歳では20.0～24.9，65～74歳および75歳以上の高齢者では，フレイル予防および生活習慣病発症の予防に配慮し，当面の目標を21.5～24.9としている（⇨p.260，巻末付表）。

② 標準体重比（%）

$$\frac{\text{測定体重}}{\text{標準体重}}\times 100$$

標準体重としては，最も疾病の少ないBMI 22を基準として，日本肥満学会の提唱する｛身長（m）｝^{2} × 22を用いることが多い。

③ 体重減少率（%）

$$\frac{(\text{平常時体重}-\text{測定体重})}{\text{平常時体重}}\times 100$$

体重の経時的変化は，栄養状態の評価に有効な指標である。特に，高齢者や病人では身長を測定するのが困難な場合が多くなるため，体重の絶対値の減少と体重減少率の増加が低栄養状態の評価には有用である。

2） 体脂肪量

体脂肪は体内のエネルギー貯蔵場所であり，主に皮下に存在するが（皮下脂肪），腹腔内内臓の周囲にも存在する（内臓脂肪）。近年，内臓脂肪の蓄積がさまざまな代謝異常や動脈硬化と関連することが明らかになり，体脂肪量だけでなく脂肪の体内分布の評価も重要となっている。体脂肪量の間接的な測定方法としては，皮下脂肪厚を測定する方法や生体インピーダンス法（BIA：bioimpedance analysis）が一般的に行われている。脂肪の体内分布の簡便な評価には，ウエスト周囲長やウエスト／ヒップ比が用いられる。正確な脂肪量の測定にはCT法（CT：computed tomography），磁気共鳴イメージング法（MRI：magnetic resonance imaging），二重エネルギーX線吸収測定法（DXA：dual energy X-ray absorptiometry）などの画像検査による評価が必要である。

① 皮下脂肪厚

皮脂厚計（アディポメーター）を用いて皮下脂肪厚を測定する。測定部位としては，利き腕の反対側の上腕三頭筋部皮下脂肪厚（TSF：triceps skinfold thickness）または肩甲骨下部皮下脂肪厚が測定しやすく，身体密度との相関が比較的高いことから一般に推奨されている（図1-3）。簡便であり対象者の負担も少ないが，再現性のよい計測結果を得るには測定方法を一定にする必要がある。ただし，肥満者では正確な評価は困難である。基準値としては，日本栄養アセスメント研究会が作成したJARD 2001（Japanese anthropometric reference data 2001）が一般に用いられる。

② 生体インピーダンス法（BIA）

生体に微弱な電流を通電すると，電流は水を含む筋肉や内臓などの除脂肪組織を流れるが脂肪組織では流れないことを利用した体脂肪測定法である。体表面に電極を装

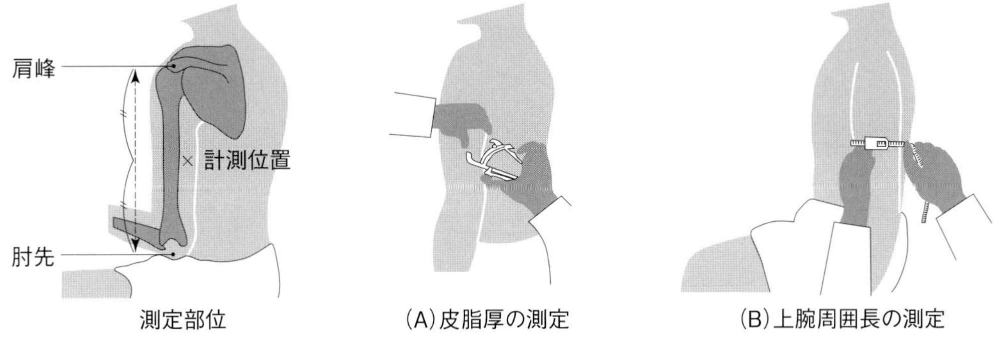

図1－3　上腕周囲と上腕三頭筋部皮下脂肪厚の測定（ダイナポット社のアディポメーター(A)とインサートテープ(B)）
資料）足立香代子：臨床栄養，99（5），p. 524（2001）を一部改変

着し，微弱な交流電流を流して電気抵抗（インピーダンス）を測定し，体脂肪量や除脂肪量を推定する。BIAは簡便で非侵襲的なので広く用いられており，さまざまな測定原理の装置が市販されている。

③　全身DXA法（dual energy X-ray absorptiometry）

X線を2つのエネルギーに分離して照射し，生体内をX線が通過するときの減衰率を測定し，身体各部位および全身の骨塩量，脂肪量，除脂肪量を算定する。測定精度が高く，測定時間が短く，X線被曝量が少ないという利点があり，体組成分析のゴールデンスタンダードとなっている。

④　内臓脂肪評価法

内臓脂肪蓄積に高血糖，脂質異常症，高血圧が重積して動脈硬化性疾患の発症が加速するメタボリックシンドロームの診断では，内臓脂肪（腹腔内脂肪）蓄積が必須である。一次スクリーニングでは，立位，軽呼気時，臍レベルで測定したウエスト周囲長が一般に用いられており，内臓脂肪蓄積の診断基準は男性85 cm以上，女性90 cm以上である（⇨p. 173，表6－11）。日本肥満学会は内臓脂肪評価法として，臍レベルのCT断層像やMRI断層像による内臓脂肪面積測定（図1－4）を推奨しており，100 cm^{2}以上が男女共通した内臓脂肪蓄積の診断基準となっている。一方，BIAによる内臓脂肪面積測定については，参考となる評価法としている。

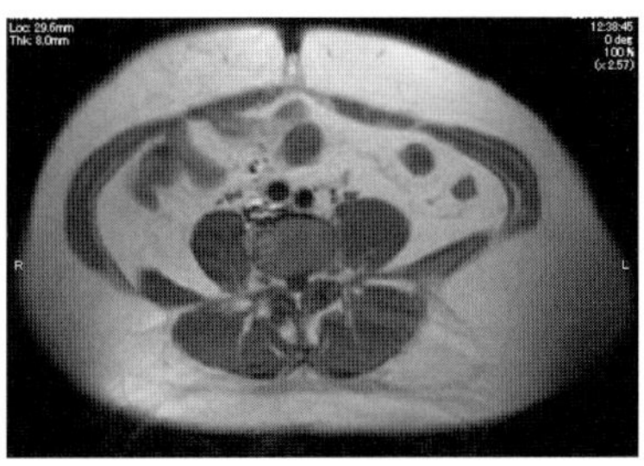

図1－4　臍レベルMRI断層像による腹部脂肪分布評価
40歳代肥満女性（BMI 31.3，ウエスト周囲長98 cm）内臓脂肪面積：105.3 cm^2，皮下脂肪面積：300.0 cm^2
資料）中村学園大学健康増進センター提供

3）骨格筋量

骨格筋量の評価は，体内のたんぱく質貯蔵量の推定に有用である。骨格筋量の間接的な指標としては，上腕周囲長，上腕筋囲，上腕筋面積，下腿周囲長が一般に測定されるが，判定にはJARD 2001を用いる。正確な骨格筋量の測定には，DXAやBIAなどによる評価が必要である（⇨p. 8，

体脂肪量)。

① 上腕周囲長・上腕筋囲・上腕筋面積

上腕三頭筋部皮下脂肪厚（TSF）を測定した腕の同じ位置で，メジャーを使って上腕周囲長（AC：arm circumference）を測定する（図１-３)。ACとTSFから上腕筋囲（AMC : arm muscle circumference)，上腕筋面積(AMA : arm muscle area）を下記の計算式を用いて算定する。AMAは筋たんぱく質貯蔵量をよく反映すると考えられている。

$$\text{AMC (cm)} = \text{AC (cm)} - \pi\ (3.14) \times \text{TSF (mm)} \div 10$$
$$\text{AMA (cm}^2\text{)} = [\text{AMC (cm)}]^2 \div 4\pi$$

② 下腿周囲長

下腿周囲長は筋肉量と体脂肪量を反映する。体重との相関が高いことから，アメリカでは高齢者の体重の推定に用いられている。しかし，下腿周囲長は浮腫の影響を受けやすいことに注意する必要がある。

（４） 臨 床 検 査

対象者から血液，尿，その他の体液を採取し，それらの検体を生化学的，免疫学的手法を用いて分析し，対象者の栄養状態を客観的に評価する方法である。

１） 基 準 値

対象者の栄養状態は，対象者の検査結果を基準値と比較して判定される。基準値は，通常，健康で疾病を有しない健常者の集団に対して検査を行った場合の測定値から求められ，分布の中央部95%を含む範囲，すなわち，平均値±標準偏差の1.96倍で示されることが多い。

２） 栄養状態を反映する主な臨床検査項目

① たんぱく質代謝

a. 血清総たんぱく質

血清総たんぱく質は血清中に存在する数千種類のたんぱく質の総量であるが，実際は，血清中に多量に存在するアルブミン（血清総たんぱく質の約60%）と主に免疫グロブリン（Ig : immunoglobulin）Gからなるγ-グロブリン（約20%）の増減をみていることになる。栄養状態の悪化により血清総たんぱく質は低下するが，肝機能障害，腎疾患，炎症，浮腫など多くの要因によっても変動するので，栄養状態の指標としては鋭敏ではない。

b. 血清アルブミン

アルブミンは血清中に最も多量に存在するたんぱく質で，血清総たんぱく質の約60%を占める。アルブミンは肝臓で合成され，その血中半減期は14～21日である。血清アルブミン濃度の低下は低栄養状態の指標として有用であるが，短期間の栄養状態を評価するのには不適当であり，肝機能障害や腎疾患などでも低下するので注意を要する。

c．血清トランスフェリン，血清トランスサイレチン（プレアルブミン），血清レチノール結合たんぱく質

肝臓で合成される血中半減期の短いたんぱく質〔急速代謝回転たんぱく質（RTP : rapid turnover protein)〕として，トランスフェリン（半減期約 10 日），トランスサイレチン（半減期 2 ～ 3 日），レチノール結合たんぱく質（半減期 12 ～ 16 時間）がある。これらは短期間の栄養状態の指標として有用であり，**動的栄養アセスメント**に用いられるが，肝機能障害や腎疾患などでも低下するので注意を要する。

d．窒素出納

摂取窒素量と排泄窒素量の差である**窒素出納**を以下の式で概算することによって，たんぱく質代謝状態が推定される。

$$\text{窒素出納（g/日）} = \text{たんぱく質摂取量（g/日）} / 6.25 - [\text{尿中尿素窒素量（g/日）} + 4]$$

健常成人が通常の食事を摂取している場合は，窒素出納は原則としてゼロとなる。ただし，尿中尿素窒素量は腎機能や肝機能の影響を受けるので注意を要する。

e．クレアチニン身長係数

筋肉中のクレアチンリン酸は高エネルギーリン酸結合の貯蔵型として筋肉のエネルギー代謝に重要な役割を果たすが，非酵素的に分解してクレアチニンとなり尿中に排泄される。尿中クレアチニン排泄量は筋肉量に比例するため，以下の計算式で算出されるクレアチニン身長係数（CHI : creatinine hight index）は筋肉量の指標となる。

$$\text{CHI} = \frac{\text{1 日尿中クレアチニン排泄量(mg)}}{\text{標準 1 日尿中クレアチニン排泄量(mg)}} \times 100$$

標準 1 日尿中クレアチニン排泄量は性別，身長別に基準値が定められているが，簡便法として，男性 23 mg/kg，女性 18 mg/kg に標準体重を乗じて算出してもよい。尿中クレアチニン排泄量は食事の影響は受けないが，糸球体濾過量に規定されるため腎障害が存在すると低下する。

f．尿中 3-メチルヒスチジン

3-メチルヒスチジンは筋たんぱく質のアクチンとミオシンの分解時に遊離され，尿中に排泄される。したがって，尿中 3-メチルヒスチジン排泄量は筋肉量や筋たんぱく質の分解を反映する。筋肉量の少ない女性や高齢者，低栄養状態では低値となる。尿中 3-メチルヒスチジン排泄量は，食事や腎機能の影響を受ける。

② 糖質代謝

空腹時血糖値，食後血糖値，糖負荷試験（75 g OGTT），血中インスリン値は，糖尿病の診断を含む糖質代謝の評価として重要である。糖化されたヘモグロビンがヘモグロビン A1（HbA 1）であり，その主分画を占めるのが HbA1c である。HbA1 もしくは HbA1c の全ヘモグロビンに占める割合（%）は，約 1 か月前の平均血糖値を反映しており，糖尿病のコントロール指標として用いられている。

③　脂質代謝

血清総コレステロール値，血清トリグリセライド値や，血清 LDL-コレステロール値，血清 HDL-コレステロール値は脂質代謝異常の判定の指標として用いられる。血清トリグリセライド値は食後高値を示すので，早朝空腹時（12 ～ 14 時間絶食後）の採血が原則である。

④　貧　　血

a．ヘモグロビン，赤血球数，ヘマトクリット

ヘモグロビン濃度は貧血の有無の判定に用いられる。さらに赤血球数，ヘマトクリットの結果から貧血（anemia）が大球性か，小球性か，正球性かが診断される。

b．血清鉄，血清フェリチン，血清ビタミン B_{12}，血清葉酸

小球性貧血の場合は，血清鉄値，血清フェリチン値から鉄欠乏の有無を判定する。大球性貧血の場合は，血清ビタミン B_{12} 値，血清葉酸値からそれぞれの欠乏の有無を判定する。

⑤　免疫機能

低栄養状態で感染症の危険性が増大することから，対象者の栄養状態を評価するうえで，免疫機能を調べることは重要である。低栄養状態をきたした場合，一般に，末梢総リンパ球数の低下，T リンパ球数の低下，遅延型皮膚過敏反応（PPD 皮内反応など）の陰性化などの細胞性免疫の低下がみられる。

(5)　食事調査

食事調査の目的は，対象者の食事摂取状況を調査して，摂取食品の種類や量，エネルギーならびに栄養素の摂取量，食習慣などを推定することである。食事調査法としては，陰膳法，24 時間思い出し法，食事記録法，食物摂取頻度法，食事歴法などが知られている。それぞれの調査法には長所と短所があることに留意し，適宜選択する必要がある。

食事調査の多くが自己申告に基づいて情報を収集するため，過小申告・過大申告，日間変動，季節変動といった測定誤差が存在するので，習慣的な摂取量を正確に把握することは困難である。特にエネルギー摂取量には，10 ～ 15％程度の過小申告が存在することが知られている。そこで，日本人の食事摂取基準（2020 年版）では，エネルギー摂取量の過不足の評価には，BMI または体重変化量を用いることを推奨している。

食事調査の評価結果は，対象者の栄養状態を改善するための栄養ケア計画作成の指標として重要であるが，あくまでもスクリーニング的な意味をもっており，真の栄養状態の評価のためには，臨床診査，身体計測，臨床検査の調査結果が必要である。

1）　24 時間思い出し法

面接者（通常，管理栄養士）が対象者に対して，前日 24 時間に食べたすべての食品とその量を思い出させる方法である。比較的短時間で調査でき，容易で安価なためよ

く用いられている。しかし，前日であっても食事内容を細かく思い出すことが難しい場合や，摂取した食品の量の推定量に誤差が生じる場合などでは精度が悪くなる。なお，習慣的な摂取量を推定するためには，最低でも2日間（できれば不連続な2日間）実施し，その平均値を用いることが実用的であると考えられている。

2） 食事記録法

毎回の食事について，料理名と食品の量を記録していく方法である。一般には，対象者自身が摂取している食事を観察調査する方法が用いられる。なお，習慣的な摂取量を推定するためには，最低でも2日間（できれば不連続な2日間）実施し，その平均値を用いることが実用的であると考えられている。

食品の量の推定には，目安量で記録していく**目安量法**と，実際に食品の重量や容積を秤量する**秤量法**がある。実際には，摂取したものをすべて秤量するのは不可能であり，ほとんどが半秤量法である。秤量法は食事調査法のなかで最も正確な方法とされているが，対象者の負担が大きく，食習慣への干渉も大きい。

3） 食物摂取頻度法

特定の食物について，比較的長期間にわたる平均的な摂取量を質問票を用いて調査する方法である。この質問票を**食物摂取頻度質問票**（FFQ：food frequency questionnaire）と呼ぶ。対象者に面接して聞き取る方法と対象者が自分で記入する自己記入法があるが，後者は多人数の集団に対する調査に適応できる。食習慣や特定の食物の摂取傾向を知ることができるが，24時間思い出し法や食事記録法に比して摂取量の定量性がよくない。

4） 食 事 歴 法

対象者の食事パターンと食物摂取頻度に関する調査に，食事記録法ないしは24時間思い出し法を組み合わせるのが原則であるが，しばしば食事記録法や24時間思い出し法は省略される。食事パターンと食物摂取頻度に関する質問票は**食事歴質問票**（DHQ：diet history questionnaire）と呼ばれる。食物摂取頻度法に比べると食行動や調理など栄養素以外の情報も得られる点が利点である。ただし，食物摂取頻度法と同様に食べた物を直接データ化する方法ではない点に注意が必要である。

（6） 食行動・食態度・食知識・食スキル・食環境の調査

栄養ケアにおける栄養教育の目的は，対象者の栄養状態を改善するために食行動をより望ましい方向へと変容させて，健康自己管理能力を育てることである。適切な栄養教育を実施するには，対象者の食行動を評価するだけでなく，行動変容に影響を与える食態度・食知識・食スキル・食環境などについて評価する必要がある。一般に，これらは臨床診査での問診項目の一つとして実施される。

2013（平成25）年から実施されている「21世紀における第2次国民健康づくり運動」〔健康日本21（第2次）〕の栄養・食生活領域においても，個人の生活の質向上とともに，社会環境の質向上のための目標が設定されている。

1）食行動

食事を作る行動，食事を食べる行動，食物や食情報を交換する行動を含めて，広く食行動を評価する。食行動の積極性とQOLの良好さとの関連が確認されている。

「健康日本21（第2次）」では，食行動の目標として「共食の増加（食事を1人で食べる子どもの割合の減少）」が設定されている。学童・思春期の共食を推進することが，その後の健康状態の改善や望ましい食習慣の確立等につながると考えられている。

2）食態度

態度とは，現実にとられる行動そのものではなく，その背後にあるもの，あるいは仮定される反応の準備状態として表現されるものと定義される。したがって，態度に関する質問では，当該行動について「――しようと思うか」「――する自信があるか」を尋ね，行動（実際に行動したか）との組み合わせにより，対象者の行動変容段階を評価する。栄養教育においては，個々の食行動と食態度を組み合わせて対象者の行動変容段階を評価し，それに応じた栄養教育プログラムの提供や教育効果の評価・検証に活用される。

3）食知識・食スキル

行動変容を図るには，知識の習得に加えて，知識を活用するスキル（技能）が必要である。ここでのスキルとは，「日常生活で生じるさまざまな問題や要求に対して，建設的かつ効果的に対処するために必要な能力」であるライフスキルを指している。

4）食環境

対象者の食行動をより望ましいものに変容させるには，対象者の態度・知識・スキルだけでなく，周囲の人々とのかかわり，社会環境，さらには自然環境まで含めた食環境が重要な役割を果たす。したがって，栄養教育においては，対象者を取り巻く食環境の評価が必要である。

「健康日本21（第2次）」の環境づくりの目標としては，「食品中の食塩や脂肪の低減に取り組む食品企業及び飲食店の登録数の増加」，「利用者に応じた食事の計画，調理及び栄養の評価，改善を実施している特定給食施設の割合の増加」があげられている。

2.3　アセスメント結果からの現状把握と課題の抽出

栄養アセスメントが終了すると，得られた情報を系統的に評価・判定し，対象者の栄養状態の問題点と関連要因を明確にする。

① まず，対象者が低栄養状態なのか過栄養状態なのかを判定する。栄養障害の程度については，体重，体脂肪量などの身体計測結果や臨床検査結果に基づいてランク付けするとともに，栄養障害の時間的経過も明らかにする。

② 栄養障害の要因として，遺伝的要因，基礎疾患の有無とその治療経過，アレルギー，薬剤やサプリメントの服用，喫煙や飲酒などの嗜好品摂取，職業や生活環境などとの関連について明らかにする。

③ 食事調査結果から，食形態，摂取食品の種類や量，エネルギーならびに栄養素

の摂取量，食習慣などの食事摂取状況を明らかにし，その問題点を抽出する。

④　栄養障害の要因として，食行動・食態度・食知識・食スキル・食環境についての問題点を抽出する。

以上の栄養アセスメントの判定結果に基づいて，対象者の栄養状態改善の到達目標が設定され，栄養状態改善に向けて具体的な栄養ケアの方針，すなわち栄養ケア計画が作成され，実施されることになる。

2.4　目標達成のための個人目標の決定

対象者の栄養アセスメント結果から抽出された栄養の問題と関連要因を整理・分析し，解決すべき問題の優先順位を明らかにして，栄養ケア計画の目標を設定する。目標は，柔軟性があり，実現可能である具体的な状況や数値を示す。最終的には対象者が自己管理できるような改善内容とする。まず，総括的目標（長期目標：goal）を立て，それを実施するにあたって，現実的な計画の実施の観点から中期目標，さらに直近の実践についての具体的な短期目標を設定する。QOLの向上である長期目標（goal）や各段階の短期目標は，実施後の評価において定量的評価ができるように，具体的に５Ｗ１Ｈ（Who：誰が，What：何を，When：いつ，Where：どこで，Why：どうして，How：どのように）を最低限入れて文章化する。また，対象者の栄養ケア計画にかかわる者の誰が見ても目標が達成できたか理解できるようにすることが重要である。

（1）長期目標

長期目標は，ヘルスケアの一環としての栄養ケアの総括的な最終目標であり，到達目標（goal）である。対象者が栄養ケア（栄養補給，栄養教育）を受け，最終到達目標を達成することで，健康上の問題が解決される。さらに対象者に“健康で楽しく過ごしたい”などの具体的なイメージをもたせることにより，健康増進へ向けての健康行動の習慣化や主観的健康感も向上する。このように良好な状態を長く継続させ，食生活を中心とした生活習慣の行動変容をどのように支援するかなど，最終的にQOLの向上をめざした目標を設定する。期間は，１年から数年をめどとして設定する。

（2）中期目標

中期目標は，短期目標である身体状況や栄養状態の改善，食行動・食習慣などの変容が現れたことを確認し，その後一定期間（6か月程度）は継続できることを目標として設定する。支援者は対象者の達成状況を上手に褒めながら評価し，さらなる意欲を喚起するよう導いていく。

（3）短期目標

短期目標は，対象者が最も達成可能な現実的なものを設定する。例えば，身体所見，食習慣，食行動，生活習慣などの改善について，何を，どの程度変化させるかを明確にする。期間は数週間から 1 か月，長くても 3 か月以内に効果が得られるようにする。現段階での能力にあった実行可能な目標は，対象者に改善意欲や達成感，満足感を与え，栄養ケア計画継続への意識づけとなる。

なお，長期，中期および短期目標の評価設定期間は，対象者の状況や特性に応じて，異なることに留意する必要がある。

3．栄養ケア計画の実施，モニタリング，評価，フィードバック

3.1　栄養ケア計画の作成

栄養ケア計画とは，対象者の QOL 向上を目標として，管理栄養士・栄養士だけでなく，対象者の栄養ケアに携わる他職種や専門領域の人々で協議し，決定した実現可能な内容を文章化したものである。いつ，どこで，誰が，何を，どうして，どのように実施するかが最低限記載され，人，費用，物といった資源の配分や実施後における目標の達成などについての評価過程も含む。一般的には「栄養スクリーニング→栄養アセスメント→栄養ケア・カンファレンス→栄養ケア計画の作成→栄養ケアの実施→モニタリング→評価→事後（再度）栄養アセスメント」という一連の流れで実施される。栄養ケア計画の目標を達成するためには，①栄養補給，②栄養教育，③多領域からの栄養ケアの 3 つを柱として策定される。

(1)　栄養補給

栄養補給は，まず摂取した食物を消化する消化管が機能しているかどうか，あるいは咀嚼・嚥下機能がどうであるかを把握し，対象者の栄養状態，身体活動量をもとに，どのような栄養素あるいは栄養成分をどのくらいの量，どのようにして補給するのかを決定する。補給方法としては，経口栄養法（一般食，治療食などのフードサービス），経管（経腸）栄養法（チューブを用いて鼻，胃，腸から栄養剤を投与），経静脈栄養法（輸液剤を用いる）があるが，どの補給方法での管理が適するのかの判断も必要である。さらに栄養補給ルート（経口，経管，経静脈），補給のタイミング，食形態についても策定する。栄養補給の中では，経口栄養法が生理的には最も望ましい方法である。管理栄養士・栄養士は，栄養ケアの実施により対象者の栄養状態を改善することはもとより，味覚，口渇感など感覚機能としての食欲を満足させることも重要である。

(2)　栄養教育

対象者の栄養ケア計画実施に向けての動機づけ，食事療法の実際や望ましい食習慣および食行動を含めた生活習慣・健康行動をどのように変容させるか，栄養カウンセリングを行いながら支援する。つまり栄養リスク改善のための知識・態度を変容さ

せ，健康自己管理能力を養う具体的な方法が策定される。栄養教育を効果的に実施するには，支援者と対象者が相互を信頼し，お互いが双方向に理解し合える望ましい関係を形成することが非常に重要である。そして支援者は，対象者がすぐにでも実施できる事象の一つを自ら選択させ，実施に向けやる気を出させるよう導かなければならない。また，栄養教育は対象者だけでなく，対象者の家族あるいは介護者に対して行う場合もある。

（3） 多領域からの栄養ケア

栄養状態は，対象者の身体状況，摂食機能，医療情報（通院状況，医薬品の摂取状況，臨床検査結果など），食環境，精神・心理的問題，家庭環境，経済状況，社会的環境なども大きくかかわっている。したがって栄養に関連する諸問題については，主に栄養管理を担当する管理栄養士・栄養士の他に医師，歯科医師，看護師，薬剤師，保健師，臨床検査技師，介護福祉士，介護支援専門員，健康運動指導士，理学療法士，作業療法士，言語聴覚士，臨床心理士などの専門職種が多領域から連携し，協力しながら情報収集し，栄養ケア計画を推進していく。

栄養ケア計画の様式例を表1－4に示す。

3.2 栄養ケア計画の実施

栄養ケア計画の実施は，対象者の最終目標であるQOLの向上に向けて効果的に行わなければならない。そのためには対象者との信頼関係（ラポール）の構築が非常に重要である。対象者の栄養ケアに携わる支援者は，対象者から正確な情報を取得するために，カウンセリングやコーチングなどのコミュニケーション・スキルを獲得し，行動科学理論を応用しながら，対象者の行動変容を効果的に行う必要がある。さらに医師や看護師，臨床心理士といった専門領域の他職種関係者との連携により，さまざまな情報収集ができ，対象者にとっては多領域からの支援が可能となり，最も有効な栄養ケア計画の実施ができる。また，栄養ケア計画の実施において管理栄養士・栄養士は，各専門領域の関係者をまとめる調整役も担う必要がある。関連する各専門領域関係者に短期・中期目標の評価結果を提示し，対象者の目標達成に向けての情報提供や提案，協力が受けられる環境を整備する。

3.3 モニタリングと個人評価

モニタリングは，栄養ケア計画に基づき計画通りに実施されているかどうか，対象者の変化や介入状況の把握などを定期的に評価して，栄養ケア計画の長期目標の達成度や体重等の栄養状態の改善状況など総合的な評価・検証を行う。また，モニタリング実施の評価結果により，栄養ケア計画の修正・変更を即実行することで，より効果的な栄養ケアの実施が可能となる。

栄養アセスメント・モニタリングの様式例を表1－5に示す。

表1－4　栄養ケア計画（様式例）

<table>
<tr><td>氏名</td><td>殿</td><td>入所日</td><td colspan="2">年　　月　　日</td></tr>
<tr><td>作成者</td><td></td><td>初回作成日</td><td colspan="2">年　　月　　日</td></tr>
<tr><td rowspan="2">利用者
または
家族の意向</td><td rowspan="2"></td><td>作成（変更）日</td><td colspan="2">年　　月　　日</td></tr>
<tr><td>説明と同意日</td><td colspan="2">年　　月　　日</td></tr>
<tr><td>解決すべき課題
（ニーズ）</td><td colspan="3">栄養状態のリスク（　□低　　□中　　□高）</td><td>サイン</td></tr>
<tr><td>長期目標と期間</td><td colspan="3"></td><td>続柄</td></tr>
</table>

<table>
<tr><td>短期目標と期間</td><td>栄養ケア
（①栄養補給，②栄養食事相談，③多職種による栄養ケアなど）</td><td>担当者</td><td>頻度</td><td>期間</td></tr>
<tr><td></td><td></td><td></td><td></td><td></td></tr>
<tr><td>特記事項</td><td colspan="4"></td></tr>
</table>

栄養ケア提供経過記録

年	月	日	サービス提供項目

出典）厚生労働省：平成21年度障害福祉サービス報酬改定における「栄養マネジメント加算及び経口移行加算等に関する事務処理手順例及び様式例の提示について」（障障発第0331002号），平成21年3月31日

表1－5　栄養アセスメント・モニタリング（様式例）

利用者名		記入者	
身体状況，栄養・食事に関する意向		家族構成とキーパーソン	本人　ー

（以下は、入所者個々の状態に応じて作成）

		年　月　日（記入者名）	年　月　日（記入者名）	年　月　日（記入者名）
実　施　日				
身体計測等	体　重（kg）	（kg）	（kg）	（kg）
	肥満度[1]			
	3%以上の体重変化	□無　□有（　kg/　ヶ月）	□無　□有（　kg/　ヶ月）	□無　□有（　kg/　ヶ月）
	血清アルブミン値（g/dl）	□無　□有　（g/dl）	□無　□有　（g/dl）	□無　□有　（g/dl）
	その他（必要に応じて高血圧，高血糖，脂質異常症，貧血等に関する指標）	（　）	（　）	（　）
食生活状況等	栄養補給の状況　食事摂取の状況[2]	[　]　%	[　]　%	[　]　%
	栄養補給の状況　・主食の摂取状況[2]	[　]　%	[　]　%	[　]　%
	栄養補給の状況　・主菜の摂取状況[2]	[　]　%	[　]　%	[　]　%
	栄養補給の状況　・副菜の摂取状況[2]	[　]　%	[　]　%	[　]　%
	栄養補給の状況　・その他（補助食品，経腸・静脈栄養など）	[　]　% （　）	[　]　% （　）	[　]　% （　）
	必要栄養量（エネルギー・たんぱく質など）	kcal g	kcal g	kcal g
	食事の留意事項の有無（療養食の指示、食事形態、嗜好，禁忌，アレルギーなど）	□無　□有 （　）	□無　□有 （　）	□無　□有 （　）
	その他（食習慣，生活習慣，食行動などの留意事項など）	（　）	（　）	（　）
多職種による栄養ケアの課題	低栄養・過栄養関連問題	□過食　□拒食　□偏食 □早食い・丸呑み　□異食 □盗食　□隠れ食い □開口·閉口障害　□食べこぼし □褥瘡　□口腔及び摂食・嚥下 □嘔気·嘔吐　□下痢·便秘 □浮腫　□脱水　□感染·発熱 □経腸·静脈栄養 □生活機能の低下 □医薬品　□その他	□過食　□拒食　□偏食 □早食い・丸呑み　□異食 □盗食　□隠れ食い □開口·閉口障害　□食べこぼし □褥瘡　□口腔及び摂食・嚥下 □嘔気·嘔吐　□下痢·便秘 □浮腫　□脱水　□感染·発熱 □経腸·静脈栄養 □生活機能の低下 □医薬品　□その他	□過食　□拒食　□偏食 □早食い・丸呑み　□異食 □盗食　□隠れ食い □開口·閉口障害　□食べこぼし □褥瘡　□口腔及び摂食・嚥下 □嘔気·嘔吐　□下痢·便秘 □浮腫　□脱水　□感染·発熱 □経腸·静脈栄養 □生活機能の低下 □医薬品　□その他
	特記事項			
問題点	① 身体計測等	□無　□有（　）	□無　□有（　）	□無　□有（　）
	② 食生活状況等	□無　□有（　）	□無　□有（　）	□無　□有（　）
	③ 食行動	□無　□有（　）	□無　□有（　）	□無　□有（　）
	④ 身体症状	□無　□有（　）	□無　□有（　）	□無　□有（　）
	⑤ その他	□無　□有（　）	□無　□有（　）	□無　□有（　）
評価・判定		□改善　□改善傾向　□維持 □改善が認められない	□改善　□改善傾向　□維持 □改善が認められない	□改善　□改善傾向　□維持 □改善が認められない

1) 成人はBMI，幼児期はカウプ指数，学童期・思春期は肥満度を記入。３歳未満は乳児身体発育曲線または幼児身体発育曲線を利用。
2) [1：良　2：不良] の中から[　　]へ該当数字を記入し，食事摂取量を%で記載。
※ 利用者の状態及び家族等の状況により，確認できない場合は「空欄」とする。

出典）厚生労働省：平成 21 年度障害福祉サービス報酬改定における「栄養マネジメント加算及び経口移行加算等に関する事務処理手順例及び様式例の提示について」（障障発第 0331002 号），平成 21 年 3 月 31 日

3.4　マネジメントの評価

栄養ケア計画に携わる支援者は，栄養ケア計画実施後，対象者の栄養状態が改善されたか，すなわち目標に到達したかを評価する。さらに支援者は実施上の問題点がなかったかどうか，栄養ケア計画実施過程においても適宜把握する必要がある。実施上問題が生じた場合には，栄養ケア計画の変更の必要性を判断し，対応する他職種関係者へ報告するとともに，よりよい栄養状態の改善へ向けて計画の修正・変更を行う。また，対象者が集団の場合であっても，栄養ケア計画の最終目標の評価を行うだけでなく，栄養ケア計画実施過程中やそれぞれの段階の目標達成度などにおいても問題がなかったかどうか経時的評価も行う。さらに実施した栄養ケア計画と差異が生じた事象については，修正を加えながら検討し，その有効性，効果，効率性，経済性について総合的に評価することも重要である。

評価の種類は，過程（経過）評価，影響評価，結果評価，総合評価，経済評価，モニタリング・評価に分類される（表1−6）。

（1）栄養アセスメント，計画，実施へのフィードバック

栄養ケア計画を実施していく過程で，栄養アセスメントの結果や目標の結果に差異が生じていないか定期的に評価をする。改善が必要な場合は，最終目標が達成できるようにPDCAサイクルを繰り返しながら栄養アセスメント，計画，実施へフィード

表1−6　評価の種類

種　類	概　要
過程（経過）評価	対象者の栄養ケア計画が，うまく目標達成に向けて実施されているかその過程（プロセス）を評価するもの。方法や媒体，指導者の反応・能力，組織の協力体制などの進捗状況を評価する。評価は，計画実施後1時間から1週間の時間変化や1週間から約6か月の継続的な変化をみる。
影響評価	短期目標に対する評価。栄養ケア計画を実施したことで，健康状態や栄養状態に影響を及ぼすような活動や行動の変容，環境状況の変化を評価，観察する。評価は目標の達成度による計画の変更も検討しながら，数か月から1年ほど経過した時点で行う。
結果評価	中期・長期目標に対する評価。活動や行動の適用により，健康状態や栄養状態が最終目標と対比して，どの程度達成されたかその有効性を評価する。評価は1年から数年にわたる期間を観察する必要がある。
総合評価	栄養ケア計画の実施により，目標がどの程度達成されたか総合的に判断し，最終的な成果の評価を行う（行動変容ができ，QOLがどの程度変化したか）。投入された人的，物的，経済的資源の妥当性も含めて評価する。
経済評価	投資した保健資源（在院日数，再入院，医薬品利用数など）に対してどの程度効果が認められたか，費用に対する効果や便益を評価する。
①費用効果	実施した栄養ケア計画の効果に対して実際にかかった全費用を算出し，客観的数値で評価する。
②費用便益	便益からかかる費用を差し引き，残りは栄養教育にかかった費用とその効果として，金額で評価する。
モニタリング・評価	栄養ケア計画の実施上，問題点（対象者の非同意，合併症，栄養補給法の不適応，非協力者など）がなかったか評価・検証する。モニタリングの期間は，アセスメント項目の変化の速さで対処する。

バックしなければならない。

(2) 栄養ケア計画の見直し

対象者の栄養ケア計画が，システムとして適切であったか専門領域の他職種関係者と協議しながら分析，検討し，継続するのかあるいは修正して新しいケア計画を導入するのか栄養ケア計画の見直しを行う。

(3) 栄養ケア計画の標準化

標準化とは，その組織独自のモデルをつくることである。栄養ケア計画の標準化とは，より効率的なものへとシステム化するために，総合評価（経済評価も含む）を考慮し，誰が実施しても同じように評価できる一般的な栄養ケア計画の作成，つまりマニュアル作成のことである。

(4) 栄養ケア・マネジメントの記録（報告書）

適切な栄養ケア・マネジメントを行うには，専門の他職種関係者との共通理解をもつために経過記録（報告書）が必要である。栄養ケア計画報告書は，正確な情報提供に向けて栄養状態の評価，栄養教育の内容，評価および今後の計画，栄養補給計画など誰でも理解できるような共通言語を用い，統一された記録方式で作成する。

文　献

●参考文献

- 実践栄養アセスメント．臨床栄養，99（5）（2001）
- 日本栄養士会監修：生活習慣病予防と高齢者ケアのための栄養指導マニュアル，第一出版（2002）
- 佐々木敏：わかりやすい EBN と栄養疫学，同文書院（2005）
- 厚生労働省：「日本人の食事摂取基準（2020 年版）」策定検討会報告書（2019）
- 細谷憲政・松田朗監修，小山秀夫・杉山みち子編：これからの高齢者の栄養管理サービス―栄養ケアとマネジメント，第一出版（1998）
- 渡辺明治・福井富穂編：今日の病態栄養療法，南江堂（2003）
- 日本人の新身体計測基準値 JARD 2001．栄養評価と治療，19（suppl.）（2002）
- メタボリックシンドローム診断基準検討委員会．メタボリックシンドロームの定義と診断基準．日本内科学会雑誌；94：188-203（2005）
- 肥満症診断基準 2011．肥満研究，17 巻（臨時増刊号）（2011）
- 中村丁次・外山健二編：管理栄養士講座　栄養教育論Ⅰ－栄養教育の概念と方法－，建帛社（2006）
- 日本栄養士会監修，中村丁次・吉池信男・杉山みち子編：生活習慣病予防と高齢者ケアのための栄養指導マニュアル 第 2 版，第一出版（2003）

第2章

食事摂取基準の基礎的理解

1．食事摂取基準の意義

1.1　食事摂取基準の目的

「日本人の食事摂取基準」は，健康な個人および集団を対象として，国民の健康の保持・増進，生活習慣病の予防のために参照するエネルギーおよび栄養素の摂取量の基準を示すものである。食事摂取基準はエネルギーおよび栄養素について複数の指標を設定し，エネルギーは，エネルギー摂取の過不足の回避，栄養素は，①摂取不足の回避，②過剰摂取による健康障害の回避，③生活習慣病の発症予防を目的とし策定している。食事摂取基準は，厚生労働省から出されている各種栄養関連業務に活用するための唯一の包括的なガイドラインであり，5年ごとに改定されている。「日本人の食事摂取基準（2010年版）」からは，健康増進法に基づく厚生労働大臣告示として定められた。

「日本人の食事摂取基準（2020年版）」では，健康日本21（第2次）（2013年）において高齢化の進展や糖尿病等有病者数の増加等を踏まえ，主要な生活習慣病の発症予防と重症化予防の徹底を図るとともに，社会生活を営むために必要な機能の維持および向上を図ること等が基本的方向として掲げられており，栄養に関連した身体・代謝機能の低下の回避の観点から，健康の保持・増進，生活習慣病の発症予防および重症化予防に加え，高齢者の低栄養予防やフレイル予防も視野に入れて策定された（図2-1）。

1.2　科学的根拠に基づいた策定

エネルギーおよび栄養素の摂取による健康への影響は，摂取不足による欠乏症や過剰によるものだけでなく，生活習慣病の予防に関与する場合もある。しかしながら健康の保持・増進，生活習慣病予防のためのエネルギーおよび栄養素の「真の」望ましい摂取量は個人間で異なり，また，個人内でも変動する。そのため「真の」望ましい摂取量は測定や算定することができないため，食事摂取基準では確率論的な考え方に基づき摂取量が策定されている。

各指標の設定は，可能な限り科学的根拠に基づいたシステマティック・レビュー（系統的レビュー）の手法を用いて算定されている。システマティック・レビューとは，国内外の学術論文や入手可能な学術資料を系統的・網羅的に収集し，その内容を総括

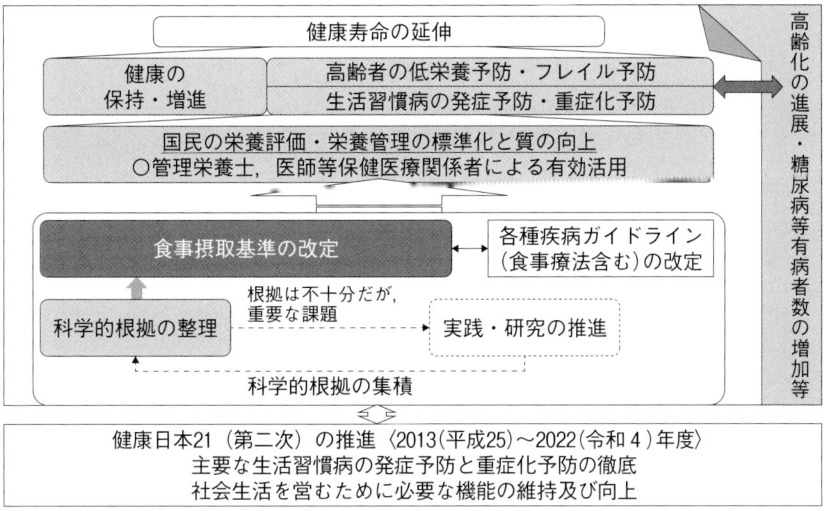

図2－1　日本人の食事摂取基準（2020年版）策定の方向性

出典）本章の図表はすべて，厚生労働省：「日本人の食事摂取基準（2020年版）」策定検討会報告書（2019）より

して評価する方法である。

2．食事摂取基準策定の基礎理論

食事摂取基準は，健康増進法に基づき，エネルギー（熱量）および34種類（コレステロールを含む）の栄養素についてその摂取量の基準を策定した。

2.1　エネルギー摂取の過不足からの回避を目的とした指標の特徴

エネルギーは，その摂取量および消費量のバランス（エネルギー収支バランス）の維持を示す指標としてBMIが採用された。このため，18歳以上においては目標とするBMIの範囲（⇨p. 260, 巻末付表）が示され，これは観察疫学研究での総死亡率が最も低かったBMIの範囲や，日本人のBMIの実態などを総合的に検証した値である。また，エネルギー必要量については，無視できない個人間差が要因として多数存在するため，性，年齢階級，身体活動レベル別に単一の値として示すのは困難であるが，参考資料としてエネルギー必要量の基本的事項や測定方法，推定方法とともに，推定エネルギー必要量（⇨p. 260, 巻末付表）が参考表として示された。

2.2　栄養素の指標の特徴

栄養素については，3つの目的からなる5つの指標を策定した。その目的と種類を図2－2に，食事摂取基準の各指標を理解するための概念図を図2－3に示した。

〈目　的〉	〈種　類〉
摂取不足の回避	推定平均必要量，推奨量 ＊これらを推定できない場合の代替指標：目安量
過剰摂取による健康障害の回避	耐容上限量
生活習慣病の発症予防	目標量

※十分な科学的根拠がある栄養素については，上記の指標とは別に，生活習慣病の重症化予防及びフレイル予防を目的とした量を設定

図２－２　栄養素の指標の目的と種類

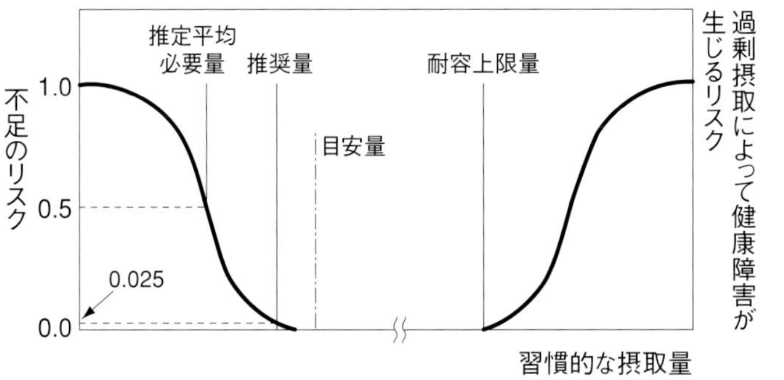

図２－３　食事摂取基準の各指標（推定平均必要量，推奨量，目安量，耐容上限量）を理解するための概念図

（１）　摂取不足の回避を目的とした指標

１）　推定平均必要量（estimated average requirement：EAR）

推定平均必要量（EAR）は，栄養素の摂取不足の評価に用いる最も基本となる指標であり，ある対象集団において測定された必要量の分布に基づいた，母集団における必要量の平均値の推定値を示す。つまり，当該集団に属する50％の人が必要量を満たす（同時に，50％の人が必要量を満たさない）と推定される摂取量である。「不足」とは，必ずしも古典的な欠乏症が生じることだけを意味するものではなく，その定義は栄養素によって異なることに注意する必要がある。また，個人では不足の確率が50％と推定される摂取量である。

２）　推奨量（recommended dietary allowance：RDA）

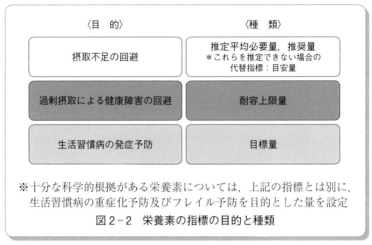

推奨量（RDA）は，活用の面からみると推定平均必要量だけではあまり安心できないため，これを補助する目的で算定された指標である。ある対象集団において測定された必要量の分布に基づき，母集団に属するほとんどの人（97～98％）が充足して

表２－１　推定平均必要量から推奨量を算定するために用いられた変動係数と推奨量算定係数の一覧

変動係数	推奨量算定係数	栄　養　素
10％	1.2	ビタミン B_1，ビタミン B_2，ナイアシン，ビタミン B_6，ビタミン B_{12}，葉酸，ビタミンC，カルシウム，マグネシウム，鉄（6歳以上），亜鉛，銅，セレン
12.5％	1.25	たんぱく質
15％	1.3	モリブデン
20％	1.4	ビタミンA，鉄（6か月～5歳），ヨウ素

いる量である。推奨量は，推定平均必要量が与えられる栄養素に対して設定され，推定平均必要量を用いて算出される。個人では，不足の確率がほとんどない摂取量である。

理論的には，（推定必要量の平均値＋２×推定必要量の標準偏差）として算出されるが，標準偏差が実験から正確に把握することはまれであるため，各栄養素で設定された変動係数と推奨量算定係数（表２－１）を用いて算出されている。

推奨量＝推定平均必要量×（1＋2×変動係数）＝推定平均必要量×推奨量算定係数

3）目安量（adequate intake：AI）

目安量（AI）は，十分な科学的根拠が得られず，推定平均必要量および推奨量が算定できない場合に設定する指標である。これは特定の集団において，ある一定の栄養状態を維持するのに十分な量として定義されており，推奨量に近い性格の指標である。基本的には，健康な多数の人を対象とした観察疫学的研究によって得られる。目安量は栄養素や性・年齢区分によって概念が異なるが，多くの場合，日本人の栄養素摂取量の中央値を用いている。また，乳児については，母乳中の栄養素濃度と哺乳量の積から算定している。

（2）過剰摂取による健康障害からの回避を目的とした指標

1）耐容上限量（tolerable upper intake level：UL）

耐容上限量（UL）は，栄養素の過剰摂取によって健康障害をもたらすリスクがないとみなされる習慣的な摂取量の上限を示す値である。すなわち，これを超えて摂取すると，過剰摂取によって生じる潜在的な健康障害のリスクが高まると考える。理論的には，「耐容上限量」は，「健康障害が発現しないことが知られている習慣的な摂取量」の最大値（健康障害非発現量，no observed adverse effect level：NOAEL）と「健康障害が発現したことが知られている習慣的な摂取量」の最小値（最低健康障害発現量，lowest observed adverse effect level：LOAEL）との間に存在する。しかし，これらの報告は少ないため，得られた栄養素の数値の不確実性と安全の確保に配慮して，NOAELまたはLOAELを「不確実性因子（uncertain factor：UF）」（表２－２）で除した値を耐容上限量とした。

表2－2　耐容上限量が策定された栄養素で，その算定のために用いられた不確実性因子（UF）

不確実性因子	栄養素
1	ビタミンE，マグネシウム[1]，銅，マンガン，ヨウ素（成人）[2]
1.2	カルシウム，リン
1.5	亜鉛，銅，ヨウ素（小児）
1.8	ビタミンD（乳児）
2	鉄（成人），セレン，クロム[1]，モリブデン
2.5	ビタミンD（成人）
3	ヨウ素（乳児）
5	ビタミンA（成人），ナイアシン，ビタミンB_6，葉酸[1]
10	ビタミンA（乳児），ヨウ素（成人）[3]
30	鉄（小児）

[1] 通常の食品以外の食品からの摂取について設定。
[2] 健康障害非発現量を用いた場合。
[3] 最低健康障害発現量を用いた場合。

①　ヒトを対象として通常の食品を摂取した報告に基づく場合：
　UL = NOAEL ÷ UF（UFには1から5の範囲で適当な値を用いた）

②　ヒトを対象としてサプリメントを摂取した報告に基づく場合，または，動物実験や *in vitro* の実験に基づく場合：
　UL = LOAEL ÷ UF（UFには10を用いた）

（3）　生活習慣病の予防を目的とした指標

1）　目標量（tentative dietary goal for preventing life-style related diseases：DG）

目標量（DG）は，生活習慣病の発症予防を目的として，現在の日本人が当面の目標とすべき摂取量として設定されている。現在の日本人の摂取量，食品構成，嗜好などを考慮し，実行可能性を重視して設定されている。また，生活習慣病の重症化予防およびフレイルを目的とした量を設定できる場合は，発症予防を目的とした量（目標量）とは区別して示した。

各栄養素の特徴を考慮して，次の3種類の算定方法を用いた。

①　望ましいと考えられる摂取量よりも現在の日本人の摂取量が少ない場合：範囲の下の値だけを算定する。食物繊維とカリウムが相当する。

②　望ましいと考えられる摂取量よりも現在の日本人の摂取量が多い場合：範囲の上の値だけを算定する。飽和脂肪酸，ナトリウム（食塩相当量）が相当する。

③　生活習慣病の発症予防を目的とした複合的な指標：構成比率を算定する。エネルギー産生栄養素バランス（たんぱく質，脂質，炭水化物（アルコールを含む）が，総エネルギー摂取量に占めるべき割合）が相当する。

なお，栄養素の指標の概念と特徴を表2－3に示した。

表２－３　栄養素の指標の概念と特徴

栄養素の指標の概念と特徴―値の算定根拠となる研究の特徴―

	推定平均必要量（EAR） 推奨量（RDA） 〔目安量（AI）〕	耐容上限量（UL）	目標量（DG）
値の算定根拠となる主な研究方法	実験研究，疫学研究（介入研究を含む）	症例報告	疫学研究（介入研究を含む）
対象とする健康障害に関する今までの報告数	極めて少ない～多い	極めて少ない～少ない	多い

栄養素の指標の概念と特徴―値を考慮するポイント―

	推定平均必要量（EAR） 推奨量（RDA） 〔目安量（AI）〕	耐容上限量（UL）	目標量（DG）
算定された値を考慮する必要性	可能な限り考慮する（回避したい程度によって異なる）	必ず考慮する	関連するさまざまな要因を検討して考慮する
対象とする健康障害における特定の栄養素の重要度	重要	重要	他に関連する環境要因が多数あるため一定ではない
健康障害が生じるまでの典型的な摂取期間	数か月間	数か月間	数年～数十年間
算定された値を考慮した場合に対象とする健康障害が生じる可能性	推奨量付近，目安量付近であれば，可能性は低い	耐容上限量未満であれば，可能性はほとんどないが，完全には否定できない	ある（他の関連要因によっても生じるため）

表２－４　年齢区分

年　齢
０ ～ ５（月）*
６ ～ 11（月）*
１ ～ ２（歳）
３ ～ ５（歳）
６ ～ ７（歳）
８ ～ ９（歳）
10 ～ 11（歳）
12 ～ 14（歳）
15 ～ 17（歳）
18 ～ 29（歳）
30 ～ 49（歳）
50 ～ 64（歳）
65 ～ 74（歳）
75 以上（歳）

*エネルギーおよびたんぱく質については，「0～5か月」，「6～8か月」，「9～11か月」の3つの区分で表した。

（4）年齢区分

表２－４に年齢区分を示す。乳児から成人までを14区分としたものが用いられている。乳児は月齢により「出生後６か月未満（０～５か月）」と「６か月以上１歳未満（６～11か月）」の２区分を基本としたが，成長に合わせてより詳細な区分設定が必要なエネルギーおよびたんぱく質については，「出生後６か月未満（０～５か月）」および「６か月以上９か月未満（６～８か月）」，「９か月以上１歳未満（９～11か月）」の３区分で表した。また，１～17歳を小児，18歳以上を成人とした。なお，高齢者については，65歳以上とし，65～74歳，75歳以上の２区分を設定した。

（5）参照体位

食事摂取基準において参照する体位（身長・体重）は，それぞれの性および年齢区分に応じ，日本人として平均的な体位をもった人を想定し策定している。健全な発育および健康の保持・増進，生活習慣病の予防を考えるうえでの参照値として提示し，これを参照体位（参照身長・参照体重）と呼ぶこととした。乳児・小児（0～17歳）については，日本小児内分泌学会・日本成長学会合同標準値委員会による小児の体格評価に用いる身長，体重の標準値をもとに，年齢区分に応じて，当該月齢および年齢区分の中央時点における中央値を用いた。また，成人（18歳以上）は，2016（平成28）年国民健康・栄養調査における当該の性・年齢区分における身長・体重の中央値を用いた（⇨ p. 259, 巻末付表）。

2.3　策定における基本的留意事項

（1）　対象とする個人および集団の範囲

食事摂取基準の対象は，健康な個人および健康な者を中心として構成されている集団とする。ただし，生活習慣病等に関する危険因子や，高齢者においてはフレイルに関する危険因子を有していても，おおむね自立した日常生活を営んでいる者およびこのような者を中心として構成されている集団も含む。具体的には，歩行や家事などの身体活動を行っていて，体格（body mass index：BMI）が標準より著しく外れていない者とする。なお，フレイルについては，現在のところ健常状態と要介護状態の中間的な段階と位置づける。

（2）　摂　取　源

食事として経口摂取される通常の食品に含まれるエネルギーと栄養素を対象とする。耐容上限量については，ドリンク剤，栄養剤，栄養素強化食品，特定保健用食品（トクホ），栄養機能食品，機能性表示食品，健康食品やサプリメント（以下，通常の食品以外の食品）なども含む。ただし，葉酸については，神経管閉鎖障害のリスク低減のために，妊娠の可能性がある女性および妊娠初期の女性に付加する場合は，通常の食品以外の食品からの摂取について提示されている。

（3）　摂 取 期 間

食事摂取基準は，習慣的な摂取量の基準を示すものである。単位は「1日当たり」としているが，短期間（例えば1日間）の食事の基準を示すものではない。この理由は，栄養素の摂取量は日間変動が大きいこと，食事摂取基準で扱っている健康障害は習慣的な摂取量の過不足によって発生するためである。また，栄養素の摂取不足や過剰摂取に伴う健康障害を招くまで，または改善させる期間は，栄養素の種類や健康障害の種類によって大きく異なる。きわめて大雑把ではあるが，ある程度の測定誤差，個人間差を容認し，日間変動が非常に大きい一部の栄養素を除けば，習慣的な摂取を把握するため，または管理するために必要な期間はおおむね「1か月間程度」と考えられる。

（4）　外 挿 方 法

食事摂取基準で策定した栄養素の5種類の指標（推定平均必要量，推奨量，目安量，耐容上限量，目標量）は，ある限られた性および年齢において観察された研究結果をもとに数値を算定している。したがって，すべての性・年齢階級における食事摂取基準を設けるためには，何らかの方法を用いて策定しなければならない。実際には，一部の性・年齢から得られた研究結果を参照値として，ほかの性・年齢階級ごとに推定し，算定を行っている。このような方法を外挿という。

3．食事摂取基準活用の基礎理論

健康な個人または集団を対象として，健康の保持・増進，生活習慣病の発症予防および重症化予防のための食事改善に，食事摂取基準を活用する場合は，PDCA サイクルに基づく活用を基本とする（図 2－4）。まず，食事摂取状況のアセスメントにより，エネルギー・栄養素の摂取量が適切かどうかを評価する。食事評価に基づき，食事改善計画の立案（Plan），食事改善を実施し（Do），それらの検証（Check）を行う。検証を行う際には，食事評価を行う。検証結果を踏まえ，計画や実施の内容を改善する（Act）。

3.1　食事摂取状況のアセスメントの方法と留意点

（1）　食事摂取基準の活用と食事摂取状況のアセスメント

栄養素の摂取状況のアセスメントは，食事調査によって得られる摂取量と食事摂取基準の各指標で示されている値を比較することによって評価できる。ただし，エネルギー摂取量の過不足の評価には，BMI または体重変化量を用いる。食事調査によって得られる摂取量には必ず測定誤差が伴うなどの問題があるため，実施する食事調査については，より高い調査精度を確保するため調査方法の標準化や精度管理に十分配慮するとともに，食事調査の測定誤差の種類とその特徴を知ることが重要である。食

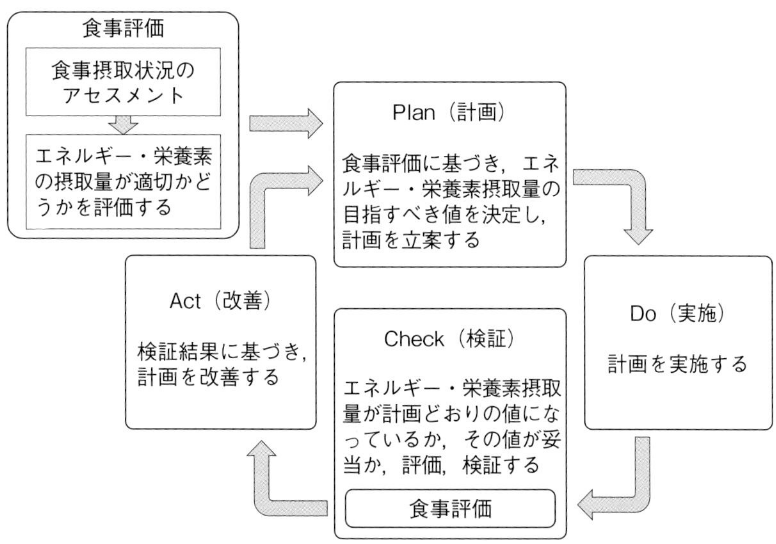

図 2－4　食事摂取基準の活用と PDCA サイクル

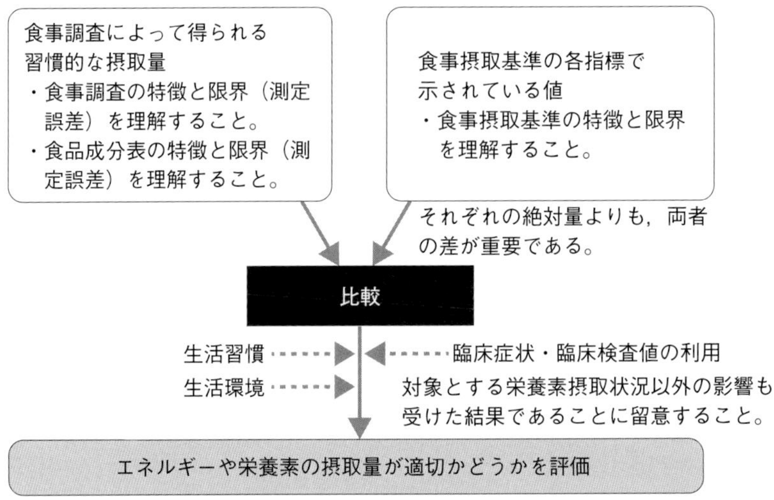

図２−５　食事摂取基準を用いた食事摂取状況のアセスメントの概要

事調査で特に留意すべき測定誤差は，過小申告・過大申告と日間変動である。また，栄養価計算を行う際の食品成分表の栄養素量と実際の食品に含まれる栄養素量は，必ずしも同じではない。さらに，エネルギーや栄養素の摂取量が適切かどうかの評価は，生活環境や生活習慣等，対象者の状況に応じて臨床症状や臨床検査値も含め，総合的に評価する必要がある。図２−５に食事摂取基準を用いた食事摂取状況のアセスメントの概要を示す。

（２）　食事調査の測定誤差

１）　過小申告・過大申告

食事調査は，対象者の自己申告に基づいて情報を収集するものであるが，その場合の申告誤差は避けられない。最も重要な申告誤差は，過小申告・過大申告であり，特に過小申告の出現頻度が高く，その中でも特に留意を要するものは，エネルギー摂取量の過小申告である。さらに栄養素の摂取量においても，過小申告・過大申告の程度は肥満度に影響を強く受けることが知られている。BMI が低い群で過大申告の傾向，BMI が高い群で過小申告の傾向があることが報告されている。

２）　日 間 変 動

食事摂取基準は，「習慣的な」摂取量の基準を示しているものであり，短期間（例えばある１日）の摂取量だけで適切かどうかを評価することは難しい。そのため，日間変動を考慮し，その影響を除去した摂取量の情報が必要となる。日間変動の程度は個人や集団，あるいは栄養素や年齢によっても異なる。特に季節間変動，すなわち季節差が存在する栄養素としてはビタミンＣが報告されており，季節による食事内容の変動にも留意しなければならない。

3） 身体状況調査

身体状況の中でも体重およびBMIは，エネルギー管理の観点から最も重要であり，積極的に用いる指標である。

食事改善を計画し実施した結果を評価する場合には，BMIの変化よりも体重の変化のほうが数値の変化が大きいため，鋭敏な指標である。体重の減少あるいは増加を目指す場合は，おおむね4週間ごとに体重を継続的に計測・記録し，16週間以上のフォローを行うことが勧められる。エネルギー摂取量の評価としてBMIを用い，また，身体状況（腹囲，体脂肪率なども含め）や臨床検査項目も含めてアセスメントを行い，対象者の栄養状態を総合的に把握することが望まれる。

4） 臨床症状，臨床検査の利用

臨床症状および臨床検査値が利用できる場合には，エネルギーおよび栄養素摂取量の過不足だけでなく，それ以外の影響も受けた結果であることを理解し，慎重な解釈と利用が望まれる。

5） 食品成分表の利用

食事調査や献立からエネルギーおよび栄養素の摂取量や給与量を推定する際には，日本食品標準成分表（以下，成分表）を用いて栄養価計算を行う。食事摂取基準2020年版は，成分表2015年版（七訂）に即しているが，食事摂取基準と栄養素の定義が異なるものがある。留意を要する栄養素を表2－5に示す。成分表の栄養素量と実際の摂取量や給与量を推定しようとする食品の栄養素量は，必ずしも同じではない。そのため，成分表を利用する際には，この誤差の存在を十分に理解した対応が望まれる。また，食事摂取基準で示されている数値は，摂取時を想定したものであるため，調理中に生じる栄養素量の変化にも考慮しなければならないが，現時点では容易ではないため，食事摂取基準との比較を行う場合には，慎重に対応することが望ましい。

なお，成分表2020年版（八訂）では，エネルギー値は原則として，組成成分値にエネルギー換算係数を乗じて算出する方法に見直されており，エネルギー産生栄養素の値も含め注意が必要である。

表2－5 食事摂取基準と日本食品標準成分表2015年版（七訂）で定義が異なる栄養素とその内容

栄養素	定義		食事摂取基準の活用に際して日本食品標準成分表を用いるときの留意点
	食事摂取基準	日本食品標準成分表	
ビタミンE	α－トコフェロールだけを用いている	α－，β－，γ－およびδ－トコフェロールをそれぞれ報告している	α－トコフェロールだけを用いる
ナイアシン	ナイアシン当量を用いている	ナイアシンとナイアシン当量をそれぞれ報告している	ナイアシン当量だけを用いる

編集部注）日本食品標準成分表2020年版（八訂）においても同様である。

3.2 指標別にみた活用上の留意点―指標の特性などを総合的に考慮

食事摂取基準の活用において，どの栄養素を優先的に考慮するかは，指標の特性や示された数値の信頼度，栄養素の特性，さらには，対象者や対象集団の健康状態や食事摂取状況などによって異なるため，これらの特性や状況を総合的に把握し，判断することになる。

栄養素の摂取不足の回避については，推定平均必要量と推奨量が設定されている場合でも，その根拠により，示された数値の信頼度が異なることに留意する。また，生活習慣病の発症予防に資することを目的に目標量が設定されているが，生活習慣病の発症予防に関連する要因は多数あり，食事はその一部であるため，目標量を活用する場合は，関連する因子の存在とその程度を明らかにし，これらを総合的に考慮する必要がある。例えば心筋梗塞では，その危険因子として，肥満，高血圧，脂質異常症と

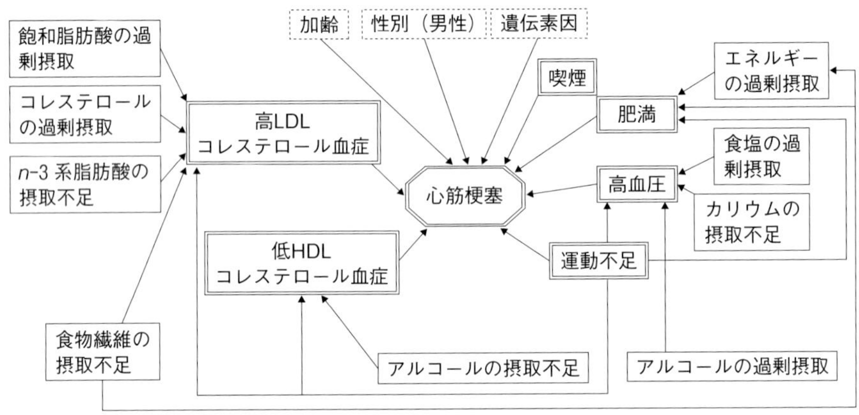

図2－6　心筋梗塞に関連する生活習慣要因

原図出典）佐々木敏：食事摂取基準入門―そのこころを読む―，p. 46–47，同文書院（2012）

表2－6　目標量の算定に付したエビデンスレベル[1, 2]

エビデンスレベル	数値の算定に用いられた根拠	栄　養　素
D1	介入研究またはコホート研究のメタ・アナリシス，ならびにその他の介入研究またはコホート研究に基づく	たんぱく質，飽和脂肪酸，食物繊維，ナトリウム（食塩相当量），カリウム
D2	複数の介入研究またはコホート研究に基づく	—
D3	日本人の摂取量等分布に関する観察研究（記述疫学研究）に基づく	脂質
D4	他の国・団体の食事摂取基準またはそれに類似する基準に基づく	—
D5	その他	炭水化物[3]

1　複数のエビデンスレベルが該当する場合は上位のレベルとする。
2　目標量は食事摂取基準として十分な科学的根拠がある栄養素について策定するものであり，エビデンスレベルはあくまでも参考情報である点に留意すべきである。
3　炭水化物の目標量は，総エネルギー摂取量（100％エネルギー）のうち，たんぱく質および脂質が占めるべき割合を差し引いた値である。

ともに，喫煙や運動不足があげられる（図2−6）。栄養面では，食塩の過剰摂取，飽和脂肪酸の過剰摂取など，関連する因子は数多くみられる。それらの存在，およびそれぞれの因子に対する科学的根拠の強さや発症に影響を与える程度を確認する必要がある。また，対象者や対象集団における疾患のリスクの程度，関連する因子を有する状況やその割合の程度を把握したうえで，どの栄養素の摂取量の改善をめざすのか，総合的に判断する。2020年版では，目標量についてエビデンスレベルが示されたため，エビデンスレベルを適宜参照しながら活用するのが望ましい（表2−6）。

3.3　目的に応じた活用上の留意点

（1）　個人の食事改善を目的とした評価・計画と実施

食事調査実施後，食事摂取状況のアセスメントを行い，個人の摂取量と食事摂取基準の指標から摂取不足や過剰摂取の可能性などを推定する。その結果に基づいて，食事摂取基準を活用し，摂取不足や過剰摂取を防ぎ，生活習慣病の発症予防のための適

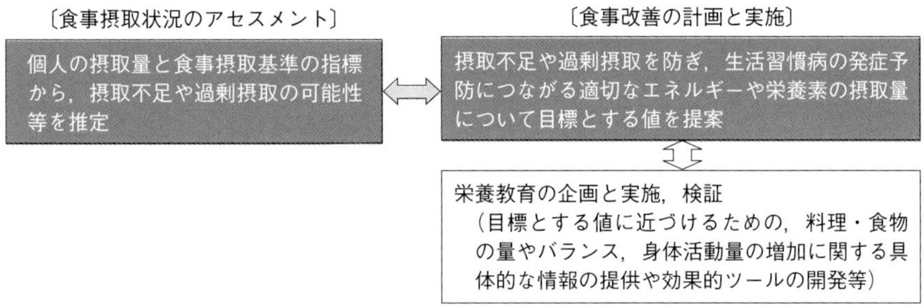

図2−7　食事改善（個人）を目的とした食事摂取基準の活用の基本的概念

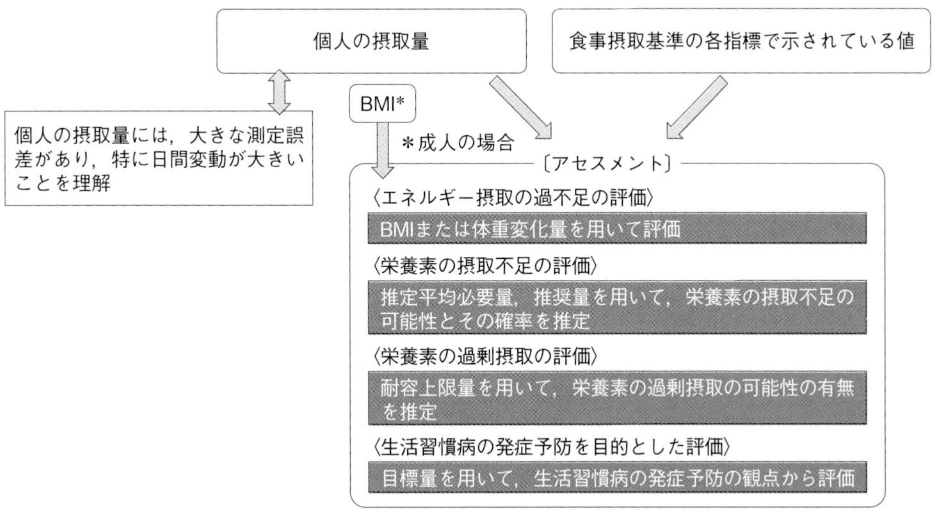

図2−8　食事改善（個人）を目的とした食事摂取基準の活用による食事摂取状況のアセスメント

切なエネルギーや栄養素の摂取量について目標とする値を提案し，食事改善の計画，実施につなげる。また，目標とするBMIや栄養素摂取量に近づけるためには，料理・食物の量やバランス，身体活動量の増加に関する具体的な情報の提供や効果的ツールの開発など，個人の食事改善を実現するための栄養教育の企画や実施，検証も併せて行う（図2－7）。

図2－8に個人の食事改善を目的とした食事摂取基準の活用による食事摂取状況のアセスメントを示す。エネルギー摂取量の過不足の評価には，成人の場合は，BMIまたは体重変化量を用い，目標とするBMIの範囲を目安とする。乳児および小児の場合は，成長曲線（身体発育曲線）を用い，体重増加が成長曲線から大きく外れていないかなど，成長の経過を縦断的に観察する。

栄養素摂取量の評価には，基本的には食事調査の結果から得られた摂取量を用いる。ただし食事調査では，過小申告・過大申告や日間変動などの測定誤差が評価に与える影響が特に大きい点に留意する。栄養素の摂取不足に対する評価には，推定平均必要量と推奨量を用いる。これらが算定されていない場合には，目安量を用いる。また，栄養素の過剰摂取に対する評価には，耐容上限量を，生活習慣病の発症予防に対する評価には，目標量を用いる。

食事改善の計画と実施は，食事摂取状況の評価を行い，その結果に基づいて食事改善の計画を立案し，実施する。エネルギーの過不足については，BMIまたは体重変化量を用い，BMIが目標とする範囲内にとどまることを目的として計画を立てる。

表2－7　個人の食事改善を目的として食事摂取基準を活用する場合の基本的事項

目　的	用いる指標	食事摂取状況のアセスメント	食事改善の計画と実施
エネルギー摂取の過不足の評価	体重変化量 BMI	•体重変化量を測定 •測定されたBMIが，目標とするBMIの範囲を下回っていれば「不足」，上回っていれば「過剰」のおそれがないか，他の要因も含め，総合的に判断	•BMIが目標とする範囲内に留まること，またはその方向に体重が改善することを目的として立案 （留意点）おおむね4週間ごとに体重を計測記録し，16週間以上フォローを行う
栄養素の摂取不足の評価	推定平均必要量 推奨量 目安量	•測定された摂取量と推定平均必要量および推奨量から不足の可能性とその確率を推定 •目安量を用いる場合は，測定された摂取量と目安量を比較し，不足していないことを確認	•推奨量よりも摂取量が少ない場合は，推奨量をめざす計画を立案 •摂取量が目安量付近かそれ以上であれば，その量を維持する計画を立案 （留意点）測定された摂取量が目安量を下回っている場合は，不足の有無やその程度を判断できない
栄養素の過剰摂取の評価	耐容上限量	•測定された摂取量と耐容上限量から過剰摂取の可能性の有無を推定	•耐容上限量を超えて摂取している場合は耐容上限量未満になるための計画を立案 （留意点）耐容上限量を超えた摂取は避けるべきであり，それを超えて摂取していることが明らかになった場合は，問題を解決するために速やかに計画を修正，実施
生活習慣病の発症予防を目的とした評価	目標量	•測定された摂取量と目標量を比較。ただし，発症予防を目的としている生活習慣病が関連する他の栄養関連因子および非栄養性の関連因子の存在とその程度も測定し，これらを総合的に考慮したうえで評価	•摂取量が目標量の範囲に入ることを目的とした計画を立案 （留意点）発症予防を目的としている生活習慣病が関連する他の栄養関連因子および非栄養性の関連因子の存在と程度を明らかにし，これらを総合的に考慮したうえで，対象とする栄養素の摂取量の改善の程度を判断。また，生活習慣病の特徴から考えて，長い年月にわたって実施可能な改善計画の立案と実施が望ましい

栄養素については推奨量を用い，推奨量付近かそれ以上，または推奨量に近づくことを目的に計画を立てる（ない場合は目安量を用いる）。個人の食事改善を目的として食事摂取基準を活用する場合の基本的事項を表2−7に示す。

（2） 集団の食事改善を目的とした評価・計画と実施

集団の摂取量やBMIの分布と食事摂取基準の指標から食事摂取状況のアセスメントを行い，摂取不足や過剰摂取の可能性がある者の割合などを推定する。その結果に基づいて，食事摂取基準を活用し，摂取不足や過剰摂取を防ぎ，生活習慣病の予防のための適切なエネルギーや栄養素の摂取量について目標とする値を提案し，食事改善の計画，実施につなげる。また，目標とするBMIや栄養素摂取量に近づけるためには，そのための食行動・食生活や身体活動に関する改善目標の設定やそのモニタリング，改善のための効果的な各種事業の企画・実施など，公衆栄養計画の企画や実施，

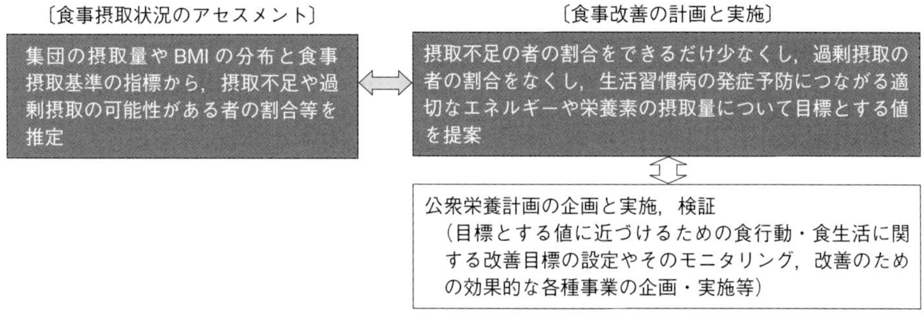

図2−9 集団の食事改善を目的とした食事摂取基準の活用の基本的概念

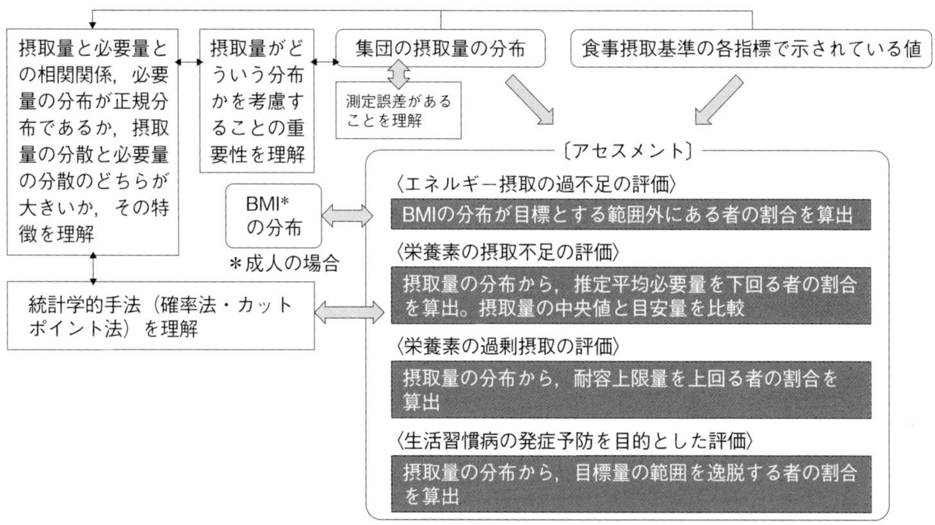

図2−10 食事改善（集団）を目的とした食事摂取基準の活用による食事摂取状況のアセスメント

検証も併せて行う。集団の食事改善を目的とした食事摂取基準の活用の基本的概念を図2－9に示す。

図2－10に集団の食事改善を目的とした食事摂取基準の活用による食事摂取状況のアセスメントを示す。エネルギー摂取量の過不足の評価にはBMIの分布を用いる。エネルギーについては，BMIが目標とする範囲内にある者（または目標とする範囲外にある者）の割合を算出する。

栄養素については，食事調査法によって得られる摂取量の分布を用いる。しかし，集団においては，過小申告・過大申告や日間変動などの測定誤差が評価に与える影響が特に大きい点に留意する。推定平均必要量が算定されている栄養素については，推定平均必要量を下回る者の割合を算出する。実際には，簡便法（カットポイント法）を用いることが多い。推定平均必要量が算定されておらず目安量を用いる場合は，摂取量の中央値が目安量以上かどうかを確認する。摂取量の中央値が目安量未満の場合は，不足状態かどうか判断できない。耐容上限量については，測定値の分布と耐容上限量から過剰摂取の可能性を有する者の割合を算出する。目標量については，測定値の分布と目標量から目標量の範囲を逸脱する者の割合を算出する。

食事改善の計画と実施の場合，エネルギー摂取量の過不足の評価については，BMIまたは体重変化量を用い，BMIが目標とする範囲内にとどまっている者の割合を増やすことを目的として計画を立てる。栄養素については，推定平均必要量または目安

表2－8　集団の食事改善を目的として食事摂取基準を活用する場合の基本的事項

目　的	用いる指標	食事摂取状況のアセスメント	食事改善の計画と実施
エネルギー摂取の過不足の評価	体重変化量 BMI	• 体重変化量を測定 • 測定されたBMIの分布から，BMIが目標とするBMIの範囲を下回っている，あるいは上回っている者の割合を算出	• BMIが目標とする範囲内に留まっている者の割合を増やすことを目的として計画を立案 （留意点）一定期間をおいて2回以上の評価を行い，その結果に基づいて計画を変更し，実施
栄養素の摂取不足の評価	推定平均必要量 目安量	• 測定された摂取量の分布と推定平均必要量から，推定平均必要量を下回る者の割合を算出 • 目安量を用いる場合は，摂取量の中央値と目安量を比較し，不足していないことを確認	• 推定平均必要量では，推定平均必要量を下回って摂取している者の集団内における割合をできるだけ少なくするための計画を立案 • 目安量では，摂取量の中央値が目安量付近かそれ以上であれば，その量を維持するための計画を立案 （留意点）摂取量の中央値が目安量を下回っている場合，不足状態にあるかどうかは判断できない
栄養素の過剰摂取の評価	耐容上限量	• 測定された摂取量の分布と耐容上限量から，過剰摂取の可能性を有する者の割合を算出	• 集団全員の摂取量が耐容上限量未満になるための計画を立案 （留意点）耐容上限量を超えた摂取は避けるべきであり，超えて摂取している者がいることが明らかになった場合は，問題を解決するために速やかに計画を修正，実施
生活習慣病の発症予防を目的とした評価	目標量	• 測定された摂取量の分布と目標量から，目標量の範囲を逸脱する者の割合を算出する。ただし，発症予防を目的としている生活習慣病が関連する他の栄養関連因子および非栄養性の関連因子の存在と程度も測定し，これらを総合的に考慮したうえで評価	• 摂取量が目標量の範囲に入る者または近づく者の割合を増やすことを目的とした計画を立案 （留意点）発症予防を目的としている生活習慣病が関連する他の栄養関連因子および非栄養性の関連因子の存在とその程度を明らかにし，これらを総合的に考慮したうえで，対象とする栄養素の摂取量の改善の程度を判断。また，生活習慣病の特徴から考え，長い年月にわたって実施可能な改善計画の立案と実施が望ましい

量を用い，推定平均必要量を下回って摂取している者の割合をできるだけ少なくするための計画を立てる（ない場合は目安量を用いる）。集団の食事改善を目的として食事摂取基準を活用する場合の基本的事項を表2−8に示す。

4．エネルギー・栄養素別食事摂取基準

4.1　エネルギー

エネルギー出納バランスは，（エネルギー摂取量 − エネルギー消費量）として定義され（図2−11），成人では，その結果が体重の変化とBMIである。エネルギー摂取量がエネルギー消費量を上回る状態，すなわち，正のエネルギー出納バランスが続けば体重は増加し，エネルギー消費量がエネルギー摂取量を上回る状態の負のエネルギー出納バランスでは体重が減少する。したがって，短期的なエネルギー出納のアンバランスは体重の変化で評価できる。

一方，エネルギー出納のアンバランスは，長期的にはエネルギー摂取量，エネルギー消費量，体重が互いに連動して変化することで調整される。例えば，長期にわたってエネルギー制限を続けると，体重減少に伴いエネルギー消費量やエネルギー摂取量が変化し，体重減少は一定量で頭打ちとなり，エネルギー出納バランスがゼロになる新たな状態に移行する。多くの成人，また肥満者や低体重の者でも，体重，体組

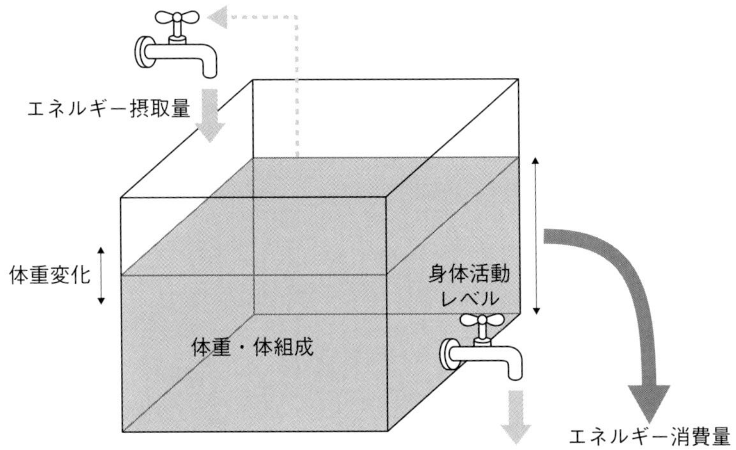

図2−11　エネルギー出納バランスの基本概念

体重とエネルギー出納の関係は，水槽に水が貯まったモデルで理解される。エネルギー摂取量とエネルギー消費量が等しいとき，体重の変化はなく，体格（BMI）は一定に保たれる。エネルギー摂取量がエネルギー消費量を上回ると体重は増加し，肥満につながる。エネルギー消費量がエネルギー摂取量を上回ると体重が減少し，やせにつながる。しかし，長期的には，体重変化によりエネルギー消費量やエネルギー摂取量が変化し，エネルギー出納はゼロとなり，体重が安定する。肥満者もやせの者も体重に変化がなければ，エネルギー摂取量とエネルギー消費量は等しい。

成に変化がなければエネルギー摂取量とエネルギー消費量は等しく，エネルギー出納バランスがほぼゼロに保たれた状態にある。したがって，健康の保持・増進，生活習慣病予防の観点からは，エネルギー摂取量が必要量を過不足なく充足するだけでは不十分であり，望ましいBMIを維持するエネルギー摂取量（＝エネルギー消費量）であることが重要である。そのため，エネルギーの摂取量および消費量のバランスの維持を示す指標としてBMIが採用された。

目標とするBMIの範囲（⇨p. 260, 巻末付表）は，観察疫学研究において報告された総死亡率が最も低かったBMIをもとに，疾患別の発症率とBMIの関連，死因とBMIとの関連，喫煙や疾患の合併によるBMIや死亡リスクへの影響，日本人のBMIの実態に配慮し，総合的に判断し設定された。また，高齢者では，フレイルの予防および生活習慣病の発症予防の両者に配慮する必要があることも踏まえ，当面目標とすべき範囲であることに留意する。

なお，エネルギー摂取量の過不足の評価には，原則としてBMIまたは体重変化量を用いるが，参考資料として推定エネルギー必要量が算定されている。

成人の推定エネルギー必要量(kcal/日)＝基礎代謝量(kcal/日)×身体活動レベル

※推定エネルギー必要量，基礎代謝量，身体活動レベル(⇨p. 259･260, 巻末付表)

4.2　たんぱく質

たんぱく質（protein）は，ほかの栄養素から体内合成できない必須栄養素であり，生物の重要な構成成分の一つである。また，酵素やホルモンとして代謝を調節するなど，さまざまな機能を果たしている。たんぱく質の設定指標は，乳児に目安量を，1歳以上のすべての年齢区分に推定平均必要量，推奨量および目標量を定め，耐容上限量は設定し得るだけの十分な根拠がないため，いずれの年齢区分にも定めないこととした。

成人のたんぱく質の必要量は，**窒素出納法**によって得られた良質たんぱく質のたんぱく質維持必要量（0.66 g/kg 体重/日）をもとに，それを日常食混合たんぱく質の利用効率（消化率：90％）で補正して体重当たりの推定平均必要量を算定した。また，推奨量は推定平均必要量に推奨量算定係数を乗じて算定した。

たんぱく質維持必要量(g/kg 体重/日)＝良質たんぱく質維持必要量(g/kg 体重/日)
÷利用効率＝0.66÷0.90＝0.73

推定平均必要量(g/日)＝たんぱく質維持必要量(g/kg 体重/日)×参照体重(kg)

推奨量(g/日)＝推定平均必要量(g/日)×推奨量算定係数(1.25)

小児では，たんぱく質維持必要量と成長に伴い蓄積されるたんぱく質蓄積量から，要因加算法によって算出した。成長に伴うたんぱく質の蓄積量は，小児の各年齢における参照体重の増加量と参照体重に対する体たんぱく質の割合から算出した。

新生組織蓄積量＝たんぱく質蓄積量÷蓄積効率

妊婦については，妊娠期の体たんぱく質蓄積量は，体カリウム増加量より間接的に算定ができる。

たんぱく質蓄積量＝体カリウム蓄積量÷カリウム・窒素比×たんぱく質換算係数

この値に体重増加量に対する補正を加えて妊娠各期における体たんぱく質蓄積量の比を用いて付加量を算出した。

新生組織蓄積量＝たんぱく質蓄積量÷たんぱく質の蓄積効率

授乳婦の付加量については，母乳中たんぱく質量を食事性たんぱく質から母乳たんぱく質への変換効率で除したものと考え，以下の式にて算出した。

推定平均必要量の付加分＝母乳中たんぱく質量÷食事性たんぱく質から母乳たんぱく質への変換効率

乳児については，窒素出納法によるたんぱく質必要量の算出は不可能なため，健康な乳児が摂取する母乳や食事（離乳食）などに含まれるたんぱく質から以下の式で目安量を算出した。

目安量＝（母乳中たんぱく質濃度×哺乳量）＋食事（離乳食）からのたんぱく質摂取量

たんぱく質の目標量の下限は，主な生活習慣病やフレイルの発症予防を目的として，推奨量以上（13%エネルギー）とした。一方，目標量の上限は，各種代謝変化に好ましくない影響を与えない摂取量（20%エネルギー）とした。

生活習慣病等の発症予防については，特にフレイルおよびサルコペニアの発症予防を目的とした場合，高齢者（65歳以上）では，少なくとも1.0 g/kg体重/日以上のたんぱく質を摂取することが望ましいと考えられるが，研究結果にばらつきもあり十分な根拠は得られていない。

4.3 脂　　質

脂質（lipids）は，水に不溶で，有機溶媒に溶解する化合物であり，細胞膜の主要な構成成分である。栄養学的に重要な脂質は，脂肪酸，中性脂肪（トリグリセライド），リン脂質，糖脂質およびステロール類（sterols）である。

脂質はエネルギー産生栄養素の一種であるため，たんぱく質や炭水化物の摂取量を考慮し，指標を設定する必要がある。脂質の設定指標は，1歳以上については目標量，乳児については目安量を示した。また，飽和脂肪酸については，生活習慣病の予防の観点から目標量を定め，必須脂肪酸である $n-6$ 系脂肪酸および $n-3$ 系脂肪酸については目安量を絶対量（g/日）で算定した。なお，飽和脂肪酸と同じく，冠動脈疾患に関与するものとしてトランス脂肪酸があるが，日本人の大多数に過剰摂取は認められないため基準は策定しなかった。世界保健機関（WHO：World Health Organization）の目標量1%エネルギー未満より低く留めることが望ましい。

（1）　脂質（脂肪エネルギー比率）

脂質の食事摂取基準は，総エネルギー摂取量に占める割合としてエネルギー比率（%エネルギー：%E）で示した。脂質の目標量の上限は，脂質（脂肪酸）摂取量（脂肪酸摂取比率）を考慮し，飽和脂肪酸の目標量の上限（7%エネルギー）を超えないと期待される量（30%エネルギー）とした。一方，目標量の下限は，飽和脂肪酸（7%エネルギー），*n*−6系脂肪酸，*n*−3系脂肪酸摂取量の中央値（目安量：それぞれ4～5%エネルギー，約1%エネルギー），一価不飽和脂肪酸摂取量の中央値（6%エネルギー）のほかに脂質全体の約10%を占めるグリセロール部分を考慮し，20（= 18 ÷ 0.9）～ 21（≒ 19 ÷ 0.9）%エネルギーとなり，これを丸めて20%エネルギーとした。

（2）　飽和脂肪酸

飽和脂肪酸は，高LDL−コレステロール血症や心筋梗塞をはじめとする循環器疾患，肥満のリスク要因でもあるため目標量を算定し，エネルギー比率（%エネルギー）で示した。

（3）　*n*−6系脂肪酸

n−6系脂肪酸には，必須脂肪酸であるリノール酸やアラキドン酸などがある。欠乏すると皮膚炎等が発症すると考えられるが，日本人による皮膚炎等の報告はないため，平成28年国民健康・栄養調査における*n*−6系脂肪酸摂取量の中央値を目安量とした。

（4）　*n*−3系脂肪酸

n−3系脂肪酸は生体内で合成できず，欠乏すれば皮膚炎などが発症する必須脂肪酸である。*n*−3系脂肪酸には，α−リノレン酸，エイコサペンタエン酸（EPA），ドコサペンタエン酸（DPA），ドコサヘキサエン酸（DHA）などがある。一方，日常生活を自由に営んでいる健康な日本人には*n*−3系脂肪酸の欠乏が原因と考えられる症状の報告はないため，*n*−6系脂肪酸と同様に現在の日本人の*n*−3系脂肪酸摂取量の中央値を用いて目安量を算定した。

（5）　コレステロール

脂質異常症や冠動脈疾患に関与する脂質としてコレステロールがある。コレステロールに基準は策定されていないが，これは許容される摂取量に上限が存在しないことを保証するものではない。また，脂質異常症の重症化予防の目的からは，200 mg/日未満に留めることが望ましいとされた。

4.4 炭水化物

(1) 炭水化物

炭水化物（carbohydrate）は，単糖あるいはそれを最小構成単位とする重合体であり，生理学的分類では，ヒトの消化酵素で消化できる易消化性炭水化物と，消化できない難消化性炭水化物に分類できる。炭水化物の栄養学的な主な役割は，通常グルコース（ブドウ糖）しかエネルギー源として利用でいない組織（脳，神経組織，赤血球など）にグルコースを供給することである。炭水化物の特に糖質は，エネルギー源として重要な役割を担っており，エネルギー源として重要であるため，アルコールを含む合計量として，たんぱく質および脂質の残余として目標量（%エネルギー）が算定されている。

(2) 食物繊維

食物繊維（dietary fiber）はその定義も国内外で少しずつ異なっているが，通常の食品だけを摂取している状態では，ほとんどが難消化性炭水化物にほぼ一致する。食物繊維の摂取量は，数多くの生活習慣病の発症率や死亡率と有意な負の関連が報告されていることから，目標量が設定された。

4.5 エネルギー産生栄養素バランス

エネルギー産生栄養素バランスは，エネルギーを産生する栄養素であるたんぱく質，脂質，炭水化物（アルコールを含む）と，それらの構成成分が総エネルギー摂取量に占めるべき割合（%エネルギー）として構成比率を指標とした。栄養素バランスの目的は，これら各種栄養素の摂取不足の回避とともに，生活習慣病の発症予防とその重症化予防であり，目標量として示されている。基本的には，はじめにたんぱく質の目標量（範囲）を算定し，続いて，飽和脂肪酸の目標量（上限）を参照に脂質の目標量（上限）を算定した。また，必須脂肪酸（*n*−6系脂肪酸および*n*−3系脂肪酸）の目安量を参照して脂質の目標量（下限）を算定し，これらの合計摂取量の残りとして炭水化物の目標量（範囲）を算定した。だたし，これら栄養素の範囲については，おおむねの値を示したものであることに留意すべきである。

4.6 ビタミン

ビタミンは，4種類の脂溶性ビタミンと9種類の水溶性ビタミンが策定された。各種ビタミンの機能および設定の根拠について記載する。

（1） 脂溶性ビタミン

1） ビタミンA

ビタミンAは，体内でビタミンA活性を有するレチノール，β-カロテン，α-カロテン，β-クリプトキサンチンのほか，プロビタミンAカロテノイドをレチノール相当量として示し，レチノール活性当量（retinol activity equivalents：RAE）として算定した。肝臓のビタミンA貯蔵量が20 μg/g以上に維持されていれば，夜盲症のようなビタミンA欠乏症状にも陥ることはない。すなわち，この肝臓内のビタミンA最小貯蔵量を維持するために必要なビタミンA摂取量を，推定平均必要量として算定した。

ビタミンAの耐容上限量は，成人・高齢者では肝臓へのビタミンAの過剰蓄積による肝臓障害，乳児では頭蓋内圧亢進の症例報告をもとに策定された。

2） ビタミンD

ビタミンDは，欠乏すると小腸や腎臓でのカルシウムおよびリンの吸収率が減少し，小児ではくる病，成人では骨軟化症の発症リスクが高まる。ビタミンDの栄養状態を最もよく反映する指標は，血中25-ヒドロキシビタミンDであるが，わが国における同一対象者に対して，血中25-ヒドロキシビタミンD濃度測定とビタミンD摂取量を同時に評価した報告はきわめて乏しい。そこで2020年版では，全国4地域における調査結果（16日間食事記録法）データの中央値（8.5 μg/日）を目安量とした。

耐容上限量は，高カルシウム血症をビタミンDの過剰摂取による健康障害の指標とするのが適当であると考え，策定された。

3） ビタミンE

ビタミンEには，8種類の同族体が知られているが，血液および組織中に存在するビタミンE同族体の大部分がα-トコフェロールである。よってビタミンEは，α-トコフェロールのみを指標に平成28年国民健康・栄養調査における摂取量の中央値をもとに目安量を策定した。

耐容上限量は，出血作用に関するデータを指標として乳児以外の性別および年齢階級別について策定された。

4） ビタミンK

ビタミンKの欠乏症として血液凝固の遅延が認められるが，血液凝固因子の活性化に必要なビタミンK摂取量は明らかでない。また，健康な人での通常の食事において，ビタミンK不足が起きることはまれであり，ビタミンKの栄養はほぼ充足していると考えられるため，平成28年国民健康・栄養調査における納豆非摂取者のビタミンK摂取量平均値に基づいて目安量を策定した。

ビタミンKは胎盤を通過しにくく，母乳中のビタミンK含量も低い。また，乳児では腸内細菌によるビタミンK産生および供給量が低いことから，**新生児メレナ**（消化管出血）や**頭蓋内出血**などのビタミンK欠乏症を起こしやすい。これらのことから現在では，出生後ただちにビタミンKの経口投与が行われている。したがって乳児では，これを前提として母乳中のビタミンK濃度などから目安量が策定された。

（2） 水溶性ビタミン

1） ビタミンB_1

ビタミンB_1はほとんどが補酵素型のチアミン二リン酸として存在し，エネルギー代謝に関与するビタミンである。ビタミンB_1は，摂取量が増え飽和量を超えると，急激に尿中排泄量が増大する。つまり，この飽和量を必要量と考え，ビタミンB_1摂取量と尿中のビタミンB_1排泄量との関係から，エネルギー摂取量当たりのチアミン塩酸塩量として推定平均必要量を策定した。

2） ビタミンB_2

ビタミンB_2も補酵素として，エネルギー代謝や物質代謝に関与しているビタミンである。ビタミンB_2の策定に関してもビタミンB_1の推定平均必要量を算定した方法と同じ方法を採用し，遊離型リボフラビン負荷試験において，尿中ビタミンB_2排泄量が増大し始める最小摂取量を，エネルギー摂取量当たりのリボフラビン量として推定平均必要量を策定した。

3） ナイアシン

ナイアシンはエネルギー代謝に関与するビタミンであり，ナイアシン欠乏症のペラグラの発症を予防できる最小摂取量（尿中のN^1-メチルニコチンアミド排泄量）をもとにエネルギー摂取量当たりとして推定平均必要量を策定した。ナイアシン活性を有する化合物には，ニコチン酸，ニコチンアミド，トリプトファン（転換率1/60）があり，食事摂取基準はニコチン酸量として示し，単位はナイアシン当量（niacin equivalent：NE）とした。

4） ビタミンB_6

ビタミンB_6はアミノ酸の異化や生理活性アミンの代謝に関与するビタミンである。ビタミンB_6のリン酸化型である血漿中のピリドキサール5-リン酸（PLP）は，体内組織のビタミンB_6貯蔵量をよく反映することから，ビタミンB_6欠乏症状が観察されない血漿PLP濃度を維持できるビタミンB_6摂取量を推定平均必要量とすることとした。一方，ビタミンB_6の必要量は，アミノ酸の異化代謝量に応じて要求量が高まることから，たんぱく質摂取量当たりで策定された。

5） ビタミンB_{12}

ビタミンB_{12}の必要量は，健康な成人では，ビタミンB_{12}が特殊な吸収機構や腸肝循環して回収・再利用されるため評価はできない。そのため，悪性貧血患者にビタミンB_{12}を筋肉内注射し，平均赤血球容積および血清ビタミンB_{12}濃度を適正に維持する量をもとに算定した。しかし，悪性貧血患者は胆汁中のビタミンB_{12}を再吸収できないため，その損失量を差し引き，正常な腸管吸収能力をもつ健康な成人の必要量を推定し，吸収率で補正した値を推定平均必要量として策定された。

6） 葉　　酸

葉酸は，体内の葉酸栄養状態を表す中・長期的な指標である赤血球中葉酸濃度，つまり，葉酸欠乏である巨赤芽球性貧血を予防する赤血球中の葉酸濃度を維持できる最小摂取量をもとに推定平均必要量を策定した。

神経管閉鎖障害発症の予防として，妊娠を計画している女性，妊娠の可能性がある女性および妊娠初期の妊婦は，葉酸の量をプテロイルモノグルタミン酸として400 μg/日の摂取が望まれる。また，葉酸の付加量は，中期および後期の妊婦に対する量であり，初期の妊婦には適用しないことに注意する。

7）パントテン酸

パントテン酸は広く食品に存在するため，ヒトでの欠乏症はほとんどみられない。パントテン酸欠乏症は実験的に再現できないため，平成28年国民健康・栄養調査の結果の中央値を用いて目安量を策定した。

8）ビオチン

ビオチンは糖新生や脂肪酸合成にかかわる補酵素である。パントテン酸同様にビオチン欠乏症は実験的に再現できないため，トータルダイエット法による調査値を用いて，目安量を策定した。

9）ビタミンC

ビタミンCは皮膚や細胞のコラーゲン合成に必須の栄養素であるが，欠乏すると血管がもろくなり出血傾向となり壊血病となる。また，ビタミンCには抗酸化作用があり，心臓血管系の疾病予防効果が期待できることから，心臓血管系の疾病予防効果および有効な抗酸化作用が期待できる量を算定し，この値を推定平均必要量として策定した。

4.7 ミネラル

ミネラルは，5種類の多量ミネラルと8種類の微量ミネラルが策定された。各種ミネラルの設定の根拠について記載する。

（1）多量ミネラル

1）ナトリウム

ナトリウムの摂取量はそのほとんどが食塩摂取量に依存し，通常の食生活では欠乏の可能性はほとんどない。そこで尿や便，皮膚などから排泄されるナトリウムの不可避損失量を補う量を必要量とし，600 mg/日（食塩相当量1.5 g/日）を成人における推定平均必要量とした。しかし，日本人の通常の食事では食塩摂取量が1.5 g/日を下回ることはなく，実際に活用される値は，実施可能性の観点から2012年の世界保健機関（WHO）のガイドラインが推奨する5 g/日未満と，平成28年国民健康・栄養調査における摂取量の中央値との中間値をとり，この摂取量未満を目標量として策定した。

食塩相当量（g）＝ナトリウム（g）× 58.5/23＝ナトリウム（g）× 2.54

2） カリウム

カリウムは，通常の食生活において不足になることはなく，また推定平均必要量や推奨量を設定するための科学的根拠は少ないため，カリウムの不可避損失量を補い，体内の平衡維持に必要な量と平成28年国民健康・栄養調査における摂取量から目安量を策定した。また，高血圧を中心とした生活習慣病の発症予防の観点から，平成28年国民健康・栄養調査の摂取量の中央値とWHOのガイドラインで推奨する値（3,510 mg/日）との中間値を参照値として目標量を策定した。

3） カルシウム

カルシウムは，骨量維持に必要な量として，1歳以上についてはカルシウムの体内蓄積量，尿中排泄量，経皮的損失量および見かけの吸収率などの要因を用いた要因加算法により推定平均必要量を策定した。

妊婦については，妊娠中は母体の代謝動態が変化し，腸管からのカルシウム吸収率が著しく増加すること，通常より過剰に摂取したカルシウムは，母親の尿中排泄量を増加させることから付加量は必要ないとされている。しかし，カルシウム摂取量が推奨量未満の女性は，母体と胎児における骨の需要に対応するために推奨量を目指すべきである。

耐容上限量は，カルシウムの過剰摂取によって起こるミルクアルカリ症候群（カルシウムアルカリ症候群）の症例報告をもとに策定した。

4） マグネシウム

マグネシウムは出納試験によってマグネシウムの平衡を維持できる摂取量を根拠として推定平均必要量および推奨量を策定した。妊婦においては，妊婦に対する出納試験の結果をもとに付加量を算出した。授乳婦については，非授乳期と尿中マグネシウム濃度は変わらないため，付加する必要はないとした。

サプリメント以外の通常の食品からのマグネシウムの過剰摂取による健康障害は生じない。したがって，通常の食品からの摂取量の耐容上限量は設定されていない。しかし，サプリメント等の過剰摂取によって下痢が起こることが報告されているため，通常の食品以外からの摂取量を耐容上限量として策定した。

5） リ　ン

リンは通常の食事では不足や欠乏することはなく，また，出納試験によるリンの平衡維持に必要な摂取量に関する科学的根拠は乏しい。したがって，リンの推定平均必要量や推奨量は設定せず，1歳以上については，アメリカ・カナダの食事摂取基準を参考に，平成28年国民健康・栄養調査の摂取量の中央値を目安量として策定した。

（2） 微量ミネラル

1） 鉄

鉄は，0～5か月児を除き，基本的鉄損失，成長に伴う鉄蓄積，吸収率などの要因を用いた要因加算法により，推定平均必要量を策定した。特に女性の場合，月経血による鉄損失は，鉄欠乏性貧血の発生と強く関連していることから，月経血による鉄損失も考慮し，月経の有無別に策定がなされている。ただし，策定した推定平均必要量と推奨量は，過多月経でない者（月経血量が80 mL/回未満）を対象とした値であることに注意する。

妊娠期では，基本的鉄損失に加え，胎児の成長に伴う鉄貯蔵，臍帯（さいたい）・胎盤中への鉄貯蔵，循環血液量の増加に伴う赤血球量の増加による鉄需要の増加のための鉄が必要である。その鉄需要のほとんどが，中期と後期に集中していることから，妊娠初期と中期・後期に分け，鉄の必要量の合計値と吸収率から付加量が算定された。なお，これらの付加量は，月経がない場合の推定平均必要量および推奨量に付加する値である。

成人では，鉄の大量摂取によって生じる鉄沈着症などを考慮し，南アフリカのバンツー族で発生したバンツー鉄沈着症（Bantu siderosis）の症例報告をもとに耐容上限量を策定した。

2）亜　鉛

亜鉛は日本人を対象とした研究報告がないため，アメリカ・カナダの食事摂取基準を参考にして，要因加算法により推定平均必要量を策定した。

亜鉛の継続的な大量摂取は，銅の吸収阻害によるスーパーオキシドジスムターゼ（SOD）活性の低下や鉄の吸収阻害による貧血，胃の不快感などの健康障害を発症するため，アメリカ人女性の症例報告を参考に耐容上限量が策定された。

3）銅

わが国に銅必要量を検討した研究報告はない。したがって，欧米人を対象とした研究をもとに，銅の平衡維持量と血漿・血清銅濃度を銅の栄養状態の指標として推定平均必要量を策定した。

通常の食生活において過剰摂取による健康障害が生じることはないが，サプリメント等の不適切な利用により過剰障害が起こる可能性があるため，サプリメントからの大量摂取の報告をもとに耐容上限量が策定された。

4）マンガン

マンガンの平衡維持量を求める出納試験が国内外で試みられているが，マンガンは吸収率が低く，出納試験から平衡維持量を求めるのは困難である。したがって，日本人のマンガン摂取量をもとに目安量が策定された。

日本人の菜食者における研究報告においてもアメリカと同程度のマンガン摂取による健康障害が生じる可能性は高いことから，アメリカ・カナダの食事摂取基準に基づいて耐容上限量が策定された。

5）ヨウ素

ヨウ素は日本人を対象とした有用な研究報告がないため，甲状腺へのヨウ素蓄積量を検討した欧米の研究結果に基づき推定平均必要量を策定した。

日本人はヨウ素を食卓塩でなく，一般の食品から摂取しており，また，通常の食生活においてヨウ素の過剰摂取による健康障害はほとんど認められないことから，日本人のヨウ素摂取量と日本人を対象にした実験および食品中ヨウ素の吸収率に基づき耐容上限量を策定した。

6）セレン

セレンは，心筋障害を起こす克山病やカシン・ベック病などのセレン欠乏症に関与している。WHO は，血漿グルタチオンペルオキシダーゼ活性値が飽和値の 2/3 の値であればセレン欠乏症と考えられる克山病が予防できるセレンの必要量としている。この値を指標として推定平均必要量および推奨量を策定した。

通常の食生活においてセレンの過剰摂取による健康障害が生じる可能性は低いが，慢性セレン中毒では，毛髪と爪の脆弱化・脱落などの報告がある。したがって，サプリメントの不適切な利用によっては過剰摂取が生じる可能性もあることから，耐容上限量が策定されている。

7）クロム

クロムは，日本人のクロム摂取量に関して，献立のクロム濃度を実測した報告と食品成分表を用いた算出値との間に，大きな乖離が認められ，正確な数値を推定することは難しい。しかし，献立の作成や栄養素の摂取量推定には，食品成分表が活用されていることを考慮し，食品成分表を用いた日本人のクロム摂取量を算出して目安量を策定した。通常の食品により過剰摂取が生じることは考えられないが，3 価クロムを用いたサプリメントの不適切な使用により，健康障害を起こす可能性は否定できないため，耐容上限量が策定された。

8）モリブデン

アメリカ人男性（4 人）を対象とした出納試験結果に基づき推定平均必要量を策定した。小児については，信頼性の高い科学的根拠がないため，アメリカ・カナダの食事摂取基準に基づき，成人の参照値より外挿により推定平均必要量を算出した。

アメリカ人を対象とした実験および日本における女性菜食者のモリブデン摂取量など総合的に判断し，耐容上限量が策定された。

文　献

●参考文献

- 厚生労働省：日本人の食事摂取基準（2005 年版），（日本人の栄養所要量―食事摂取基準―策定検討会報告書），平成 16 年 10 月，厚生労働省（2004）
- 厚生労働省：日本人の食事摂取基準（2010 年版），（日本人の食事摂取基準策定検討会報告書），平成 21 年 5 月，厚生労働省健康局総務課生活習慣病対策室（2009）
- 厚生労働省：日本人の食事摂取基準（2015 年版），（日本人の食事摂取基準策定検討会報告書），平成 26 年 3 月，厚生労働省健康局がん対策・健康増進課栄養指導室（2014）
- 厚生労働省：日本人の食事摂取基準（2020 年版），（「日本人の食事摂取基準」策定検討会報告書），令和元年 12 月，「日本人の食事摂取基準」策定検討会（2019）

第3章

妊娠期・授乳期の栄養

1．妊娠期・授乳期の生理的特徴

本章では，妊娠，分娩，産褥，授乳の各期における生理的特徴および栄養アセスメントと栄養ケアを学ぶことを目的とする。母体が各期において心身ともに安定な状況を保ち，健康な子どもを出産し，育てるための知識を得て，実践することが重要である。

また，母親になる以前の思春期，青年期においても，栄養面だけでなく，十分に健康管理を行い，健全な母体をつくるよう心がけなければならない。

1.1　女性の特性

思春期になると，排卵に向けて原始卵胞の発育が始まる。思春期から性成熟期にかけての時期は，妊娠，分娩という生殖機能を発揮する。

1.2　性周期（月経周期）

女性の性周期（月経周期）は，中枢である視床下部および下垂体前葉と標的器官の卵巣のホルモン分泌に連動して，平均28日ごとに繰り返される。図3－1に示すように，視床下部から分泌された性腺刺激ホルモン（ゴナドトロピン）放出ホルモン（gonadotropin releasing hormone：GnRH）は下垂体前葉に作用し，性腺刺激ホルモン（ゴナドトロピン，Gn：gonadotropin）である卵胞刺激ホルモン（FSH：follicle stimulating hormone）と黄体形成ホルモン（LH：luteinizing hormone）の分泌を促す。この刺激により，卵巣における卵胞発育が促され，卵胞ホルモン（エストロゲン，estrogen）と黄体ホルモン（プロゲステロン，progesterone）が分泌され月経が起こる。卵胞ホルモンと黄体ホルモンは，視床下部や下垂体前葉に作用して性腺刺激ホルモンの分泌を調節している。このような調節機序をフィードバックといい，月経の周期的な変化は視床下部，下垂体，卵巣における相互のホルモン分泌のバラ

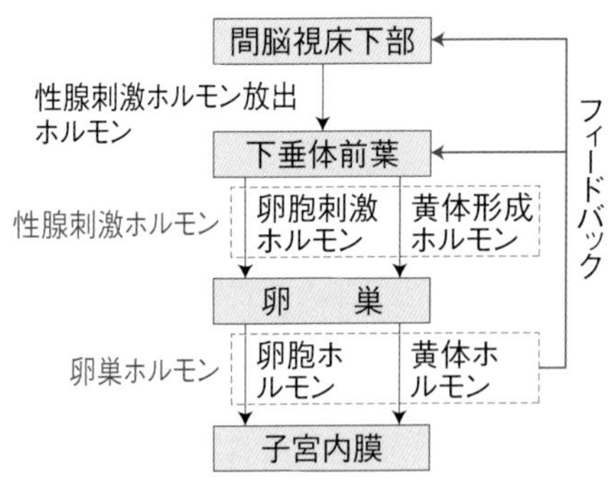

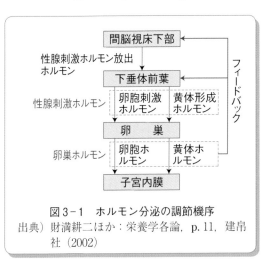

図3－1　ホルモン分泌の調節機序

出典）財満耕二ほか：栄養学各論，p.11，建帛社（2002）

ンスによって周期的な変化が繰り返し生じている。

この周期において，卵巣では卵胞が発育，肥大して成熟し，卵胞ホルモンが分泌される。その後排卵が起こり，排卵後の卵胞は黄体を形成し，黄体ホルモンの分泌が増加する。黄体は妊娠しなければ，次第に退縮し，卵胞ホルモン，黄体ホルモンともに減少する。卵巣の変化に応じて子宮内膜は急速に増殖する増殖期（卵胞ホルモンの作用）から分泌期（黄体ホルモンの作用）へと変化する。その後ホルモンの分泌が減少し，子宮内膜は脱落し月経となる。

月経周期に合わせて体温の変動がみられる。体温は月経開始から排卵日までは下降し（低温期），排卵後に上昇する（高温期）。この変動には黄体ホルモンの分泌が影響を及ぼしている（図3－2）。

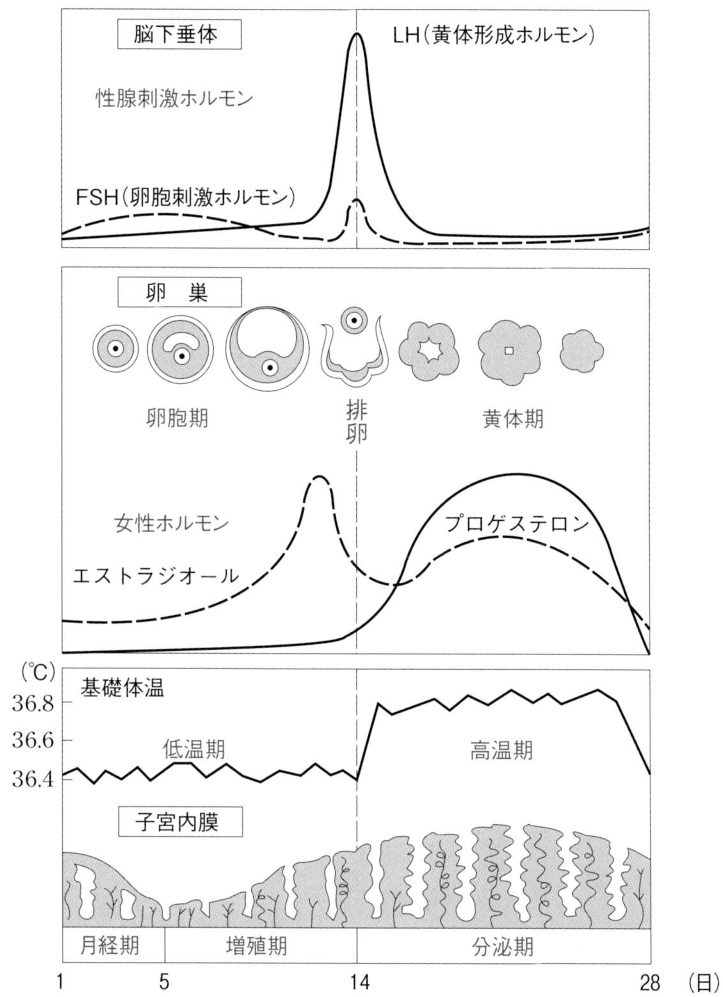

図3－2　月経周期におけるホルモン，卵胞，基礎体温，子宮内膜の変化
出典）Midgley（1973）を改変

1.3　妊娠の成立・維持

妊娠とは,「受精卵の着床から，胎芽または胎児および付属物を排出するまでの状態」をいう。着床の時期を診断することができないため，分娩予定日は最終月経初日から起算し，280日，妊娠40週0日とする。したがって，受精卵が着床して妊娠が成立するのは妊娠3週目ごろとなる。妊娠期間は，妊娠初期を13週6日まで，妊娠中期を14週0日～27週6日，妊娠後期を28週0日以降の3区分としている。妊娠初期は，分割した胚が子宮内膜に着床し，原始器官が発生する時期である。妊娠中期は，母体と胎児の物質交換の場となる胎盤がほぼ完成し，胎児の原始器官の分化が進み機能が整う時期である。妊娠後期は，胎児の各器官の機能が向上し，出産後の胎外生活に適応するための機能が整う時期である。

分娩の時期による区分は，妊娠22週以上37週未満で生児を出産した場合を早産，妊娠37週以上42週未満を正期産，42週以上は過期産という（表3－1)。

表3－1　妊娠期間の定義と母体胎児の変化

時期	初期														中期														後期																
月	第1月				第2月				第3月				第4月				第5月				第6月				第7月				第8月				第9月				第10月								
週	0	1	2	3	4	5	6	7	8	9	10	11	12	13	14	15	16	17	18	19	20	21	22	23	24	25	26	27	28	29	30	31	32	33	34	35	36	37	38	39	40	41	42	43	44
	流産																						早産															正期産					過期産		
	人工中絶の適用範囲（厚生労働省）																						出産の限界（日産婦）															280日							

	初期		中期	後期
	⬆ 最終月経第1日		⬆ 体重　500g に相当（WHO）	⬆ 体重　1,000g に相当（WHO） ⬆ 分娩予定日（日産婦） 満40週0日
胎児の発育	←　胎芽　→ 神経管（脳，神経），心臓，胃腸，四肢などが形成される	←胎児 心臓，肝臓が活動しはじめる。頭，胴，四肢が区別できる	活発に働く 脳が発達 毛髪や爪が生える 心音が聞ける 羊水のなかで動きまわる。全身にうぶ毛が生えてくる	胎内での位置がほぼ定まる 手足の筋肉も発達 全身に皮下脂肪がつく 外形上の発育完了
母体の変化	基礎体温高温つづく つわり 血液量の増加	乳房が発達 流産しやすい	胎盤完成 安定期に入る 下腹がやや目立つ 胎動を感じる 体重が増加 脚に浮腫や静脈瘤が出やすい 貧血になりやすい	心臓や胃が圧迫され動悸がする 体重は約9～12kg増 子宮の位置が下がり，おなかが前につきでる 分娩2～3日目より乳房が張ってくる
胎児の状態と子宮底高		・第4月（12～15週） 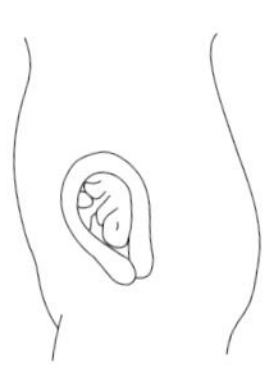 身長約　16cm 体重約　120g	・第7月（24～27週） 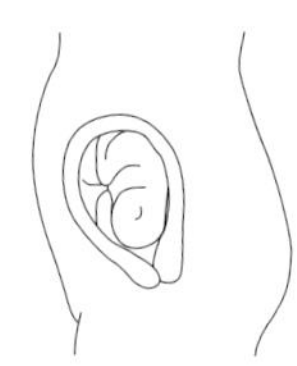 身長　37～39cm 体重　1.0kg 子宮底高（15～21cm）	・第10月（36～39週） 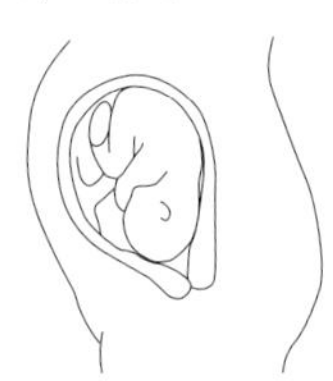 身長　49～51cm 体重　2.9～3.4kg 子宮底高（28～38cm）

日産婦：日本産科婦人科学会

出典）森基子・玉川和子：応用栄養学　第10版—ライフステージからみた人間栄養学，医歯薬出版（2015）を一部改変

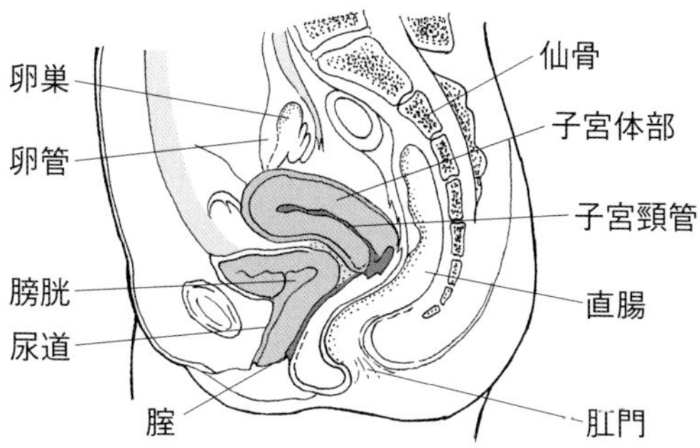

図３－３　子宮の位置

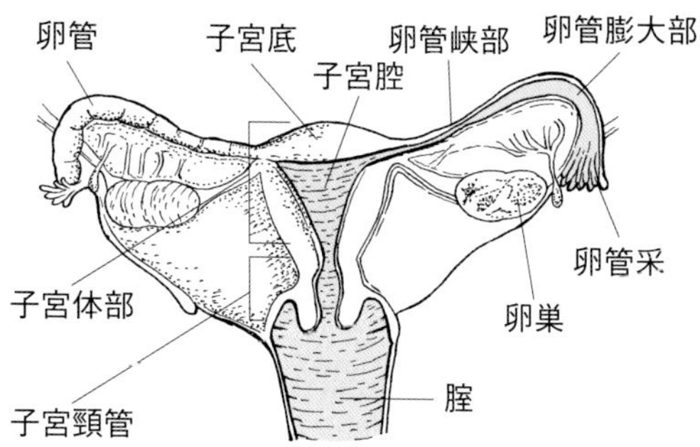

図３－４　子宮の断面

1.4　母体の生理的変化

妊娠により母体の生理的機能は大きく変化する。その多くは妊娠の終了とともに妊娠前の状態に戻る。

（1）　各器官の変化

1）　子宮の変化

子宮は，受精卵の着床により肥大し，子宮壁も肥厚する。図３－３に子宮の位置，図３－４に子宮の断面図を示した。未産婦の場合，非妊娠時の子宮は子宮腔の長さ約 6.5 cm，重量約 42 g であるが，妊娠後期では，子宮の長さ 35 ～ 37 cm，重量約 1,000 g になる。

2）　乳房の変化

第一次性徴期以前には男女差はないが，第二次性徴期以降，卵巣より卵胞ホルモンが分泌されることにより乳房組織が発達する。日本人では 10 歳前後である。乳房は妊娠が成立すると卵胞ホルモン，黄体形成ホルモンの影響により増大する。これは，乳管，腺房の増殖，腺房間に脂肪が沈着することによる（図３－５）。乳頭は肥大して乳輪は褐色の色素沈着が生じる。その周囲には皮脂腺と乳腺の組み合わせからなるモントゴメリー腺という小結節がある。モントゴメリー腺からの分泌物は吸啜（きゅうてつ）に伴う損傷を防ぐだけでなく，病原体の侵入から乳房を守る働きもある。妊娠中は乳汁が生成されるが，分泌されることはほとんどない。

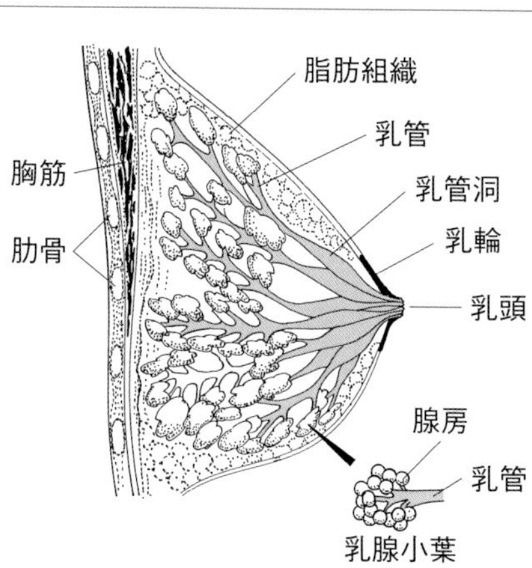

図３－５　乳房の構造

3）皮膚の変化

色素沈着が妊娠２～３か月ごろから，全身の皮膚，特に乳頭，乳輪部，腹部，外陰部にみられる。妊娠後期には腹部，大腿部などに妊娠線が生じるが，子宮の肥大や脂肪の過度の沈着によるものである。

4）消化器の変化

妊娠初期からつわりが始まる。症状としては吐き気，嘔吐，唾液の過多，食欲不振，嗜好の変化などである。妊娠3～4か月にはこれらの症状は消失し，たいていの妊婦では食欲が高まる。

5）呼吸器の変化

妊娠5か月ごろから子宮増大により横隔膜が持ち上げられ，胸郭下部の呼吸運動は抑制されるが，胸郭上部の運動が高まり胸式呼吸となる。呼吸は浅いが，呼吸数が増加するので換気量は変わらない。

6）循環器の変化

循環血液量の増加により，1回の心拍出量，心拍数はどちらも増加する。循環血液量は，妊娠8週以降になると急速に増加し，28～36週の期間に最大2,000 mL増加する。心拍出量は妊娠中期で最大になり，その後低下する。多胎妊娠の場合，単胎妊娠に比べ拍出量の増加は大きい。

7）血液成分の変化

循環血液量は妊娠初期から増加するが，妊娠後期には非妊娠時の30～50％に増加する。赤血球は妊娠初期に減少するが，その後徐々に増え，36週ごろに最大20～30％増加するが，血漿量の増加が大きいため見かけ上は血液が希釈され，赤血球数，ヘモグロビン濃度，ヘマトクリット値は低下し，妊娠性貧血になりやすい（表3-2）。しかし，ヘモグロビン濃度とヘマトクリット値は分娩までにほぼ回復する。

また，血液凝固に関係する因子も増加する。これは分娩時の出血に対する生理的な反応であると考えられている。フィブリノーゲンは妊娠の成立，維持に不可欠な因子である。妊娠後期にはフィブリノーゲンの増加により粘度が高まり分娩時出血の止血に関与している。

8）泌尿器の変化

妊娠中の腎機能は亢進する。循環血液量が増加し，血漿中のアルブミンの減少による膠質（こうしつ）浸透圧の低下によって，糸球体濾過量，腎血漿流量が増加するため，クレアチニン，尿中窒素の値は低下する。糸球体濾過量が増加するため，尿中のたんぱく質の排泄量は非妊娠時の正常な値よりも高まる。グルコースの排泄も高まり，尿糖が陽性になることもあるが，分娩後には正常に戻る。また，増大する子宮の圧迫が膀胱に加わり，頻尿や尿失禁が起こりやすい。

9）内分泌の変化

妊娠の成立により卵巣から分泌されるホルモンは大きな変化を示す。特に黄体ホルモンは，受精卵の着床とその後の妊娠を維持するために重要であり，次の排卵の抑制にも働く。卵胞ホルモンは子宮や胎児の発育に関係している。それ以外にも，胎盤より各種ホルモンが分泌され妊娠を維持している。

表３－２　妊娠期の血液成分の変化（mean ± SD）（全国アンケート無治療データ 7,659 例）
（金岡 毅：ペリネイタルケア，9，p.101－108，1999）

	妊娠初期	妊娠中期	妊娠後期
赤血球数（$\times 10^4$/μL）	418 ± 35	379 ± 31	388 ± 34
ヘマトクリット（%）	37.1 ± 2.9	34.4 ± 2.6	34.4 ± 2.7
ヘモグロビン（g/dL）	12.5 ± 1.0	11.6 ± 0.9	11.4 ± 0.9
網赤血球数（‰）	6.2 ± 3.2	5.5 ± 3.3	5.5 ± 3.4
フェリチン（ng/mL）	34 ± 27	19 ± 16	13 ± 14
総鉄結合能（μg/dL）	320 ± 75	432 ± 83	493 ± 109
血清鉄（μg/dL）	112 ± 39	92 ± 40	66 ± 36
鉄飽和率（%）	38 ± 21	23 ± 12	15 ± 10
平均赤血球容積（fL）	88.9 ± 5.0	90.9 ± 4.9	88.9 ± 5.7
平均赤血球ヘモグロビン量（pg）	30.0 ± 1.9	30.6 ± 1.8	29.6 ± 2.3
平均赤血球ヘモグロビン濃度（%）	33.7 ± 1.3	33.7 ± 1.3	33.3 ± 1.3
白血球数（/μL）	7,410 ± 1,870	8,340 ± 1,970	8,180 ± 1,980
血小板数（$\times 10^4$/μL）	23.8 ± 5.8	24.0 ± 5.8	23.8 ± 6.3
総たんぱく質量（g/dL）	7.0 ± 0.5	6.5 ± 0.4	6.4 ± 0.4

出典）武谷雄二ほか編：新女性医学大系２リプロダクティブヘルス，p.81，中山書店（2001）

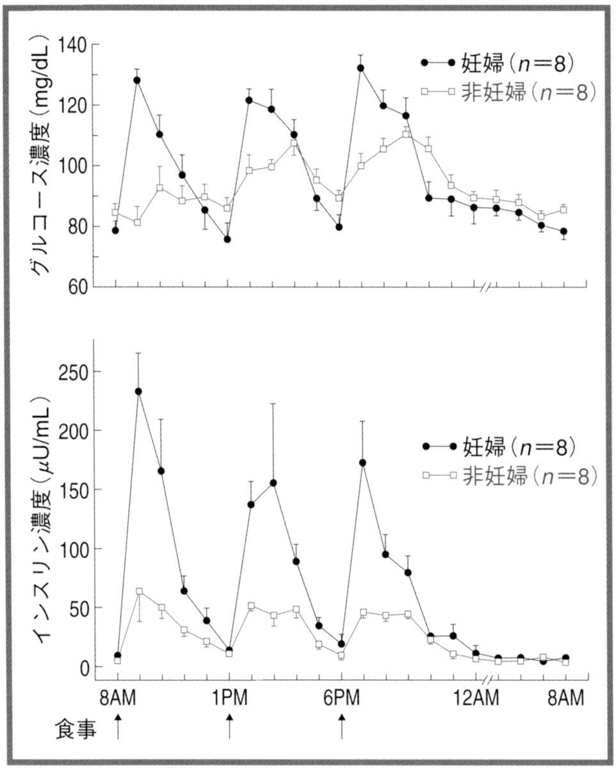

図３－６　妊娠によるグルコース，インスリン濃度の変化
出典）Phelps R.L., et al.: *Am. J. Obstet. Gynecol.*, 140, p.730–736（1981）

（２）　代謝系の変化

妊娠６か月ごろから基礎代謝は亢進し，妊娠後期には非妊娠時の 20 ～ 30%増加する。

たんぱく質代謝は，妊娠初期からたんぱく質の蓄積が起こり，窒素出納は正となる。妊娠中は窒素摂取量に対して窒素排泄量がはるかに少ない。しかし，蓄積されたたんぱく質は同時に異化作用によりアミノ酸となり胎児に供給され，全体として同化と異化も亢進する。

糖代謝は非妊娠時と大きく異なる。インスリン分泌が亢進しているにもかかわらず，インスリンに対する反応が低下する（インスリン抵抗性）ため，食後高血糖を呈する（図３-６）。この傾向は妊娠後期で著明となる。胎盤由来のホルモン分泌が増加することや母体から胎児への能動輸送に

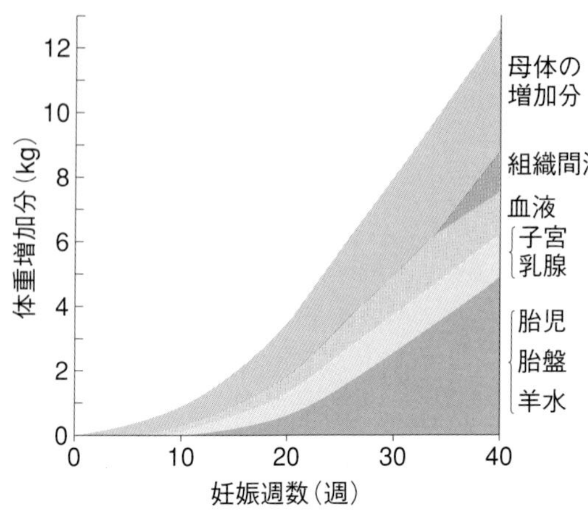

図3-7　妊娠期の母体体重増加量
（Hytten and Leitch, 1971）

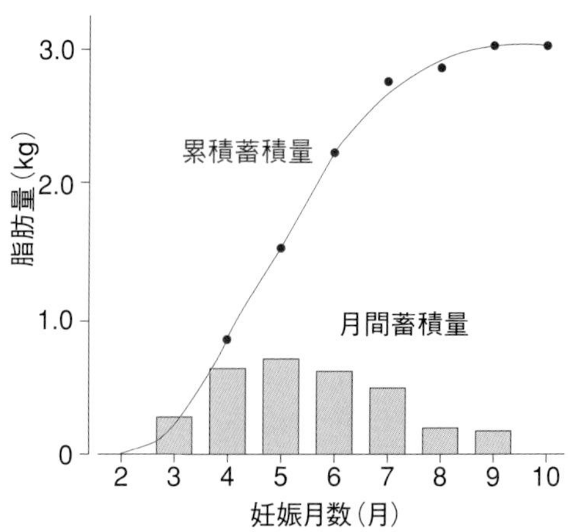

図3-8　妊婦の脂肪蓄積量
出典）福井靖典：第22回日本産科婦人科総会報告要旨（1970）

よって，胎児が糖を利用しやすい環境が整う。

脂質代謝は，妊娠後期に血清脂質が著しく増大し脂質異常症の状態となる。特に中性脂肪の増加が大きい。母体の脂質蓄積量は妊娠5か月ごろに最多となるがその後は減少しており，前半は同化，後半は異化が起こる。これは，胎児にグルコースを供給するための生理的機序であり，母体のエネルギー源はグルコースから脂質へと変化していく。

（3）　体重増加量

妊娠中における体重増加量の平均は約11 kgといわれている。妊娠期の体重増加量の内訳を図3-7に示した。胎児側では胎盤，胎児および羊水などの増加であり，母体側では循環血液量，細胞外液といった水分，子宮・乳房および脂肪の増加である。脂肪の増加は約3 kgであり，妊娠中期に脂肪の蓄積が著しい（図3-8）。

1.5　胎児付属物

胎児が子宮内で発育するための組織や器官として，胎盤，卵膜，臍帯（さいたい），羊水があり，これらを総称して胎児付属物という。

（1）　胎　　盤

胎盤は，胚葉由来の絨毛膜と子宮内膜由来の脱落膜が合体して，13～15週ごろに完成し，その後も妊娠36～38週ごろまで増大する。直径15～20 cm，厚さ1～2 cm，重量約500 gである。母体から胎児への栄養素の輸送形態は栄養素によって異なり，単純拡散，促進拡散，能動拡散などにより行われる。胎児の肺は呼吸機能がなく，胎盤でのガス交換を介して呼吸をする。また，ヒト絨毛性性腺刺激ホルモン（hCG：human chorionic gonadotropin），ヒト胎盤ラクトゲン（hPL：human placental lactogen），黄体ホルモン，卵胞ホルモンなどのホルモンを分泌し，胎児，母体ともに影響を与え，妊娠の維持に働く。このように胎盤は，物質の輸送，呼吸器，消化器，排泄器，ホルモン分泌といった役割を果たしている。

（2） 卵　膜

卵膜は，胎児，臍帯の周りにある羊水を包む3層からなる膜であり，子宮内膜由来の**脱落膜**（外層），胎児由来の**絨毛膜**（中膜）と**羊膜**（内膜）から構成され，固有の血管や神経，リンパ管などはない。妊娠中は羊水を産生し，羊水量の維持にも関与している。脱落膜は，子宮内膜から変化したもので母体側に属し，分娩後は脱落して対外に排出される。絨毛膜は絨毛が多く，主に受精卵の栄養に関与している。羊膜は，膠原（こうげん）線維を多く含む結合組織からなる強靭な膜で，羊水を満たし，胎児を保護している。

（3） 臍　帯

臍帯は，胎児と胎盤を結ぶ直径は1～2 cm，長さは50～60 cmの索状器官で，胎児の発育に重要な役割を果たしている。臍帯には**2本の臍帯動脈**と**1本の臍帯静脈**が通っている。これらの血管はらせんを形成しており，圧迫によって血液の流れが阻害されるのを防止している。臍帯静脈には動脈血が流れて胎児に酸素や栄養を運搬し，臍帯動脈には静脈血が流れ胎児から母体へ炭酸ガスや老廃物を運搬する。

（4） 羊　水

羊水は羊膜から分泌される無色透明の液体で，妊娠後期には700～800 mLと最大量に達し，以後減少して分娩時には300～500 mLとなる。胎児にとって羊水は環境そのものであり，外部からの物理的な衝撃から胎児を保護し，胎児の運動を自由にして発育を助ける役割とともに，リゾチーム，トランスフェリンなどの物質により感染を防ぐ働きがある。羊水の成分は，母体の血漿成分，胎児尿，肺胞液などからなり，羊膜の中に満たされている。羊水は先天的な異常や胎児成熟度の判定に用いられる。

1.6 胎児の成長

受精卵が子宮内膜に着床して割卵が進み3週目に入ると，消化器系や甲状腺・胸腺などを形成する内胚葉，骨格・筋系，心血管系，性器系などを形成する中胚葉，神経系，感覚器系などを形成する外胚葉，これらを包み込み絨毛細胞として栄養を供給する栄養胚葉に分化が起こり胎芽となる。外胚葉から形成される神経管は4週目に入ると閉鎖し，脊髄，脳が形成される。受精後3～8週ごろまでを胎芽期，妊娠9週から以降出生までを胎児期という。胎児は子宮腔内で羊水に満たされた卵膜に包まれ，臍帯動静脈を通じ胎盤から酸素や栄養素の供給を受けて発育する。胎芽の発生と胎児の発育の概要は表3－1（⇨ p. 50）に示した。妊娠12週は胎児の発育が活発になる。16週では四肢の運動が活発となるため，母親は胎児の動き（胎動）を自覚するようになる。24週では肺もほぼ形成されているが，胎外生活に適応するための機能は未熟である。32週では肺の機能もほぼ完成する。40週では体重約3,000 g，身長約50 cmとなり，胎外生活に必要な呼吸機能，体温調節機能，乳汁を摂取する哺乳機能，乳汁を消化・吸収する機能などが完成する。

1.7　乳汁分泌の機序

妊娠すると，胎盤により分泌促進される卵胞ホルモンや黄体ホルモン，下垂体前葉から分泌されるプロラクチンにより，妊娠初期から乳腺が発達する。妊娠中には胎盤から分泌されるホルモンがプロラクチンの乳腺への作用を抑制しているが，出産後はプロラクチンが乳腺に作用することにより乳汁が分泌される。また，乳児による吸啜刺激によりプロラクチンだけでなく，脳下垂体後葉よりオキシトシンが分泌されると母乳を放出する（射乳）（図3－9）。オキシトシンは母乳分泌だけでなく，子宮の収縮にも関与し，産後の母体の回復を促進させる。オキシトシンの分泌は，精神的なストレスによって影響を受けやすく，授乳の際には，母親の精神的な安定が保てるようにする必要がある（図3－10）。

1.8　母乳成分・母乳量の変化

乳汁の分泌は分娩後から開始される。分娩後3～5日に分泌される母乳を初乳といい，移行乳を経て，分娩後6～10日に分泌されるものを成乳（成熟乳）という。初乳と成乳とでは，分泌量，性状，栄養組成などに相違がみられる（⇨ p. 98，母乳栄養）。

初乳は，たんぱく質や感染防御因子，ミネラルを多く含む。糖質や脂質は少なく，栄養価は低い。透明感があり色はやや黄色みを帯び，粘稠性がある。感染防御因子としては，免疫グロブリン（Ig）であるIgA，IgM，IgG，さらにリゾチームやラクト

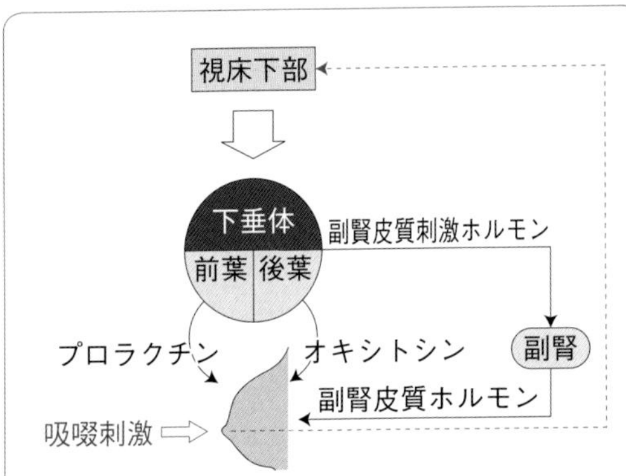

図3－9　母乳分泌

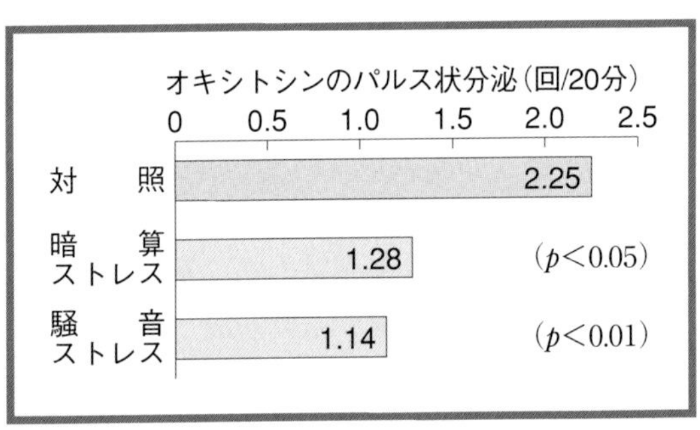

図3－10　オキシトシン分泌に及ぼすストレスの影響

出典）Ueda T., *et al.*: *Obstet. Gynecol.*, 84, p. 256–262 (1994)

フェリンが含まれる。免疫グロブリンの 80 ～ 90％は IgA であり，乳児の消化管を覆って細菌やウイルスの侵入を防ぐと考えられている。リゾチームは酵素の一種で，細菌の細胞壁を溶解して細菌を死活化する。ラクトフェリンは鉄と結合性の高いたんぱく質であり，細菌やウイルス中の鉄を奪い繁殖を抑制するほか，ビフィズス因子となって乳児の腸内環境を整える作用がある。分泌量が少なく，初乳の泌乳量は 1 日に 100 mL である。

移行乳は，たんぱく質とグロブリンは減少し，乳糖と乳脂肪の含量が増えてくる。

成乳（成熟乳）は，糖質や脂質に富み，たんぱく質濃度が低下する。初乳に比べて色は白く，芳香と薄い甘味をもつ。泌乳量は生後 1 か月には 1 日 780 mL 程度まで増加する。

2．妊婦・授乳婦の食事摂取基準

妊娠期および授乳期は，本人に加えて，児のライフステージの最も初期段階での栄養状態を形づくるものとして重要である。妊娠期・授乳期の適切な身体活動レベルに相当する非妊娠時の各年齢階級に対応する食事摂取基準について，妊娠および授乳に伴って増加する量を付加量として示している（表 3－3）。妊娠期間については，妊娠初期（～ 13 週 6 日），妊娠中期（14 週 0 日～ 27 週 6 日），妊娠後期（28 週 0 日～）の 3 区分としている。

2.1　推定エネルギー必要量

（1）　妊婦の推定エネルギー必要量

妊婦の推定エネルギー必要量は，

妊婦の推定エネルギー必要量（kcal/日）＝妊娠前の推定エネルギー必要量（kcal/日）＋妊婦のエネルギー付加量（kcal/日）

として求められる。

女性の妊娠（可能）年齢が，推定エネルギー必要量の複数の年齢区分にあるため，妊婦が，妊娠中に適切な栄養状態を維持し正常な分娩をするために，妊娠前と比べて余分に摂取すべきと考えられるエネルギー量を，妊娠期別に付加量として示している。

妊娠前の総エネルギー消費量（推定エネルギー必要量）に対する妊娠による各時期の総エネルギー消費量の変化分は，妊婦の最終体重増加量 11 kg に対応するように補正すると，初期：＋ 19 kcal/日，中期：＋ 77 kcal/日，後期：＋ 285 kcal/日と計算される。また，妊娠期別のたんぱく質の蓄積量と体脂肪の蓄積量から，最終的な体重増加量が 11 kg に対応するようにたんぱく質および脂肪としてのエネルギー蓄積量をそれぞれ推定し，それらの和としてエネルギー蓄積量を求めた。その結果，各妊娠期におけるエネルギー蓄積量は，初期 44 kcal/日，中期 167 kcal/日，後期 170 kcal/日となる。

表3－3　妊婦・授乳婦の食事摂取基準（2020年版）

				妊婦				授乳婦			
エネルギー				推定エネルギー必要量[1]				推定エネルギー必要量[1]			
エネルギー（kcal/日）			（初期）	＋50				＋350			
			（中期）	＋250							
			（後期）	＋450							
栄養素				推定平均必要量[2]	推奨量[2]	目安量	目標量	推定平均必要量[2]	推奨量[2]	目安量	目標量
たんぱく質（g/日）			（初期）	＋0	＋0	—	—	＋15	＋20	—	—
			（中期）	＋5	＋5	—	—				
			（後期）	＋20	＋25	—	—				
（%エネルギー）			（初期）	—	—	—	13～20	—	—	—	15～20
			（中期）	—	—	—	13～20				
			（後期）	—	—	—	15～20				
脂質		脂質（%エネルギー）		—	—	—	20～30	—	—	—	20～30
		飽和脂肪酸（%エネルギー）		—	—	—	7以下	—	—	—	7以下
		n-6系脂肪酸（g/日）		—	—	9	—	—	—	10	—
		n-3系脂肪酸（g/日）		—	—	1.6	—	—	—	1.8	—
炭水化物		炭水化物（%エネルギー）		—	—	—	50～65	—	—	—	50～65
		食物繊維（g/日）		—	—	—	18以上	—	—	—	18以上
ビタミン	脂溶性	ビタミンA（μgRAE/日）[3]	（初期・中期）	＋0	＋0	—	—	＋300	＋450	—	—
			（後期）	＋60	＋80	—	—				
		ビタミンD（μg/日）		—	—	8.5	—	—	—	8.5	—
		ビタミンE（mg/日）		—	—	6.5	—	—	—	7.0	—
		ビタミンK（μg/日）		—	—	150	—	—	—	150	—
	水溶性	ビタミンB_1（mg/日）		＋0.2	＋0.2	—	—	＋0.2	＋0.2	—	—
		ビタミンB_2（mg/日）		＋0.2	＋0.3	—	—	＋0.5	＋0.6	—	—
		ナイアシン（mgNE/日）		＋0	＋0	—	—	＋3	＋3	—	—
		ビタミンB_6（mg/日）		＋0.2	＋0.2	—	—	＋0.3	＋0.3	—	—
		ビタミンB_{12}（μg/日）		＋0.3	＋0.4	—	—	＋0.7	＋0.8	—	—
		葉酸（μg/日）[4,5]		＋200	＋240	—	—	＋80	＋100	—	—
		パントテン酸（mg/日）		—	—	5	—	—	—	6	—
		ビオチン（μg/日）		—	—	50	—	—	—	50	—
		ビタミンC（mg/日）		＋10	＋10	—	—	＋40	＋45	—	—
ミネラル	多量	ナトリウム（mg/日）		600	—	—	—	600	—	—	—
		（食塩相当量）（g/日）		1.5	—	—	6.5未満	1.5	—	—	6.5未満
		カリウム（mg/日）		—	—	2,000	2,600以上	—	—	2,200	2,600以上
		カルシウム（mg/日）		＋0	＋0	—	—	＋0	＋0	—	—
		マグネシウム（mg/日）		＋30	＋40	—	—	＋0	＋0	—	—
		リン（mg/日）		—	—	800	—	—	—	800	—
	微量	鉄（mg/日）	（初期）	＋2.0	＋2.5	—	—	＋2.0	＋2.5	—	—
			（中期・後期）	＋8.0	＋9.5	—	—				
		亜鉛（mg/日）		＋1	＋2	—	—	＋3	＋4	—	—
		銅（mg/日）		＋0.1	＋0.1	—	—	＋0.5	＋0.6	—	—
		マンガン（mg/日）		—	—	3.5	—	—	—	3.5	—
		ヨウ素（μg/日）[6]		＋75	＋110	—	—	＋100	＋140	—	—
		セレン（μg/日）		＋5	＋5	—	—	＋15	＋20	—	—
		クロム（μg/日）		—	—	10	—	—	—	10	—
		モリブデン（μg/日）		＋0	＋0	—	—	＋3	＋3	—	—

1 付加量である。
2 ナトリウム（食塩相当量）を除き，付加量である。
3 プロビタミンAカロテノイドを含む。
4 妊娠を計画している女性，妊娠の可能性がある女性および妊娠初期の妊婦は，胎児の神経管閉鎖障害のリスク低減のために，通常の食品以外の食品に含まれる葉酸（狭義の葉酸）を400μg/日摂取することが望まれる。
5 付加量は，中期および後期にのみ設定した。
6 妊婦および授乳婦の耐容上限量は，2,000μg/日とした。

したがって，最終的に各妊娠期におけるエネルギー付加量は，

妊婦のエネルギー付加量(kcal/日)＝妊娠による総消費エネルギーの変化量(kcal/日)＋エネルギー蓄積量(kcal/日)

として求められ，50 kcal 単位で丸めて，初期 50 kcal/日，中期 250 kcal/日，後期 450 kcal/日とした。

(2) 授乳婦の推定エネルギー必要量

授乳婦の推定エネルギー必要量は，

授乳婦の推定エネルギー必要量(kcal/日)＝妊娠前の推定エネルギー必要量(kcal/日)＋授乳婦のエネルギー付加量(kcal/日)

として求められる。

出産直後は，妊娠前より体重が多く，さらに母乳の合成のために消費するエネルギーが必要であることは，基礎代謝量が増加する要因となる。しかし，実際の基礎代謝量に明らかな増加はみられない。一方，二重標識水法を用いて縦断的に検討した4つの研究のうち1つでは，身体活動によるエネルギーが有意に減少しているが，ほかの3つにおいては，絶対量が約10%減少しているものの有意な差ではない。その結果，授乳期の総エネルギー消費量は妊娠前と同様であり，総エネルギー消費量の変化という点からは，授乳婦に特有なエネルギーの付加量を設定する必要はない。一方，総エネルギー消費量には，母乳のエネルギー量そのものは含まれないので，授乳婦はその分のエネルギーを摂取する必要がある。

母乳のエネルギー量は，泌乳量を哺乳量（0.78 L/日）と同じとみなし，また母乳中のエネルギー含有量は，663 kcal/L とすると，

母乳のエネルギー量(kcal/日)＝0.78 L/日×663 kcal/L≒517 kcal/日

と算定される。

一方，分娩（出産）後における体重の減少（体組織の分解）によりエネルギーが得られる分，必要なエネルギー摂取量が減少する。体重減少分のエネルギーを体重 1 kg 当たり 6,500 kcal，体重減少量を 0.8 kg/月とすると，

体重減少分のエネルギー量(kcal/日)＝6,500 kcal/kg 体重×0.8 kg/月÷30 日≒173 kcal/日

となる。

したがって，正常な妊娠・分娩を経た授乳婦が，授乳期間中に妊娠前と比べて余分に摂取すべきと考えられるエネルギーを授乳婦のエネルギー付加量とすると，

授乳婦のエネルギー付加量(kcal/日)＝母乳のエネルギー量(kcal/日)－体重減少分のエネルギー量(kcal/日)

として求めることができる。その結果，付加量は517 － 173 ＝ 344 kcal/日となり，丸めて350 kcal/日とした。

2.2　たんぱく質

(1)　妊婦の推定平均必要量および推奨量

妊娠期の体たんぱく質蓄積量は，体カリウム増加量より間接的に算定できる。体たんぱく質蓄積量は妊娠中の体重増加量により変化するため，最終的な体重増加量を11 kgとし，推定平均必要量に対する付加量は，初期0 g/日，中期5 g/日，後期20 g/日とした。推奨量に対する付加量は，初期0 g/日，中期5 g/日，後期25 g/日とした。

(2)　授乳婦の推定平均必要量および推奨量

母乳に必要な母体のたんぱく質必要量は，母乳中たんぱく質量を食事性たんぱく質から母乳たんぱく質への変換効率で除したものとした。離乳開始期までの6か月間を母乳のみによって授乳した場合，1日当たりの平均泌乳量を0.78 L/日として，付加量は，推定平均必要量15 g/日，推奨量20 g/日とした。

(3)　妊婦および授乳婦の目標量

18～49歳（身体活動レベルⅠ（低い））の妊婦および授乳婦のたんぱく質推奨量（g/日）を%エネルギー（% E）で表すと，妊婦（中期）は11.0～11.6% E，妊婦（後期）は12.7～13.3% E，授乳婦は13.3～14.0% Eとなる。目標量の下限値は，上記の値よりやや高めに算定しておくほうが安全であるため，目標量は妊婦（初期・中期）で13～20% E，妊婦（後期）および授乳婦で15～20% Eとした。

2.3　脂　　質

(1)　妊婦および授乳婦の脂質および飽和脂肪酸の目標量

脂質および飽和脂肪酸の目標量については，生活習慣病の発症予防の観点からみて，妊婦および授乳婦が同年齢の非妊娠・非授乳中の女性と異なる量を摂取すべきとするエビデンスは見出せないため，非妊娠・非授乳中の女性と同じとした。

(2)　妊婦および授乳婦の *n*－6系脂肪酸および *n*－3系脂肪酸の目安量

妊婦の *n*－6系脂肪酸は，平成28年国民健康・栄養調査の結果から算出された妊婦の *n*－6系脂肪酸摂取量の中央値を，胎児の発育に問題ないと想定される値としてとらえ，目安量を9 g/日とした。

授乳婦の *n*－6系脂肪酸は，平成28年国民健康・栄養調査の結果から算出された授乳婦のn－6系脂肪酸摂取量の中央値を，授乳婦の大多数で必須脂肪酸としての欠乏症状が認められない量で，かつn−6系脂肪酸を十分含む母乳を分泌できる量と考え，目安量を10 g/日とした。

n－3系脂肪酸のアラキドン酸やDHAは，神経組織の重要な構成脂質である。DHAは特に神経シナプスや網膜の光受容体に多く存在する。妊娠中は，胎児のこれらの器官生成のため，より多くのn－3系脂肪酸の摂取が必要とされる。平成28年国民健康・栄養調査の結果から，30～49歳女性（非妊娠）の摂取量（中央値）はその必要量を満たしており，その値を参考として妊婦の目安量を1.6 g/日とした。

授乳婦は，日本人の平均的な母乳脂質成分をもつ母乳を分泌することが期待されることから，平成28年国民健康・栄養調査結果の授乳婦のn－3系脂肪酸摂取量（中央値）を用い，授乳婦の目安量は1.8 g/日とした。

2.4　炭水化物，食物繊維

（1）　妊婦および授乳婦の目標量

炭水化物については，生活習慣病の発症予防の観点からみて，妊婦および授乳婦が同年齢の非妊娠・非授乳中の女性と異なる量の炭水化物を摂取すべきとするエビデンスは見出せない。したがって，目標量は妊娠可能年齢の非妊娠・非授乳中の女性と同じ50～65%エネルギーとした。食物繊維も同様に，妊娠可能年齢の非妊娠・非授乳中の女性と同じ18 g/日以上とした。

2.5　ビタミン

（1）　ビタミンA

ビタミンAは体内で合成できないが，胎児の発達にとって必須の因子であり，ビタミンAは胎盤を経由して母体から胎児に供給されている。そのため妊婦のビタミンA必要量を考える場合には，胎児へのビタミンAの移行蓄積量を付加する必要がある。妊娠期間中に胎児には3,600 μgのビタミンAが蓄積される。母親のビタミンA吸収率を70%と仮定し，最後の3か月でこの量のほとんどが蓄積されるとして，推定平均必要量の付加量は初期・中期は0 μgRAE/日，後期は60 μgRAE/日とした。推奨量の付加量は初期・中期は0 μgRAE/日，後期は80 μgRAE/日とした。

授乳婦の場合には，母乳中に分泌される量を付加することとし，300 μgRAE/日を推定平均必要量の付加量とした。推奨量の付加量は，450 μgRAE/日とした。

（2）　ビタミンD

妊婦ではカルシウム要求性が高まるため，妊娠期間に伴って1α,25−ジヒドロキシビタミンDの産生能が高くなり，出産後に低下する。日照を受ける機会の少ない妊婦では少なくとも7 μg/日以上のビタミンD摂取が必要と考えられるが，具体的な数値を策定するだけのデータがないことから，適当量の日照を受けることを推奨し，非妊娠時と同じ目安量を 8.5 μg/日とした。

授乳婦についても，母乳への分泌量に基づいて策定することは困難と考え，非授乳時の 18 歳以上の目安量と同じ 8.5 μg/日とした。

(3)　ビタミンE

妊娠中には血中脂質の上昇がみられ，それとともに血中 α−トコフェロール濃度も上昇する。妊娠中のビタミンE欠乏に関する報告はこれまでないため，非妊娠時と同様，平成 28 年国民健康・栄養調査の結果から算出された妊婦のビタミンE摂取量の中央値を参考にし，目安量を 6.5 mg/日とした。

授乳婦については，児の発育に問題ないと想定される平成 28 年国民健康・栄養調査の結果から算出された授乳婦のビタミンE摂取量の中央値を参考にし，7.0 mg/日を目安量とした。

(4)　ビタミンK

周産期におけるビタミンKの必要量に関する資料はほとんどなく，これまでに，妊娠による母体のビタミンK必要量の増加や母体の血中ビタミンK濃度の変化は認められていない。また，妊婦にビタミンKの欠乏症状もみられない。ビタミンKは胎盤を通過しにくく，このため妊婦のビタミンK摂取が，胎児あるいは出生直後の新生児におけるビタミンKの栄養状態に大きく影響することはない。したがって，妊婦と非妊婦でビタミンKの必要量に本質的な違いはなく，妊婦の目安量は非妊娠時の目安量と同様に 150 μg/日とした。

授乳中には，乳児への影響を考慮して，授乳婦に対するビタミンKの目安量を算出したほうがよいと考えられる。しかし，授乳婦においてビタミンKが特に不足するという報告が見当たらないため，非授乳時の目安量と同様に 150 μg/日とした。

(5)　ビタミン B_1，ビタミン B_2

ビタミン B_1，ビタミン B_2 は，妊婦の付加量を要因加算法で算定するデータはないため，エネルギー要求量に応じて増大するという代謝特性から算定した。すなわち，妊娠によるエネルギー付加量（身体活動レベルⅡの初期の＋ 50 kcal/日，中期の＋ 250 kcal/日，後期の＋ 450 kcal/日）に推定平均必要量算定の参照値を乗じて算定した。これらの算定値はあくまでも妊婦のエネルギー要求量の増大に基づいた数値であり，妊娠期は個々人によりエネルギー要求量が著しく異なる。妊娠期は特に代謝が亢進される時期であることから，妊娠後期で算定された値を丸めた値をビタミン B_1，ビタミン B_2 の推定平均必要量の付加量とした。推奨量の付加量は，推定平均必要量の付加量に推奨量算定係数 1.2 を乗じて算出した。

授乳婦の推定平均必要量の付加量は，母乳中のビタミン B_1，ビタミン B_2 濃度に泌乳量を乗じ，相対生体利用率を考慮して算出した。推奨量の付加量は，推定平均必要量の付加量に推奨量算定係数 1.2 を乗じて算出した。

(6) ナイアシン

妊婦では，トリプトファン-ニコチンアミド転換率が非妊娠時に比べて増大し，エネルギー必要量の増大をまかなっているため付加量は設定していない。

一方で，妊娠期に高くなったトリプトファン-ニコチンアミド転換率は，出産後，速やかに非妊娠時の値に戻るため，授乳婦には泌乳量を補う量の付加が必要である。授乳婦の推定平均必要量の付加量は，母乳中のナイアシン濃度に泌乳量を乗じ，相対生体利用率を考慮して算出した。推奨量は，推定平均必要量の付加量に推奨量算定係数 1.2 を乗じた。丸め処理を行った結果，ともに 3 mg/日とした。

(7) ビタミン B_6

ビタミン B_6 の付加量は，胎盤や胎児に必要な体たんぱく質の蓄積を考慮して設定した。妊娠期は個々人によるたんぱく質要求量が著しく異なる。妊娠期は特に代謝が亢進される時期であることから，妊娠後期で算定された値を，妊娠期を通じた必要量とした。妊婦のビタミン B_6 の推定平均必要量および推奨量の付加量は，0.2 mg/日とした。

授乳婦の推定平均必要量の付加量は，母乳中のビタミン B_6 濃度に泌乳量を乗じ，相対生体利用率を考慮して算出し，推定平均必要量および推奨量ともに付加量は 0.3 mg/日とした。

(8) ビタミン B_{12}

胎児の肝臓中のビタミン B_{12} 量から推定して，妊婦に対する推定平均必要量の付加量を 0.3 μg/日とした。推奨量の付加量は 0.4 μg/日とした。

授乳婦の推定平均必要量の付加量は，母乳中の濃度に泌乳量を乗じ，吸収率を考慮して 0.7 μg/日とした。推奨量の付加量は，0.8 μg/日とした。

(9) 葉　　酸

妊娠時（中期および後期）は，葉酸の分解および排泄が促進されるとする報告がある。また，通常の適正な食事摂取下で 100 μg/日の葉酸を補足すると妊婦の赤血球中葉酸濃度を適正量に維持することができたとする報告がある。これらから，相対生体利用率を考慮して，200 μg/日を妊婦（中期および後期）の推定平均必要量の付加量，240 μg/日を推奨量の付加量とした。妊娠初期にはこの付加量は適用しない。

多くの場合，妊娠を知るのは，神経管の形成に重要な時期（受胎後およそ 28 日間）（⇨ p. 50，表 3－1）よりも遅いため，妊娠初期だけでなく，妊娠を計画している女性，妊娠の可能性がある女性は，400 μg/日を摂取することが神経管閉鎖障害発症の予防に重要である。

授乳婦の推定平均必要量の付加量は，母乳中の葉酸濃度に泌乳量を乗じ，相対生体利用率を考慮して 80 μg/日とした。推奨量の付加量は 100 μg/日とした。

(10)　ビタミンC

妊婦の付加量に関する明確なデータはないが，7 mg/日程度のビタミンCの付加で新生児の壊血病を防ぐことができたということから，推定平均必要量および推奨量の付加量は 10 mg/日とした。

授乳婦の推定平均必要量の付加量は，母乳中のビタミンC濃度に哺乳量を乗じ，相対生体利用率を考慮して 40 mg/日とした。推奨量の付加量は 45 mg/日とした。

2.6　ミネラル

(1)　カリウム

妊娠期には胎児の組織を構築するためにカリウムが必要であるが，通常の食事で十分補えることから，非妊娠時以上にカリウムを摂取する必要はない。平成 28 年国民健康・栄養調査の結果における妊婦および授乳婦のカリウム摂取量の中央値より，妊婦の目安量を 2,000 mg/日，授乳婦の目安量を 2,200 mg/日とした。

(2)　カルシウム

新生児の身体には約 28 ～ 30 g のカルシウムが含まれており，この大半は妊娠後期に母体から供給されるが，妊娠中は母体の代謝動態が変化し腸管からのカルシウム吸収率は著しく増加する。カルシウムは胎児側へ蓄積され，同時に通常より多く母体に取り込まれたカルシウムは，母親の尿中排泄量を著しく増加させることになるため，付加量はゼロとした。しかし，カルシウム摂取量が不足している女性（500 mg/日未満）では，母体と胎児における骨の需要に対応するために付加が必要である可能性も報告されている。推奨量未満の摂取の女性は推奨量をめざすべきであり，非妊娠時に比べると付加することになるともいえる。

授乳中は，腸管でのカルシウム吸収率が非妊娠時に比べて軽度に増加し，母親の尿中カルシウム排泄量は減少することによって，通常よりも多く取り込まれたカルシウムが母乳に供給されるため，付加量は必要ない。

(3)　マグネシウム

妊婦に対するマグネシウムの出納試験の結果によると，430 mg/日のマグネシウム摂取でほとんどが正の出納を示す。この結果より，妊婦の推定平均必要量の付加量を 30 mg/日，推奨量の付加量を 40 mg/日とした。

授乳婦については，母乳中に必要な量のマグネシウムが移行しているにもかかわらず，授乳期と非授乳期の尿中マグネシウム濃度は同じであるため，授乳婦の付加量は必要ない。

(4) 鉄

第2章でも述べたが（⇨p. 46），妊娠期に必要な鉄は，基本的鉄損失に加え，①胎児の成長に伴う鉄貯蔵，②臍帯・胎盤中への鉄貯蔵，③循環血液量の増加に伴う赤血球量の増加による鉄需要の増加，がある。妊娠期の鉄の需要のほとんどが，中期と後期に集中している。妊娠女性の鉄の吸収率を考慮して，推定平均必要量の付加量は，初期2.0 mg/日，中期・後期8.0 mg/日とした。推奨量の付加量は初期2.5 mg/日，中期・後期9.5 mg/日とした。

授乳婦の付加量設定については，通常の分娩であれば分娩時失血に伴う鉄損失を考慮する必要はなく，母乳への損失を補うことで十分と判断し，授乳婦の推定平均必要量の付加量は2.0 mg/日，推奨量の付加量は2.5 mg/日とした。

(5) 亜　　鉛

妊婦の血清中亜鉛濃度は，妊娠期間が進むにつれて低下することから，妊娠に伴う付加量が必要と判断される。そこで，妊娠期間中の亜鉛の平均蓄積量を参考に，推定平均必要量の付加量を1 mg/日とした。推奨量の付加量は2 mg/日とした。

授乳婦では，母乳中の亜鉛濃度と泌乳量から必要量を算出し，推定平均必要量の付加量を3 mg/日とした。推奨量の付加量は4 mg/日とした。

3．妊娠・授乳期の栄養アセスメントと栄養ケア

3.1　やせと肥満

妊娠前の体格が妊婦の健康状態や胎児発育，出産時の状況に大きく影響することが報告されている。非妊娠時における体格区分とリスクとの関連については，非妊娠時に「低体重（やせ）」に属する者は，低出生体重児分娩や子宮内胎児発育遅延（IUGR），切迫早産や早産，貧血のリスクが高まり，「肥満」に属する者は，糖尿病や巨大児分娩，帝王切開分娩，妊娠高血圧症候群のリスクが高まる。

3.2　鉄摂取と貧血

循環血液量が急速に増加する妊娠28週以降になると，血球成分量が血漿量の増加に追いつかず，血中ヘモグロビン濃度は低下し，見かけ上の貧血状態になる（生理的水血症）。妊娠に起因する貧血を妊娠性貧血という。妊娠期にみられる貧血の大部分は鉄欠乏による小球性低色素性貧血である。妊娠期の鉄需用の亢進は，母体の貯蔵鉄（フェリチン）を減少させ，鉄欠乏性貧血を顕在化させるため，妊娠前からの貧血予防が重要である。また，ビタミンB_{12}欠乏や葉酸欠乏による大球性貧血が認められることがある。

WHOによる妊婦の貧血の判定基準は，ヘモグロビン濃度11.0 g/dL，ヘマトク

リット値33.0%未満である。妊娠期における鉄欠乏性貧血は多く，妊婦健診の際の検査結果に応じて必要な治療が行われる。妊娠期の貧血は，栄養摂取が十分でない場合も多く，疲労や動悸の原因ともなり，胎児の発育遅延や妊娠高血圧症候群を引き起こすこともある。

貧血の予防には，鉄を多く含む食品，特に魚介類，肉類の赤身などのヘム鉄を多く含む食品を積極的に摂取する。同時に鉄の吸収を高めることも必要である。鉄の吸収率は，非ヘム鉄で1～5%，ヘム鉄で15～25%であるが，同時に摂取する食品によっても異なる。還元作用があるビタミンCの摂取によって吸収率がよくなる。鉄の吸収を阻害する因子としては，フィチン酸などがあり，摂取量やタイミングを考慮する必要がある。

3.3　食欲不振と妊娠悪阻

つわり（妊娠嘔吐）は，妊娠初期の5～6週ごろに悪心（おしん），食欲不振，嘔吐，吐き気，胸やけ，嗜好の変化，唾液過多などの症状が起こるが，症状は軽く栄養障害を起こさない程度で，14～16週には自然に症状が消失する生理的なもので，妊婦の50～80%が経験する。症状は起床時や空腹時に強く，食事をすることにより軽くなる。

つわりが重篤化し，嘔吐が頻繁に起こり，全身の栄養障害を引き起こすような病的な状態を妊娠悪阻（おそ）という。持続的な嘔吐や食欲不振による脱水症状や著しい体重減少，代謝障害を引き起こし，適切な治療を行わなければ肝臓，腎臓，神経系などの臓器障害にまで進行する。治療には，輸液による水分補給と栄養補給を行い，症状が軽減してきたら徐々に食事摂取を勧める。妊娠悪阻の発症率は妊婦全体の0.5～1%で，経産婦よりも初産婦に多くみられる。注意すべき点は，ビタミン類，特に，ビタミンB_1が欠乏するとウェルニッケ脳症を引き起こすおそれがあることである。

つわりの健康管理の注意点は次のとおりである。

① 油脂類の多いものや刺激の強いものは避ける。
② 起床時，空腹時に簡単に食べられるものを備えておく（クラッカー，ゼリーなど）。
③ 食欲がない場合には酸味のあるもの，冷たいものを利用する。
④ 水分の補給を行う。
⑤ 便秘にならないように気をつける。
⑥ 食事は1回の食事量を少なめにし，頻回に分けて食べる。
⑦ つわりの症状を周囲に理解してもらい，家族などに援助を受ける。

3.4　妊娠糖尿病

妊娠中の糖代謝異常には，妊娠中に発見される糖代謝異常と妊娠前から存在している糖尿病合併妊娠がある。前者には，妊娠糖尿病（GDM）と，妊娠中の明らかな糖尿病がある（表3-4）。

妊娠糖尿病は，「妊娠中に初めて発見または発症した糖尿病に至っていない糖代謝異常」で，妊娠中の明らかな糖尿病および糖尿病合併妊娠は含めない。診断基準は非妊娠時と異なる。妊娠糖尿病診断の意義は，糖尿病に至らない軽い糖代謝異常でも，児の過剰発育が起こりやすく周産期のリスクが高くなること，ならびに，母体の糖代謝異常が出産後いったん改善しても一定期間後に糖尿病を発症するリスクが高いことにあるので，定期的な経過観察が必要である。妊娠糖尿病の危険因子には，尿糖陽性，糖尿病家族歴，肥満，過度の体重増加，巨大児出産の既往，加齢などがある。

3.5 妊娠高血圧症候群

2018（平成30）年に妊娠高血圧症候群の分類改定が行われ，妊娠時に高血圧（収縮期血圧 140 mmHg/拡張期血圧 90 mmHg 以上）を認めた場合を妊娠高血圧症候群とし，従来の病型分類から子癇を削除し，①妊娠高血圧腎症，②妊娠高血圧，③加重型妊娠高血圧腎症，④高血圧合併妊娠の4病型に変更した（表3−5）。

分類改定においては，国際的分類と一致する内容で，高血圧合併妊娠を含め妊娠高血圧症候群とすること，たんぱく尿を認めない妊娠中の高血圧に，母体，子宮胎盤系の臓器障害があれば妊娠高血圧腎症とすること，早発型の定義を妊娠32週から欧米

表3−4　妊娠糖尿病の診断基準

1）　妊娠糖尿病（GDM） 75 gOGTT において次の基準の1点以上を満たした場合に診断する ①　空腹時血糖値≧92 mg/dL（5.1 mmol/L） ②　1時間値≧180 mg/dL（10.0 mmol/L） ③　2時間値≧153 mg/dL（8.5 mmol/L）
2）　妊娠中の明らかな糖尿病[注1)] 以下のいずれかを満たした場合に診断する ①　空腹時血糖値≧126 mg/dL ②　HbA1c 値≧6.5％ ＊随時血糖値≧200 mg/dL あるいは 75 gOGTT で2時間値≧200 mg/dL の場合は，妊娠中の明らかな糖尿病の存在を念頭に置き，①または②の基準を満たすかどうか確認する[注2)]
3）　糖尿病合併妊娠 ①　妊娠前にすでに診断されている糖尿病 ②　確実な糖尿病網膜症があるもの

注1）妊娠中の明らかな糖尿病には，妊娠前に見逃されていた糖尿病と，妊娠中の糖代謝の変化の影響を受けた糖代謝異常，および妊娠中に発症した1型糖尿病が含まれる。いずれも分娩後は診断の再確認が必要である。

注2）妊娠中，特に妊娠後期は妊娠による生理的なインスリン抵抗性の増大を反映して糖負荷後血糖値は非妊娠時よりも高値を示す。そのため，随時血糖値や 75 gOGTT 負荷後血糖値は非妊娠時の糖尿病診断基準をそのまま当てはめることはできない。

これらは妊娠中の基準であり，出産後は改めて非妊娠時の「糖尿病の診断基準」に基づき再評価することが必要である。

日本糖尿病・妊娠学会と日本糖尿病学会との合同委員会：妊娠中の糖代謝異常と診断基準の統一化について．糖尿病 58：802，2015 より引用

出典）日本糖尿病学会編・著：糖尿病治療ガイド 2020-2021，文光堂（2020）

にならい妊娠 34 週に改めた。また，妊娠高血圧腎症はすべて重症と認識するため，軽症という分類をなくした。

減塩について，近年の欧米のガイドラインでは，一般には妊娠高血圧に対して減塩は推奨されていない。日本産科婦人科学会および日本妊娠高血圧学会の最新の治療指針では，7～8 g/日の食塩制限を推奨している。一方で，極端に食塩摂取量が多い場合には，10 g/日以下にすることは妊娠高血圧が重症への進展を予防する効果がある可能性もあり，慎重に減塩を行うことに意義はあると考えられる。

表３－５　妊娠高血圧症候群の定義・分類

1. 定義

妊娠時に高血圧を認めた場合，妊娠高血圧症候群（HDP）とする。妊娠高血圧症候群は，妊娠高血圧腎症，妊娠高血圧，加重型妊娠高血圧腎症，高血圧合併妊娠に分類される。

2. 病型分類

① 妊娠高血圧腎症（PE）

1） 妊娠 20 週以降に初めて高血圧を発症し，かつ，たんぱく尿を伴うもので，分娩 12 週までに正常に復する場合

2） 妊娠 20 週以降に初めて発症した高血圧に，たんぱく尿を認めなくても以下のいずれかを認める場合で，分娩 12 週までに正常に復する場合

ｉ） 基礎疾患のない肝機能障害（肝酵素上昇【ALT もしくは AST ＞ 40 IU/L】，治療に反応せず他の診断がつかない重度の持続する右季肋部もしくは心窩部痛）

ⅱ） 進行性の腎障害（Cr ＞ 1.0 mg/dL，他の腎疾患は否定）

ⅲ） 脳卒中，神経障害（間代性痙攣・子癇・視野障害・一次性頭痛を除く頭痛など）

ⅳ） 血液凝固障害（HDP に伴う血小板減少【＜ 15 万/μL】・播種性血管内凝固症候群・溶血）

3） 妊娠 20 週以降に初めて発症した高血圧に，たんぱく尿を認めなくても子宮胎盤機能不全を伴う場合

② 妊娠高血圧（GH）

妊娠 20 週以降に初めて高血圧を発症し，分娩 12 週までに正常に復する場合で，かつ妊娠高血圧腎症の定義に当てはまらないもの

③ 加重型妊娠高血圧腎症（SPE）

1） 高血圧が妊娠前あるいは妊娠 20 週までに存在し，妊娠 20 週以降にたんぱく尿，もしくは基礎疾患のない肝腎機能障害，脳卒中，神経障害，血液凝固障害のいずれかを伴う場合

2） 高血圧とたんぱく尿が妊娠前あるいは妊娠 20 週までに存在し，妊娠 20 週以降にいずれかまたは両症状が増悪する場合

3） たんぱく尿のみを呈する腎疾患が妊娠前あるいは妊娠 20 週までに存在し，妊娠 20 週以降に高血圧が発症する場合

4） 高血圧が妊娠前あるいは妊娠 20 週までに存在し，妊娠 20 週以降に子宮胎盤機能不全を伴う場合

④ 高血圧合併妊娠（CH）

高血圧が妊娠前あるいは妊娠 20 週までに存在し，加重型妊娠高血圧腎症を発症していない場合

出典）日本妊娠高血圧学会：妊娠高血圧症候群　新定義・分類　運用上のポイント，メジカルビュー社，（2019）改変

3.6　葉酸摂取と神経管閉鎖障害

葉酸は，DNAの合成に重要な役割をもち，細胞の分化がさかんな胎児には不可欠である。神経管が閉鎖し，脊髄，脳が形成される妊娠初期に十分な量の葉酸をとることで，二分脊椎症や無脳症などの神経管閉鎖障害のリスクを低減することができる（⇨ p. 58，表3－3の注4参照）。2000年に当時の厚生省より「神経管閉鎖障害の発症リスク低減のための妊娠可能な年齢の女性等に対する葉酸の摂取に係る適切な情報提供の推進について」（児母第72号，健医地生発第78号）が通知された。この通知では，妊娠を計画している女性に関して，神経管閉鎖障害の発症リスクを低減させるために，妊娠の1か月以上前から妊娠3か月までの間，食品からの葉酸摂取に加えて，いわゆる栄養補助食品から1日0.4 mg（400 μg）の葉酸の摂取を勧めることとなった。ただし，いわゆる栄養補助食品はその簡便性などから過剰摂取につながりやすいことも踏まえ，高用量の葉酸摂取はビタミン B_{12} 欠乏の診断を困難にするので，医師の管理下にある場合を除き，葉酸摂取量は1日当たり1 mgを超えるべきではないことを必ず併せて周知することとされている。わが国において神経管閉鎖障害の発症率は，出産1万人対6.0程度である。

3.7　「妊産婦のための食生活指針」について

2006（平成18）年，厚生労働省は「妊産婦のための食生活指針」を策定した。策定の背景には，若い女性における食事の偏りや低体重の増加等が健康上の問題として指摘され，妊娠期および授乳期において，母子の健康のために適切な食習慣の確立を図ることはきわめて重要な課題であることがあげられる。さらに，神経管閉鎖障害の発症リスク低減のための葉酸摂取の推奨や，催奇形性のおそれのあるビタミンAの過剰摂取への注意喚起など，妊娠期において必要とされる情報は個別に提供されてはいるが，妊娠期の食生活という観点から集約された情報が必要であるという理由による。この指針は，妊産婦が注意すべき食生活上の課題を明らかにしたうえで，妊産婦に必要とされる食事内容とともに，妊産婦の生活全般，身体や心の健康にも配慮している。

この指針は策定から約15年が経過し，健康や栄養・食生活に関する課題を含む妊産婦を取り巻く社会状況等が変化していること等を踏まえ，「妊娠前からはじめる妊産婦のための食生活指針―妊娠前から，健康なからだづくりを―」として，2021（令和3）年3月に改定された。改定後の指針は，妊娠前からの健康づくりにも配慮した10項目から構成されている（表3－6）。

「「主菜」を組み合わせてたんぱく質を十分に」の項目について，主菜はその主材料の種類によって含まれる栄養素が異なる。魚の中でも特に青魚には，エイコサペンタエン酸（EPA）やドコサヘキサエン酸（DHA）などの多価不飽和脂肪酸が豊富に含まれる。一方で，魚介類からの水銀摂取による胎児への影響が報告されており，妊婦が注意すべき魚介類の種類とその摂食量（筋肉）の目安が示されている（表3－7）。

健康づくりのために望ましい食事については，何をどれだけ食べたらよいかをわか

表3－6　妊娠前からはじめる妊産婦のための食生活指針

・妊娠前から，バランスのよい食事をしっかりとりましょう
1日に主食，主菜，副菜の揃った食事が2食以上の場合それ未満と比べて，栄養素摂取量が適正となることが報告されています。
・「主食」を中心に，エネルギーをしっかりと
妊娠中，授乳中には必要エネルギーも増加するため，炭水化物の豊富な主食をしっかり摂りましょう。
・不足しがちなビタミン・ミネラルを，「副菜」でたっぷりと
妊娠前から，野菜をたっぷり使った副菜でビタミン・ミネラルを摂る習慣を身につけましょう。
・「主菜」を組み合わせてたんぱく質を十分に
たんぱく質は，からだの構成に必要な栄養素です。主要なたんぱく質の供給源である多様な主菜を組み合わせて，たんぱく質を十分に摂取するようにしましょう。
・乳製品，緑黄色野菜，豆類，小魚などでカルシウムを十分に
日本人女性のカルシウム摂取量は不足しがちです。妊娠前からカルシウムを摂るよう心がけましょう。
・妊娠中の体重増加は，お母さんと赤ちゃんにとって望ましい量に
妊娠中の適切な体重増加は，健康な赤ちゃんの出産のために必要です。不足すると，早産やSGA（妊娠週数に対して赤ちゃんの体重が少ない状態）のリスクが高まります。不安な場合は医師に相談してください。表3－8（p. 72）に示す目安を参考に適切な体重増加量をチェックしてみましょう。
・母乳育児も，バランスのよい食生活のなかで
授乳中に，特にたくさん食べなければならない食品はありません。逆に，お酒以外は食べてはいけない食品もありません。必要な栄養素を摂取できるように，バランスよく，しっかり食事をとりましょう。
・無理なくからだを動かしましょう
妊娠中に，ウォーキング，妊娠水泳，マタニティビクスなどの軽い運動を行っても赤ちゃんの発育に問題はありません。新しく運動を始める場合や体調に不安がある場合は，必ず医師に相談して下さい。
・たばことお酒の害から赤ちゃんを守りましょう
妊娠・授乳中の喫煙，受動喫煙，飲酒は，胎児や乳児の発育，母乳 分泌に影響を与えます。お母さん自身が禁煙，禁酒に努めるだけでなく，周囲の人にも協力を求めましょう。
・お母さんと赤ちゃんのからだと心のゆとりは，周囲のあたたかいサポートから
お母さんと赤ちゃんのからだと心のゆとりは，家族や地域の方など周りの人々の支えから生まれます。不安や負担感を感じたときは一人で悩まず，家族や友人，地域の保健師など専門職に相談しましょう。

出典）厚生労働省：妊娠前からはじめる妊産婦のための食生活指針（2021）のリーフレットより抜粋改変

りやすくイラストで示した「食事バランスガイド」に，妊娠期・授乳期に付加すべき（留意すべき）事項を加えた「妊産婦のための食事バランスガイド」（図3－11）が作成されている。

妊娠期における望ましい体重増加量については，2021年の改定指針の中で，日本産科婦人科学会が提示する妊娠中の体重増加量指導の目安が示された（表3－8）。これは，単胎妊娠の場合の数値で，多胎妊娠の場合はより多くの体重増加がみられる。妊娠中の体重増加量については個人差を考慮した指導が必要となる。表3－8で，妊娠前の体格が普通体重に区分される場合でも，BMIが低体重に近い場合は，目安の上限値を参考とする。

表3－7　妊婦が摂取の際，注意すべき魚介類の種類とその摂取量（筋肉）の目安

摂取量（筋肉）の目安	魚介類	
1回約80 g として妊婦は2か月に1回まで（1週間当たり10 g 程度）	バンドウイルカ	
1回約80 g として妊婦は2週間に1回まで（1週間当たり40 g 程度）	コビレゴンドウ	
1回約80 g として妊婦は週に1回まで（1週間当たり80 g 程度）	キンメダイ メカジキ クロマグロ メバチ（メバチマグロ）	エッチュウバイガイ ツチクジラ マッコウクジラ
1回約80 g として妊婦は週に2回まで（1週間当たり160 g 程度）	キダイ マカジキ ユメカサゴ ミナミマグロ	ヨシキリザメ イシイルカ クロムツ

（参考1）マグロの中でも，キハダ，ビンナガ，メジマグロ（クロマグロの幼魚），ツナ缶は通常の摂取で差し支えありませんので，バランス良く摂取して下さい。

（参考2）魚介類の消費形態ごとの一般的な重量は次のとおりです。
寿司，刺身一貫又は一切れ当たり15 g 程度，刺身一人前当たり80 g 程度，切り身一切れ当たり80 g 程度

例えば，表に「週に1回と記載されている魚介類」のうち，2種類または3種類を同じ週に食べる際には食べる量をそれぞれ2分の1または3分の1にするよう工夫しましょう。また，表に「週1回と記載されている魚介類」及び「週に2回と記載されている魚介類」を同じ週に食べる際には，食べる量をそれぞれ2分の1にするといった工夫をしましょう。また，ある週に食べ過ぎた場合は次の週に量を減らしましょう。

出典）「妊婦への魚介類の摂食と水銀に関する注意事項」薬事・食品衛生審議会食品衛生分科会乳肉水産食品部会，平成17年11月2日（平成22年6月1日改訂）

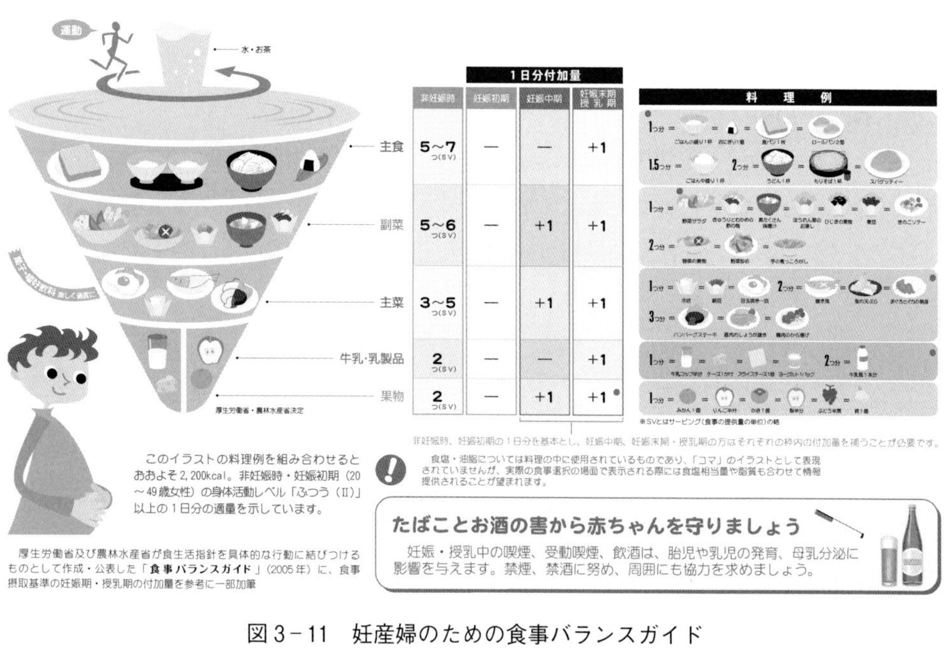

図3－11　妊産婦のための食事バランスガイド

表3－8　妊娠中の体重増加量指導の目安*1

妊娠前の体格（BMI）*2		体重増加量指導の目安
低体重（やせ）	18.5未満	12～15 kg
普通体重	18.5以上25.0未満	10～13 kg
肥満（1度）	25.0以上30.0未満	7～10 kg
肥満（2度以上）	30.0以上	個別対応 （上限5 kgまでが目安）

＊1「増加量を厳格に指導する根拠は必ずしも十分ではないと認識し，個人差を考慮したゆるやかな指導を心がける。」産婦人科診療ガイドライン産科編2020　CQ 010　より

＊2　日本肥満学会の肥満度分類に準じた。

出典）厚生労働省：妊娠前からはじめる妊産婦のための食生活指針　解説要領，p. 15（2021）

3.8　妊娠時の健康診査

妊娠後は母体の健康維持，胎児の正常な発育のために健康診査は必要である。健康診査は，妊娠6か月までは1か月に1回，6か月から9か月は2週間に1回，それ以降は1週間に1回が望ましい。

初診時には，妊娠の判定，正常な妊娠であるかどうか，妊娠週数の診断が必須である。また，妊娠の異常や分娩時の異常など妊娠中に起こる危険を予測し，管理することも必要である。糖尿病，高血圧などは妊娠前からの治療により正常な妊娠が可能である。

1）臨床診査

妊婦の健康状態，生活状況については，問診により情報を知ることができる。また，食事調査により食事摂取状況を把握することも重要である。

2）身体計測

体重，血圧，腹囲，子宮底を測定する。妊娠時の体重の変化は，妊婦の栄養状態，胎児の発育状態を知るために重要である。血圧は，妊娠高血圧症候群を診断するために必要である。子宮底の測定は，胎児の発育状態を診断することができる。

3）臨床検査

診察時には毎回採尿し，尿中のたんぱく，尿糖の検査を行う。尿たんぱくは陰性から偽陽性は正常であるとみなされる。尿糖は繰り返し強い陽性が認められる場合には糖尿病が疑われるため，経口糖負荷試験などによる試験が必要になる。

妊娠時の血液検査は妊娠の経過が正常であるか，また母体と胎児の異常を早期に発見し，予防する目的で行う。貧血の有無，感染症に関する検査（風疹抗体，梅毒，HIV（ヒト免疫不全ウイルス）など），その他母体の状態に応じて血糖値，甲状腺機能などを検査する。

3.9　嗜好品（喫煙・飲酒・カフェイン），薬剤

妊娠期の喫煙，飲酒は母体および胎児に悪影響を与えることが知られている。喫煙は，前置胎盤の発症，早産，周産期死亡率や低出生体重児出産の割合を高める。喫煙によるニコチンや一酸化炭素は子宮の血管を収縮させ血流量を減少させ，また，胎児の血中酸素濃度を低下させる。妊婦が喫煙をしていなくても，他人のたばこの煙を吸う受動喫煙も避ける必要がある。

飲酒によりアルコールや代謝産物のアセトアルデヒドは胎盤を通じて胎児に影響を与える。過剰な飲酒により知能の発達の遅延，臓器の奇形などを伴う胎児のアルコール症候群を引き起こす危険性がある。胎児の奇形が発生する時期は妊娠初期であることから，妊娠中のアルコール摂取は避けることが望ましい。

カフェインは，大量に摂取すると胎児の発育に影響する。コーヒー，紅茶，緑茶など嗜好飲料だけでなく，かぜ薬，鎮痛剤などにも含まれている。

妊娠中に薬剤を使用すると，胎盤から胎児に移行することで胎児にも影響する。器官が発生し形成される時期の服薬については，胎児奇形のリスクもあるため，薬剤の使用にあたり医師の指示に従うことが必要である。

3.10　運　　動

運動は，精神，身体の両面によい影響を与えることから，妊娠中にも運動をすることが勧められている。しかし，妊娠中の激しい運動は胎児の酸素の供給不足による低酸素症を引き起こす可能性があり危険である。妊娠時に適している運動の条件は，母体と胎児にとって安全であること，継続できること，楽しく行うことができることである。運動を実施するにあたっては医師の指示に従う。早産や流産の兆候がみられた場合は中止しなければならない。

3.11　出産後の健康・栄養状態および QOL の維持・向上

（1）　産褥期の健康・栄養管理

産褥期とは，分娩を終了した母体が妊娠前の状態に復古するまでの期間をさし，およそ6～8週間とされている。この時期には子宮も収縮して元の大きさに戻る。出産2日目までは子宮の大きさに変化はほとんどないが，その後は急速に収縮し，5～6週間後に元の大きさに戻る。子宮の重量が妊娠前の状態に戻るにはおよそ8週間必要である。日本では正常な妊婦は，出産後の入院期間が5～7日である。子宮の回復を早め，血液の循環を良好にすることから，早期離床を行う場合もある。

（2）　授　　乳

出産後の母親は，母体の変化と新生児の授乳・育児を経験するが，これらは相互に効果的に作用している。催乳ホルモンのオキシトシンは，新生児が母乳を吸啜（きゅうてつ）することで分泌が促され，乳汁分泌を促進し母親の子宮復古を効果的に促す働きがある。早

期に授乳させることは，母子の精神的な結びつきを強め，母乳栄養を確立させるために有効な方法である。

母乳育児については，WHO/UNICEF（ユニセフ）の母乳育児成功のための10のステップ（2018年改訂）（表3－9）に則って支援を行うことで，母乳育児の推進が期待できる。また，「授乳・離乳の支援ガイド」（厚生労働省，2019年改定）に，授乳等の支援のポイント（⇨p. 112，表4－16）が示されており，母親の不安に寄り添いつつ，個別性に応じた支援により授乳リズムを確立できるよう継続的な支援や情報提供が記載されている。

妊婦等への支援については，妊娠期から子育てにわたる切れ目のない支援を提供できることを目的に，各市区町村が実情に応じて必要な箇所数や管轄区域を判断して，子育て世代包括支援センターの設置を進めている（図3－12）。

保健医療従事者は，一人ひとりの状況に応じた支援を行い，母親等の不安の軽減を図り，母親等が自信をもって授乳等ができるよう支援することが重要である。授乳等にあたっては，低出生体重児など個別の配慮が必要な子どもへのきめ細かな支援も重要である。

UNICEF：国際連合児童基金

（3）　産褥・授乳期の生活習慣

授乳期間中の食事は，授乳成分との関連を考慮することが必要である。一般に，脂溶性成分は乳汁中に移行しやすいといわれている。

運動や軽い作業などは母体の復古を促進するうえからも好ましく，身体状況を観察しながら徐々に妊娠前の状態に戻す必要がある。出産後の肥満は，生活習慣病の発症の要因にもなる。

授乳期の喫煙・飲酒・嗜好品の摂取は，妊娠期と同様に控える。ニコチン，アルコール，カフェインはともに母乳に分泌され，悪影響を与える。過剰にアルコールを摂取するとプロラクチンの分泌低下により母乳の分泌量が減少し，乳児の体重増加を抑制する。カフェインは中枢神経を刺激し，1日にコーヒーを2～3杯飲むことで母乳の分泌が低下するという報告もある。

薬剤の使用については，服薬しながら授乳を継続できるかどうか，科学的根拠による情報提供に基づくサポートを受けることが必要である。

表 3－9　母乳育児成功のための 10 のステップ（2018 年改訂）
―「赤ちゃんに優しい病院運動」を実施しようとする産科施設等のための実践ガイダンス*より―

【重要な管理方法】
1 a　母乳代替品のマーケティングに関する国際規約及び関連する世界保健総会の決議を確実に遵守する。
1 b　定期的にスタッフや両親に伝達するため，乳児の授乳に関する方針を文書にする。
1 c　継続的なモニタリングとデータマネジメントのためのシステムを構築する。
2　スタッフが母乳育児を支援するための十分な知識，能力と技術を持っていることを担保する。
【臨床における主要な実践】
3　妊婦やその家族と母乳育児の重要性や実践方法について話し合う。
4　出産後できるだけすぐに，直接かつ妨げられない肌と肌の触れ合いができるようにし，母乳育児を始められるよう母親を支援する。
5　母乳育児の開始と継続，そしてよくある困難に対処できるように母親を支援する。
6　新生児に対して，医療目的の場合を除いて，母乳以外には食べ物や液体を与えてはいけない。
7　母親と乳児が一緒にいられ，24 時間同室で過ごすことができるようにする。
8　母親が乳児の授乳に関する合図を認識し，応答できるよう母親を支援する。
9　母親に哺乳瓶やその乳首，おしゃぶりの利用やリスクについて助言すること。
10　両親と乳児が，継続的な支援やケアをタイムリーに受けることができるよう，退院時に調整すること。

* WHO/UNICEF「IMPLEMENTATION GUIDANCE Protecting, promoting and supporting Breastfeeding in facilities providing maternity and newborn services: the revised BABY-FRIENDLY HOSPITAL INITIATIVE」
出典）「授乳・離乳の支援ガイド」改定に関する研究会：授乳・離乳の支援ガイド（2019）

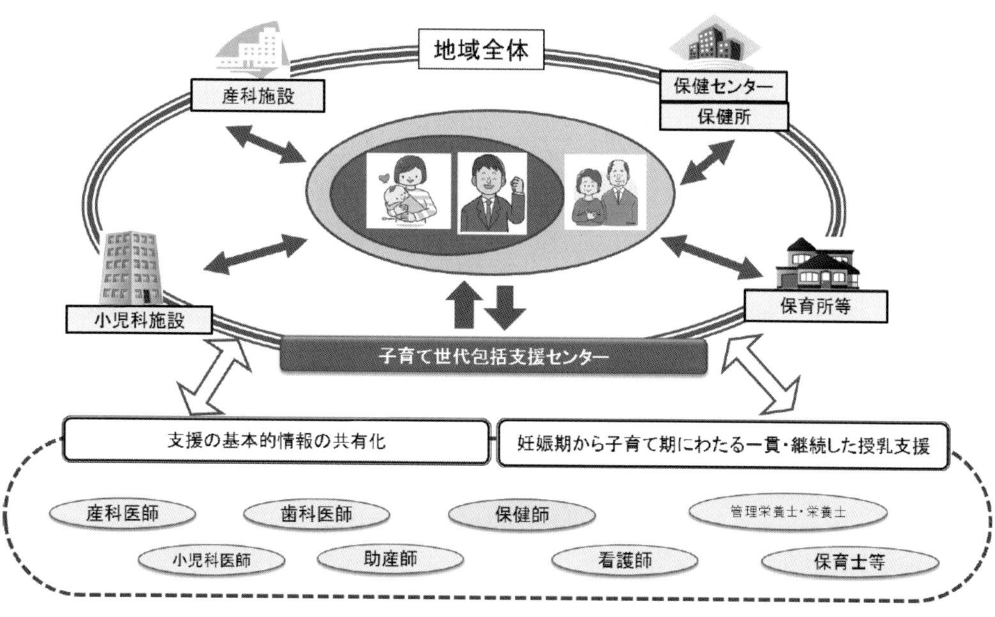

図 3－12　授乳・離乳の支援推進に向けて
出典）「授乳・離乳の支援ガイド」改定に関する研究会：授乳・離乳の支援ガイド（2019）

文　献

●参考文献

・武谷雄二・上妻志郎・藤井知行ほか編：プリンシプル産科婦人科学2　産科編，メジカルビュー社（2016）
・日本妊娠高血圧学会編：妊娠高血圧症候群　新定義・分類―運用上のポイント，メジカルビュー社（2019）
・日本高血圧学会高血圧治療ガイドライン作成委員会：高血圧治療ガイドライン2019，日本高血圧学会（2019）
・日本糖尿病・妊娠学会編：妊婦の糖代謝異常　診療・管理マニュアル改訂 第2版，メジカルビュー社（2018）
・日本糖尿病学会編・著：糖尿病治療ガイド2020-2021，文光堂（2020）
・太田博明編：女性医療のすべて，メディカルレビュー社（2016）
・日本産科婦人科学会・日本産婦人科医会：産科婦人科診療ガイドライン―産科編2017，日本産科婦人科学会事務局（2018）
・渡邊令子・伊藤節子・瀧本秀美編：応用栄養学 改訂第5版，南江堂（2017）
・江澤郁子・津田博子編：Nブックス　四訂応用栄養学 第2版，建帛社（2018）
・木戸康博・小倉嘉夫・眞鍋祐之編：栄養科学シリーズNEXT　応用栄養学 第5版，講談社（2018）
・森基子・玉川和子：応用栄養学第10版―ライフステージからみた人間栄養学，医歯薬出版（2015）
・灘本知憲編：新食品・栄養科学シリーズ　応用栄養学 第4版，化学同人（2015）
・五明紀春・渡邉早苗・山田哲雄ほか編：スタンダード人間栄養学　応用栄養学 第2版，朝倉書店（2017）
・東條仁美編著：スタディ応用栄養学，建帛社（2018）
・竹中優・土江節子編：応用栄養学　栄養マネジメント演習・実習 第4版，医歯薬出版（2017）
・内田和宏・大石明子・小川洋子ほか：ライフステージ実習栄養学 第6版―健康づくりのための栄養と食事，医歯薬出版（2017）
・厚生労働省：「健やか親子21（第2次）」について　検討会報告書（2014）
・厚生労働省：「日本人の食事摂取基準（2020年版）」策定検討会報告書（2019）
・「授乳・離乳の支援ガイド」改定に関する研究会：授乳・離乳の支援ガイド（2019）
・厚生労働省：妊娠前からはじめる妊産婦のための食生活指針　解説要領（2021）

第4章

新生児期・乳児期の栄養

1．新生児期・乳児期の生理的特徴

出生後から28日未満を新生児期，それ以降1年未満を乳児期と呼ぶ。

新生児期は，母親の子宮内で，胎盤・臍帯（さいたい）を通して必要な栄養素や酸素を供給されていた生活から，出生後の自力で供給を行う生活に適応する時期であり，ヒトの一生の中できわめて劇的な変化を遂げる時期である。新生児期のうち，特に著しい適応反応が進む出生後7日未満を早期新生児期という。

乳児期は一生のうちで身体的，生理的，精神的発育の最も盛んな時期であることから，体重1kg当たりに必要な栄養素量が成人より多い。栄養素の摂取形態については，乳汁のみを栄養源とする時期から，食品からの摂取へと移行する期間であり，生体機能的に一生の基礎を構築する重要な時期である。

1.1　呼吸器系・循環器系の適応

新生児は，肺壁筋が未発達であるため，横隔膜による腹式呼吸となる。また，鼻腔からの呼吸しかできない。新生児は，1回の換気量が少なく，呼吸数が多い。呼吸数は，年齢が小さいほど多く，新生児で40～50回/分，乳児で30～40回/分であり，成人の12～18回/分と比べて2倍以上である。新生児の脈拍数は，120～160回/分であり，成長とともに漸減する。

胎児は，子宮内で胎盤を通して酸素を取り込み，二酸化炭素を排泄しており（胎児循環），肺でガス交換を行っていないが，出生に伴い肺でガス交換を行うようになる。

1.2　体水分量と生理的体重減少

（1）　体 水 分 量

新生児の体水分量は体重の約80％であり，成人の55～65％と比べると著しく多い。体水分量は，成長とともに減少し，成人の値に近づく。体内の水分は，細胞内液と細胞外液に分けられるが，成長に伴う水分含量の減少は，主に細胞外液量の減少によるものであり，細胞内液量の体重に対する割合は，新生児と成人の間に違いはない（図4－1）。

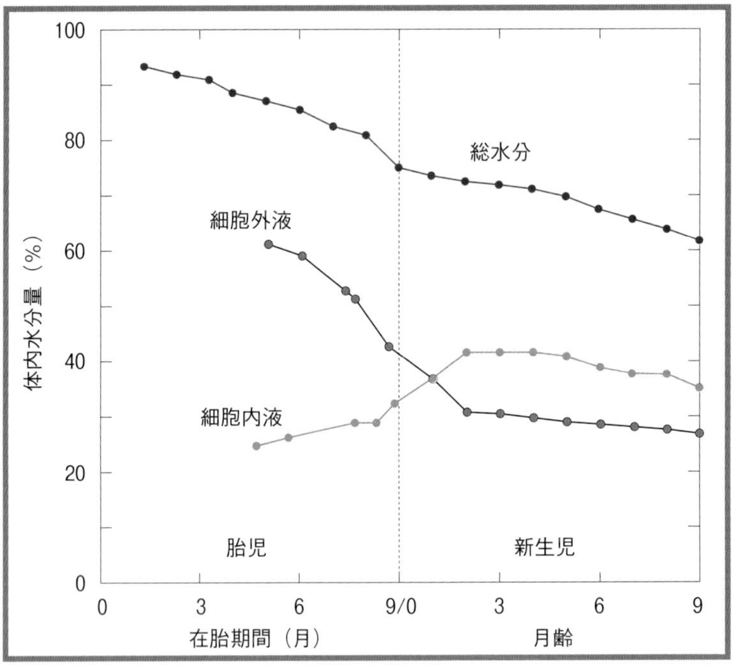

図 4－1　体内水分分布の変化

※○は平均値

出典）千田勝一：新生児疾患（内山聖監修：標準小児科学 第 8 版），p. 81，医学書院（2013）

（Friis-Hansen B: Body water compartments in children: changes during growth and related changes in body composition. Pediatrics 28: 169–181, 1961 を改変）

（2）　生理的体重減少

新生児の出生時の体重は，約 3, 000 g であるが，出生後 3 ～ 4 日の間に一時的に 150 ～ 300 g 程度（出生体重の 5 ～ 10%）減少する。これを生理的体重減少といい，主な原因は，皮膚および肺からの水分損失，胎便や尿の排泄などにより失われる量に対し，乳汁摂取量が少ないことである。その後，体重は哺乳量の増加に伴い，生後 1 ～ 2 週間で出生時の値に戻る。

1. 3　腎機能の未熟性

腎臓は胎児期から機能しているが，出生時では未熟である。新生児は，糸球体濾過量（GFR：glomerular filtration rate）が低値であり，尿細管機能も未熟であるため，水分，電解質，酸塩基平衡を維持する能力が低い。尿濃縮力が弱いため，脱水症状に陥りやすく，適切な水分補給が必要である。新生児の尿濃縮力は，成熟児であっても乳幼児の 2 分の 1 程度である。

乳児でも腎機能は未熟であり，尿濃縮力は成人の 2 分の 1 程度である。新生児・乳児は随意的に排尿調節がで

表 4－1　新生児期から学童期における排尿回数と量

	1 日の回数	1 日の量（mL）
新生児	13 ～ 15	20 ～ 250
乳　児	15 ～ 20	200 ～ 600
幼　児	7 ～ 10	600 ～ 800
学　童	7 ～ 8	800 ～ 1, 000

きないため，排尿回数が多いが，成長とともに減少する（表4－1）。

1.4　体温調節の未熟性

ヒトは，体内における熱産生と体表面からの熱放出のバランスにより体温を維持している。熱産生は，代謝活動や筋肉の収縮などにより行われる。乳幼児期を過ぎると，低温環境に置かれると筋肉のふるえにより熱が産生されるが，新生児・乳児は寒冷でもふるえが起こらない。代わりに褐色脂肪組織の分解により，熱産生が起こる。一方，熱放出は，輻射（皮膚温と環境の表面温度との差による），対流（主に環境温との気流による），伝導（皮膚への接触による），蒸発（皮膚・起動を介する蒸発による）により生じる。新生児・乳児は，成人よりも体重当たりの体表面積が大きく，新生児は成人の約3倍，生後6か月の乳児は成人の約2倍である。そのため，輻射による熱放出が多い。また皮膚の水分透過性が高く，皮下脂肪が少ないことから不感蒸泄量（蒸発）が多く，それにより熱を失いやすい。

1.5　新生児期，乳児期の発育

乳幼児の成長・発達の基準値として，2010（平成22）年の乳幼児身体発育値（表4－2）が使用されており，パーセンタイル値で示されている。パーセンタイル値とは，測定値を小さいほうから順に並べ，全体を100としたときに，下から何番目に当たるかを示したものである。50パーセンタイル値は平均値ではなく，中央値である。母子健康手帳（通称，母子手帳）には，10と90パーセンタイル曲線（図4－2）が記載されており，児の値がこの間であれば発育上問題ないとされるが，多少外れていても，身体発育曲線に沿って成長していれば問題ないとされている。

（1）体　　重

新生児の出生時の体重は，約3,000 gである。体重は，出生後に生理的体重減少で一時的に150～300 g程度低下するが，生後1～2週間で出生時の体重に戻る（⇨ p. 78）。その後は，生後3～4か月で出生時の約2倍，生後1年で約3倍になる。体重は，栄養状態の指標であり，特に，乳汁や離乳食の摂取量が適正であるかの判断に用いられる。

（2）身　　長

新生児の出生時の身長は，約50 cmであり，生後1年で1.5倍，4年で2倍になる。乳児期は，思春期とともに身長の伸びが大きく，体重に比べて栄養状態や疾病の影響を受けにくい。

（3）頭囲・胸囲

新生児の出生時の頭囲は，約33 cmであり，生後3～4か月で約40 cm，生後1年で約45 cmになる。頭囲の増加は，脳の発育の指標となり，栄養状態の指標よりも

表４－２　乳幼児身体発育値（中央値：50 パーセンタイル値）

	男性				女性			
年・月齢	身長(cm)	体重(kg)	頭囲(cm)	胸囲(cm)	身長(cm)	体重(kg)	頭囲(cm)	胸囲(cm)
出生時	49.0	3.00	33.5	32.0	48.5	2.94	33.0	31.6
０年１～２月未満	55.6	4.79	38.0	37.5	54.6	4.47	37.0	36.6
２～３	59.1	5.84	39.9	40.1	57.9	5.42	38.9	38.9
３～４	62.0	6.63	41.4	41.8	60.7	6.15	40.2	40.5
４～５	64.3	7.22	42.3	42.9	63.0	6.71	41.2	41.6
５～６	66.2	7.66	43.0	43.6	64.9	7.14	41.9	42.4
６～７	67.9	8.00	43.6	44.1	66.5	7.47	42.4	42.9
７～８	69.3	8.27	44.2	44.6	67.9	7.75	43.0	43.4
８～９	70.6	8.50	44.6	44.9	69.2	7.97	43.5	43.7
９～10	71.8	8.70	45.1	45.3	70.4	8.17	43.9	44.0
10～11	72.8	8.88	45.5	45.5	71.4	8.34	44.3	44.3
11～12	73.8	9.06	45.9	45.8	72.4	8.51	44.7	44.5
１年０～１月未満	74.8	9.24	46.2	46.1	73.4	8.68	45.1	44.8
１～２	75.8	9.42	46.5	46.3	74.4	8.85	45.4	45.0
２～３	76.8	9.60	46.8	46.5	75.3	9.03	45.6	45.2
３～４	77.7	9.79	47.0	46.8	76.3	9.20	45.9	45.5
４～５	78.7	9.97	47.2	47.0	77.3	9.38	46.1	45.7
５～６	79.7	10.16	47.4	47.2	78.2	9.55	46.3	45.9
６～７	80.6	10.35	47.6	47.5	79.2	9.73	46.5	46.2
７～８	81.5	10.53	47.8	47.7	80.1	9.91	46.6	46.4
８～９	82.4	10.72	47.9	47.9	81.1	10.09	46.8	46.6
９～10	83.3	10.91	48.1	48.1	82.0	10.27	46.9	46.8
10～11	84.2	11.09	48.2	48.3	82.9	10.46	47.0	47.0
11～12	85.1	11.28	48.3	48.6	83.8	10.64	47.2	47.2
２年０～６月未満	86.7	11.93	48.7	49.2	85.3	11.29	47.5	47.9
６～12	91.1	12.99	49.2	50.3	89.8	12.43	48.2	48.9
３年０～６月未満	95.1	13.99	49.7	51.2	93.8	13.53	48.7	49.8
６～12	98.6	14.90	50.1	52.0	97.4	14.56	49.2	50.7
４年０～６月未満	101.8	15.76	50.5	52.9	100.8	15.51	49.6	51.6
６～12	104.9	16.62	50.8	53.8	104.1	16.41	50.0	52.6
５年０～６月未満	108.0	17.56	51.0	54.8	107.3	17.32	50.4	53.6
６～12	111.3	18.63	51.3	55.7	110.6	18.27	50.7	54.5
６年０～６月未満	114.9	19.91	51.6	56.7	114.0	19.31	50.9	55.1

注）パーセンタイル値：集団の小さいほうから何％目に該当するかを示す値
　２歳未満は仰臥位身長，２歳以上は立位身長
出典）厚生労働省：平成 22 年乳幼児身体発育調査報告書（2011）

※乳幼児身体発育調査は 10 年ごとに実施されるが，2020（令和２）年の調査は，新型コロナウイルス感染症拡大のため中止となり，2021（令和３）年も実施されていない。

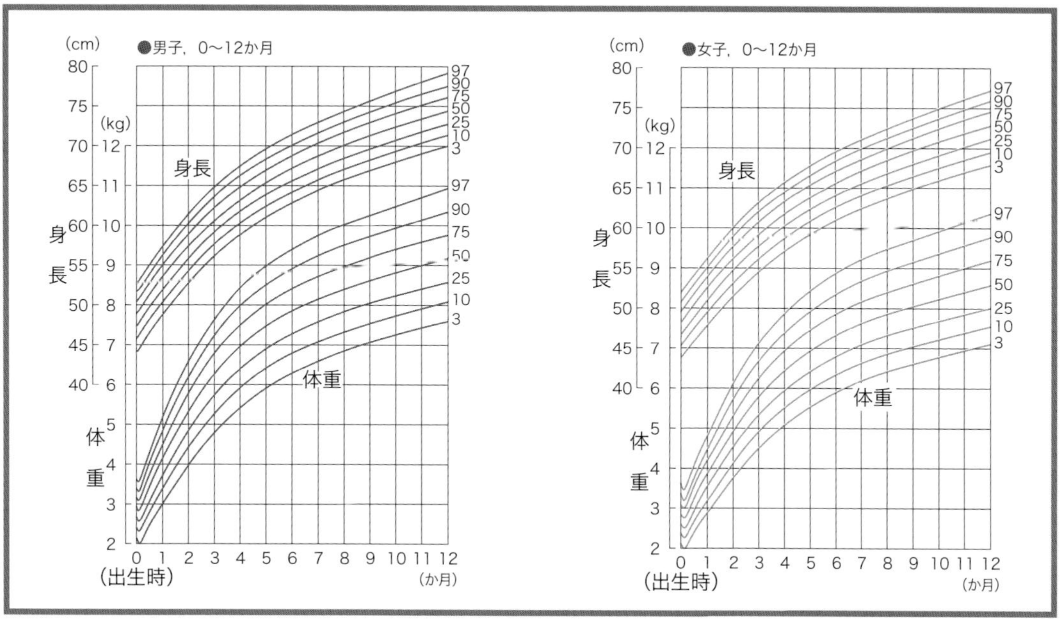

図4－2　乳幼児身体発育パーセンタイル曲線（厚生労働省：平成22年乳幼児身体発育調査報告書，2011）

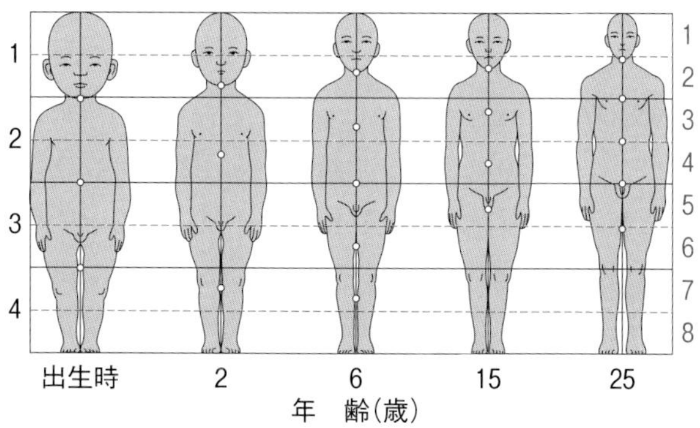

図4－3　身体各部のバランス

脳疾患の目安として用いられることが多い。

新生児の出生時の胸囲は，約32 cmであり，生後1年で1.4倍の約45 cmになる。胸囲の増加は，栄養との関連が大きいので，栄養状態の判断に用いられる。

出生時は，頭囲が胸囲より大きいが，生後1年で両者がほぼ同じとなり，その後，頭囲より胸囲が大きくなる。

（4）　身体バランス

成長に伴う身体各部の発育は一様ではなく，頭部が最も早い。そのため，身長と頭部の比率は，新生児では4：1であるが，成長とともに身長が伸び，その比率は2歳

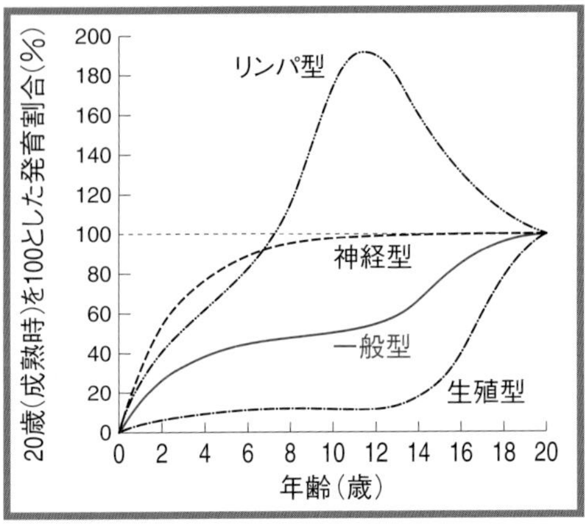

図4－4　スキャモンの発育パターン

児では5：1，6歳児では6：1となり，成人の8：1に近づいていく（図4－3）。

（5）　各種器官の発育パターン

成長に伴う身体の各種器官の発育は一様ではなく，器官により大きく異なっている。発育のパターンはスキャモン（Scammon, RE）により，一般型（general type），神経型（neural type），リンパ型（lymphoid type），生殖型（genital type）の4つの型に分類されており，20歳の器官や臓器重量を100としたときの割合を曲線で表している（図4－4）。一般型（筋肉，骨格，呼吸器，消化器，血液など）は乳幼児期と思春期に急激に発達するS字曲線を示し，神経型（脳，脊髄，視覚器，末梢神経など）は乳幼児期に著しく発育する。リンパ型（胸腺，リンパ節など）は幼児期から学童期にかけて急速に発育し，10～12歳で成人の2倍に達し，その後低下する。生殖型（生殖器，前立腺，子宮など）は思春期まではほぼ停滞しているが，第二次性徴が出現する思春期以降に急速に発育する。

1.6　脳・神経系の発達

新生児の脳は，体重の約15%を占めており，成人の約2%に比べ，体重に占める脳の割合が大きい。脳の重量は年齢とともに増加するが，脳の神経細胞の分裂は出生前に終わっており，成長に伴う脳重量の増加は，神経突起の数の増加，長さの伸長，シナプスの形成，星状膠細胞（せいじょうこう）（グリア細胞）の増加によるものである。

感覚機能については，新生児期に視覚があることは，網膜の反応性から証明されているが，認知能力として機能しているかは不明である。また，聴覚や味覚，皮膚感覚もすでに有している。このように新生児は種々の感覚機能を有しているが，これらの機能は反射的・原始的な能力であり，複雑な刺激の違いを判別することはできないようである。しかし，大脳や小脳などの成熟に伴って，徐々に複雑な刺激を判別できるようになる。

運動機能については，乳児期から幼児期にかけて著しく発達し，その発達は精神機能の発達と密接に関連している。つまり，身体および運動機能の発達が順調であれば，精神機能も順調に発達する傾向にある。運動機能は，座位や歩行など身体全体の筋肉とバランスを要する粗大運動から，手先の細かい協調運動である微細運動へと発達していく。新生児は，出生後すぐに四肢を伸展させたり屈曲させたりと活発に動かす。生後3か月で首がすわり，5か月で寝返りをするようになる。生後7か月で座ることができるようになり，9か月でつかまり立ちをし，生後約1年でひとり歩きができるようになる（図4－5）。

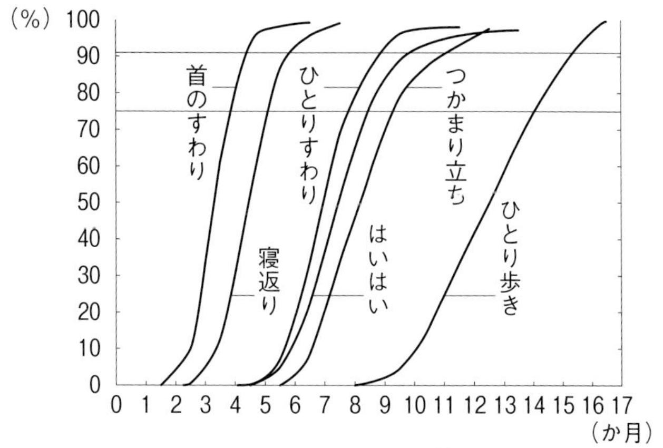

図4－5　乳幼児の運動機能通過率

出典）厚生労働省：平成22年乳幼児身体発育調査報告書(2011)

1.7　摂食・消化管機能の発達

(1)　口　　腔

1)　吸啜と嚥下

新生児の摂食行動，つまり哺乳は，連続した反射運動（哺乳反射）により行われる。まず初めに，乳児は口の周辺に乳首が触れると，その触感に対して顔を向けて，触れたものを探すように口を開く探索反射を示し，続いて乳首を口に含もうとする捕捉反射を示す。そして口に入ってきたものに対して吸いつく吸啜（きゅうてつ）反射，乳汁が口腔の後方に送り込まれると，それを飲み込む嚥下反射が起こる。このような反射的な哺乳は，生後2か月ごろまでであり，生後3～4か月ごろからは，乳児自身の意思で吸引するように変化し，自律的に哺乳量を調節する自律哺乳になる。歯が生えていないことは，乳児が哺乳をするうえで障害にならない。乳汁の嚥下は乳児型嚥下と呼ばれ，乳首をくわえたまま口唇・顎を閉じることなく，また呼吸を止めずに嚥下が可能であり，呼吸を止めて嚥下する成人と異なる。そのため嚥下の際，呼吸とともに空気が胃に入るので，授乳後にゲップをさせ，胃の中の空気を出させないと，胃内容物を吐く（溢乳（いつにゅう））ことがある。また，新生児は，下部食道括約筋の機能が未熟であるため，胃食道逆流現象が起こりやすく，このことも溢乳の原因となる。

2)　歯　　牙

生歯の時期や順序は個人差が大きいが，一般的に乳歯は6～9か月ごろから生え始め，3歳ごろまでに20本生えそろう。5～6歳ごろから永久歯に生え変わるようになり，すべて生えそろうと32本になる（図4－6)。

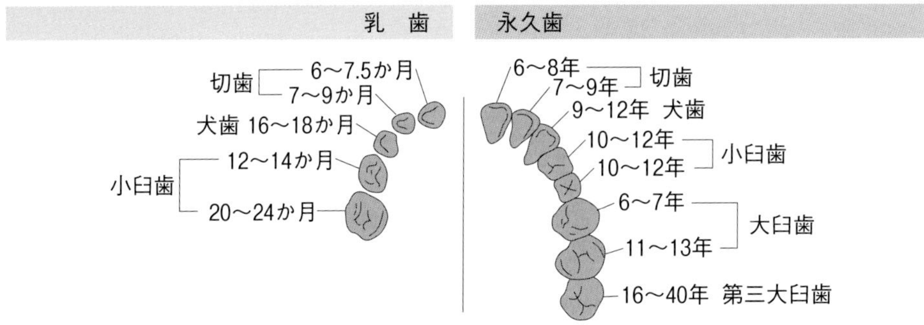

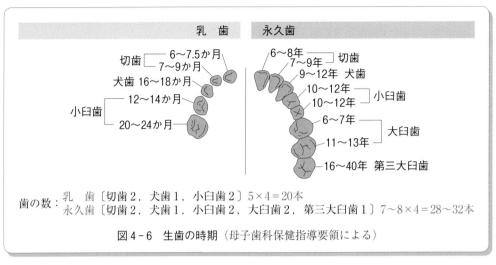

歯の数：乳　歯〔切歯2，犬歯1，小臼歯2〕5×4＝20本
　　　　永久歯〔切歯2，犬歯1，小臼歯2，大臼歯2，第三大臼歯1〕7〜8×4＝28〜32本

図4-6　生歯の時期（母子歯科保健指導要領による）

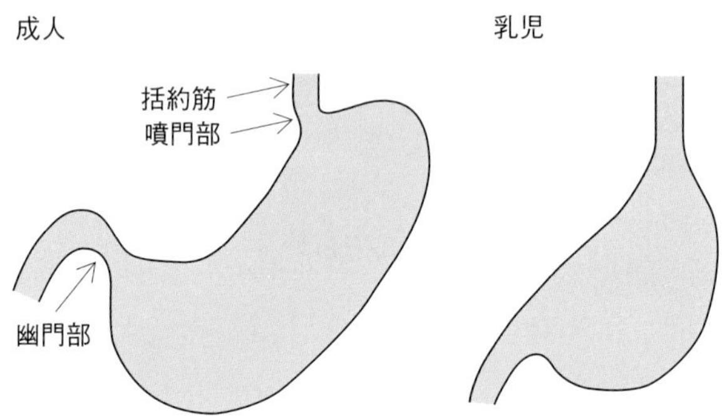

図4-7　成人と乳児の胃

（2）胃，腸管

新生児・乳児の胃は，成人と比べて容量が少なく，出生時は30〜60 mLである。生後6か月ごろに120〜200 mL，生後1年で370〜460 mL，5歳で700〜850 mLとなり，成人で約3,000 mLとなる。新生児の胃の形は，垂直位（縦型）で，湾曲の少ないとっくり型である（図4-7）。また，噴門部括約筋の機能が未熟であるため，噴門部が十分に閉鎖しない。これらも溢乳の原因となる。新生児・乳児の胃は，蠕動（ぜんどう）運動が少なく，胃内容は胃全体の収縮によって送られる。

新生児・乳児の腸の長さは，身長の6〜7倍の300〜350 cmであり，成人の4〜5倍と比べると，相対的に長い。また腸管壁は，成人と比べると薄く，蠕動運動が少ない。全体的な協調運動ができにくく，分節運動が著明である。

(3) 消化・吸収機能

1) 糖質の消化・吸収

糖質の消化・吸収に関与する５つの酵素（唾液α-アミラーゼ，膵液α-アミラーゼ，マルターゼ，ラクターゼ，スクラーゼ）のうち，唾液α-アミラーゼの分泌量および活性は，出生時にはともに低いが，でんぷんを含む食物を摂取するようになると，分泌量が著しく増加し，活性も高くなる。新生児・乳児では，膵液α-アミラーゼの分泌量および活性が著しく低いことから，唾液α-アミラーゼがでんぷんの消化に重要な役割を果たしている。また，母乳にはアミラーゼが含まれており，母乳中のアミラーゼは胃酸やたんぱく質分解酵素に抵抗性があるため，小腸まで到達する。一方，二糖類分解酵素であるマルターゼ，ラクターゼ，スクラーゼの活性は，出生時にはすでに成人の値に達している。ラクターゼは，母乳に含まれるラクトースを分解する酵素であり，その活性は胎児期より増加し出生直後に最大となるが，その後低下し，乳児期以降はほとんど消失する（図４-８）。

2) たんぱく質の消化・吸収

出生時には，ペプシンの活性化に必要な胃酸の分泌能が成人の30％以下と低く，ペプシンの活性も成人の10％に満たない。しかし，ペプシンの活性は生後２日目には出生時の４倍近くにまで増加し，２歳ごろには体重当たりの分泌能が成人とほぼ等しくなる。

膵液に含まれる消化酵素のうち，たんぱく質の分解にかかわるトリプシン，キモトリプシンは，糖質（膵液α-アミラーゼ）や脂質（膵リパーゼ）に比べ，出生時から活性が比較的高いものの，成人と比べ低値であるが，成長とともに徐々に増加し，２～３歳ごろまで増加を続ける（⇨ p. 117）。

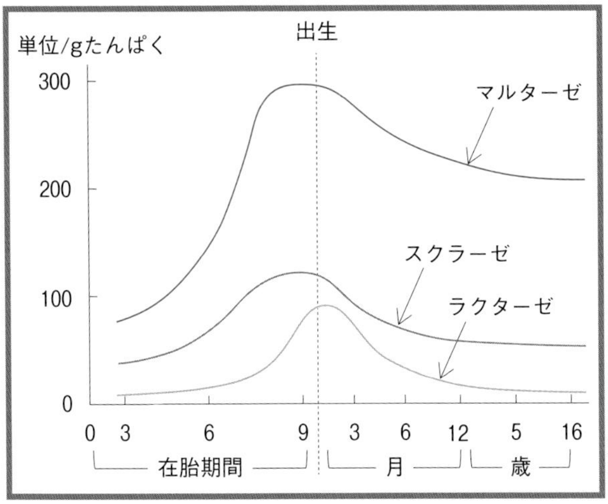

図４-８　成長に伴う二糖類分解酵素の発現量

出典）日本小児栄養消化器肝臓学会編：小児臨床栄養学 改訂第２版，p. 11，診断と治療社（2018）

3) 脂質の消化・吸収

新生児の膵リパーゼ活性は成人に比べ低く，また胆汁酸の分泌も低いことから，脂質の吸収には不利な条件が重なっている。しかし，胃リパーゼや母乳に含まれるリパーゼの働きにより，乳児の脂質の消化・吸収は良好である。

4) 腸内細菌叢

母乳栄養児ではビフィズス菌が優勢であるが，人工栄養児ではビフィズス菌とともに大腸菌や腸球菌などが主要叢を構成している。混合栄養児では，30％以上を母乳から摂取していればビフィズス菌が優勢になるといわれている。乳汁以外のものを摂取するようになると，母乳栄

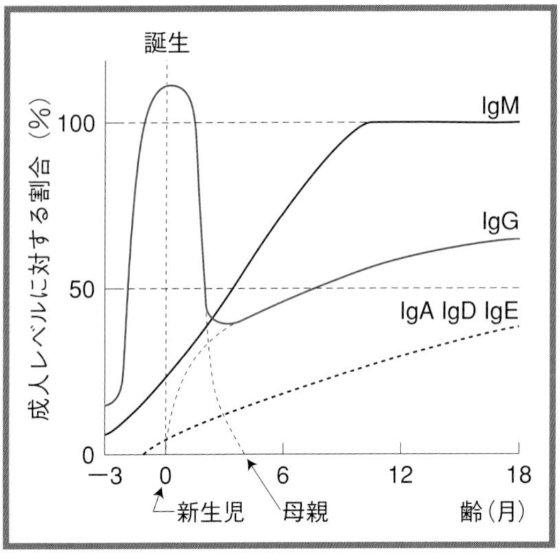

図 4－9　ヒト血清中の免疫グロブリンレベルの経時変化
出典）Hobbs J. R.: Immunology and Development, Adinolfi M.（ed）, p. 118, Heinemann, London（1969）

養児でも大腸菌や腸球菌がビフィズス菌を上回るようになる。

1. 8　免疫機能の発達

新生児の免疫系は未発達である。胎児期に胎盤を通して母親から移行した免疫グロブリン IgG は，出生後数か月で最低レベルになるため，この時期は感染に対して十分に注意を払う必要がある。その後は，児自身による IgG の産生が増加し，生後 1 年で成人の約半分のレベルにまで達する。IgM，IgA，IgD，IgE も成長に伴い産生が増加する。IgM は生後 1 年で成人と同じ値に達するが，IgA，IgD，IgE の産生は遅く，1 歳で成人の約 30％である（図 4－9）。

2．新生児期・乳児期の食事摂取基準

新生児期・乳児期は，成長・発達が著しい時期であり，健康に発育するためには適正な栄養摂取が必要である。その基準となるものとして，「日本人の食事摂取基準（2020 年版）」に乳児が 1 日に摂取することが望ましいエネルギーおよび各種栄養素の量が示されている（表 4－3）。

乳児では，推定平均必要量や推奨量を決定するための臨床研究は容易ではない。また，健康な乳児が摂取する母乳の質と量は乳児の栄養状態にとって望ましいものと考えられる。このような理由から，乳児における食事摂取基準は，母乳中の栄養素濃度と健康な乳児の母乳摂取量の積を目安量として算定している。

各種栄養素の食事摂取基準については，出生後 6 か月未満（0 ～ 5 か月）と 6 か月以上（6 ～ 11 か月）の 2 つに区分されているが，エネルギーとたんぱく質については，特に成長に合わせてより詳細な区分設定が必要と考えられたため，6 か月以上をさらに 2 つに区分し，0 ～ 5 か月，6 ～ 8 か月，9 ～ 11 か月の 3 区分で表されている。

生後 0 日目～ 5 か月の乳児の栄養は，100％乳汁に依存するため，この期間を通じた哺乳量の平均が 0. 78 L/日との報告に基づいて，0. 78 L/日を基準哺乳量として目安量を算定している。生後 6 か月以降では，乳汁の摂取量が徐々に減り，離乳食の摂取が増えてくる。この期間の哺乳量については，6 ～ 8 か月を 0. 60 L/日，9 ～ 11 か月を 0. 45 L/日，6 ～ 11 か月を 1 区分とする際は，6 ～ 8 か月と 9 ～ 11 か月の哺乳量の平均値である 0. 53 L/日とし，これに離乳食からの摂取量を考慮して目安量を算出している。

表4－3　乳児期の食事摂取基準（2020年版）

エネルギー・栄養素			月　齢	0～5（月）		6～8（月）		9～11（月）	
			策定項目	男児	女児	男児	女児	男児	女児
エネルギー（kcal/日）			推定エネルギー必要量	550	500	650	600	700	650
たんぱく質（g/日）			目安量	10		15		25	
脂　質		脂質（%エネルギー）	目安量	50		40			
		飽和脂肪酸（%エネルギー）	—	—		—			
		n－6系脂肪酸（g/日）	目安量	4		4			
		n－3系脂肪酸（g/日）	目安量	0.9		0.8			
炭水化物		炭水化物（%エネルギー）	—	—		—			
		食物繊維（g/日）	—	—		—			
ビタミン	脂溶性	ビタミンA（μgRAE/日）[1]	目安量	300		400			
			耐容上限量	600		600			
		ビタミンD（μg/日）	目安量	5.0		5.0			
			耐容上限量	25		25			
		ビタミンE（mg/日）	目安量	3.0		4.0			
		ビタミンK（μg/日）	目安量	4		7			
	水溶性	ビタミンB_1（mg/日）	目安量	0.1		0.2			
		ビタミンB_2（mg/日）	目安量	0.3		0.4			
		ナイアシン（mgNE/日）[2]	目安量	2		3			
		ビタミンB_6（mg/日）	目安量	0.2		0.3			
		ビタミンB_{12}（μg/日）	目安量	0.4		0.5			
		葉酸（μg/日）	目安量	40		60			
		パントテン酸（mg/日）	目安量	4		5			
		ビオチン（μg/日）	目安量	4		5			
		ビタミンC（mg/日）	目安量	40		40			
ミネラル	多量	ナトリウム（mg/日）	目安量	100		600			
		（食塩相当量）（g/日）	目安量	0.3		1.5			
		カリウム（mg/日）	目安量	400		700			
		カルシウム（mg/日）	目安量	200		250			
		マグネシウム（mg/日）	目安量	20		60			
		リン（mg/日）	目安量	120		260			
	微量	鉄（mg/日）[3]	目安量	0.5		—			
			推定平均必要量	—		3.5	3.5	3.5	3.5
			推奨量	—		5.0	4.5	5.0	4.5
		亜鉛（mg/日）	目安量	2		3			
		銅（mg/日）	目安量	0.3		0.3			
		マンガン（mg/日）	目安量	0.01		0.5			
		ヨウ素（μg/日）	目安量	100		130			
			耐容上限量	250		250			
		セレン（μg/日）	目安量	15		15			
		クロム（μg/日）	目安量	0.8		1.0			
		モリブデン（μg/日）	目安量	2		5			

[1] プロビタミンAカロテノイドを含まない。
[2] 0～5か月児の目安量の単位はmg/日。
[3] 6～11か月は1つの月齢区分として男女別に算定した。

2.1　エネルギー

乳児は，身体活動に必要なエネルギーに加えて，組織合成に要するエネルギーとエネルギー蓄積相当量分を摂取する必要がある。組織合成に要するエネルギーは総エネルギー消費量に含まれるため，推定必要エネルギー量は，次の式で算出される。

推定エネルギー必要量（kcal/日）＝総エネルギー消費量（kcal/日）＋エネルギー蓄積量（kcal/日）

総エネルギー消費量は，母乳栄養児と人工栄養児で異なり，人工栄養児のほうが多い。それぞれの総エネルギー消費量は，下記の式で算出される。

母乳栄養児：総エネルギー消費量（kcal/日）＝92.8×参照体重（kg）－152.0
人工栄養児：総エネルギー消費量（kcal/日）＝82.6×参照体重（kg）－29.0

エネルギー蓄積量は，参照体重から1日当たりの体重増加量を計算し，これと組織増加分のエネルギー密度との積で算出される。

2.2　たんぱく質

たんぱく質必要量は，健康な乳児が健康な授乳婦から摂取する母乳は，乳児が健全に発育するのに必要なたんぱく質を質・量ともに十分含んでいると考え，目安量が算定されている。

0～5か月の乳児では，栄養を100％乳汁に依存しているが，離乳期に入ると，哺乳量が減るとともに，食事（離乳食）からのたんぱく質摂取量が増える。そこで，年齢区分を3区分（0～5か月，6～8か月，9～11か月）として，以下の式で目安量が算定されている（表4－4）。

目安量（g/日）＝（母乳中のたんぱく質濃度（g/L）×平均哺乳量（L/日））＋食事（離乳食）からのたんぱく質摂取量（g/日）

人工栄養児については，母乳のたんぱく質利用効率と（乳児用調製粉乳で使われる）牛乳たんぱく質の利用効率がともに70％程度であるとされているため，目安量に母乳栄養児との間に区別は設けられていない。

表4－4　乳児のたんぱく質の目安量の算出方法

年齢区分（か月）	母乳中のたんぱく質濃度（g/L）	平均哺乳量（L/日）	離乳食からのたんぱく質摂取量（g/日）	目安量（g/日）
0～5	12.6	0.78	0	9.8
6～8	10.6	0.60	6.1	12.5
9～11	9.2	0.45	17.9	22.0

出典）厚生労働省：「日本人の食事摂取基準（2020年版）」策定検討会報告書，p.113（2019）

2.3 脂　質

脂質については，母乳が乳児にとって理想的な栄養源と考え，母乳脂質成分と基準哺乳量から，脂質（脂肪エネルギー比率），$n-6$系脂肪酸，$n-3$系脂肪酸の目安量が算定されている。

0～5か月の乳児は，乳汁（母乳または乳児用調製粉乳）から栄養を得ている。母乳中の脂肪濃度を3.5 g/100 gとすると（日本食品標準成分表2015年版（七訂）），100 g中の脂質由来のエネルギーは3.5 g × 9 kcal = 31.5 kcal/100 gとなる。母乳100 g中の総エネルギーは65 kcalであるので，以下の式から脂肪エネルギー比率の目安量を算出している。

$$脂肪エネルギー比率（\%エネルギー）= 31.5 \div 65 = 48.46 \fallingdotseq 50\%エネルギー$$

$n-6$系脂肪酸，$n-3$系脂肪酸の目安量については，母乳中濃度（$n-6$系：5.16 g/L，$n-3$系：1.16 g/L）と基準哺乳量（0.78 L/日）を乗じて算出されている。

一方，生後6か月以降の乳児は，乳汁と離乳食の両方から栄養を得ている。6～11か月の目安量は幼児への移行期と考え，0～5か月の乳児と1～2歳児の目安量の平均値が用いられている。

2.4 ビタミン

（1） 脂溶性ビタミン

・ビタミンAの目安量は，0～5か月児では母乳中のビタミンA濃度（初乳を含めた分娩後6か月間の母乳の平均値411 μgRAE/L）に基準哺乳量（0.78 L/日）を乗じて算出されている。6～11か月児については，0～5か月児の目安量を体重比の0.75乗で外挿して算出されている。母乳中のプロビタミンAカロテノイド濃度は，乳児にどのように利用されるか解析されていないので，レチノール活性当量の計算には加えられていない。

・ビタミンDの目安量は，母乳中のビタミンDおよびビタミンD活性を有する代謝物の濃度が授乳婦のビタミンD栄養状態，授乳期あるいは季節などによって変動することから，母乳中の濃度に基づき算出することは困難と考えられたため，くる病予防の観点から設定された。0～5歳児の目安量は，日照を受ける機会の少ない乳児においてくる病の兆候が示されなかった量から算定されている。6～11か月児については，適度な日照を受ける機会がある児，少ない児ともに，同じ値とされている。

・ビタミンEの目安量は，0～5か月児では母乳中のα-トコフェロール量の平均値（約3.5～4.0 mg/L）に基準哺乳量（0.78 L/日）を乗じて算出されている。6～11か月児については，0～5か月児の目安量を体重比の0.75乗で外挿して算出されている。

・ビタミンKの目安量については，臨床領域におけるビタミンK経口投与が行われていることを前提として，0～5か月児では母乳中のビタミンK濃度（5.17 μg/L）に基準哺乳量（0.78 L/日）を乗じて算出されている。6～11か月児では，母乳以外の食事からの摂取量も考慮して算出されている。

（2） 水溶性ビタミン

水溶性ビタミンのうち，ビタミンB_1，ビタミンB_2，ナイアシン，ビタミンB_6，ビタミンB_{12}，葉酸，ビタミンCの目安量について，0～5か月児では母乳中の水溶性ビタミン濃度に基準哺乳量（0.78 L/日）を乗じて算出されている。6～11か月児では，0～5か月児の目安量および18～29歳の推定平均必要量それぞれから6～11か月児の目安量算定の基準となる値を算出し，男女ごとに求めた値を平均して，男女同一の値とした後，丸め処理をしたものである。ビオチンとパントテン酸の目安量については，0～5か月児は母乳中の濃度に基準哺乳量を乗じて算出され，6～11か月児では0～5か月児の目安量から外挿された。外挿はそれぞれ以下の方法で行われた。

・0～5か月児の目安量から外挿：（0～5か月児の目安量）×（6～11か月児の参照体重÷0～5か月児の参照体重$)^{0.75}$

・18～29歳の推定平均必要量から外挿：（18～29歳の推定平均必要量）×（6～11か月児の参照体重÷18～29歳の参照体重$)^{0.75}$×（1＋成長因子）

2.5 ミネラル

0～5か月児のナトリウム，カリウム，カルシウム，マグネシウム，リン，鉄，亜鉛，銅，マンガン，セレン，クロム，モリブデンの目安量は，母乳中の濃度に基準哺乳量（0.78 L/日）を乗じて算出されている。ただし，鉄については，日本人女性の母乳中鉄濃度の代表値を推定できる信頼性の高い論文が見当たらなかったため，アメリカ・カナダの食事摂取基準の採用値（0.35 mg/L）を母乳中の濃度として採用した。また，ヨウ素については，日本人の母乳中ヨウ素濃度の代表値（189 μg/L）に基準哺乳量を乗じた値（147 μg/日）が，アメリカ・カナダの食事摂取基準における0～6か月児の目安量（110 μg/日）を上回るため，高すぎると判断した。そこで，日本の0～5か月児の目安量は，アメリカ・カナダの食事摂取基準における0～6か月児の目安量をもとに，日本とアメリカの乳児の体格差を考慮して100 μg/日と設定されている。

6～11か月児のナトリウム，カリウム，カルシウム，マグネシウム，リンの目安量は，母乳中の平均濃度に哺乳量を乗じた値と離乳食からの摂取量を合計して算出されている。6～11か月児の銅，マンガン，セレン，モリブデンの目安量は，0～5か月児の目安量から外挿した値と，成人の推定平均必要量から外挿した値を平均して算定されている。

6～11か月児の鉄については，乳児期の後期（離乳期）に鉄欠乏性貧血が後発することから，0～5か月児の目安量から外挿によって算出すると，貧血の予防に不十分な値になる危険性が高い。そこで，6～11か月児については，以下の式により推定平均必要量が算定されている。また，推奨量は個人の変動係数を20％と見積もり，推定平均必要量に推奨量換算係数1.4を乗じた値としている。

推定平均必要量＝（基本的鉄損失＋ヘモグロビン中の鉄蓄積量＋非貯蔵性組織鉄の増加量＋貯蔵鉄の増加量）÷吸収率（0.15）

6～11か月児の亜鉛，ヨウ素，クロムの目安量は，0～5か月児の目安量から外挿して算定されている。

乳児では，ミネラルについてはヨウ素にのみ耐容上限量が算定されている。日本と同様，海藻類の消費が多い韓国において，未熟児として出生した乳児が，母乳から100 μg/kg体重/日を超えるヨウ素を摂取すると，甲状腺ホルモン濃度の低下と甲状腺刺激ホルモンの上昇がみられたという報告をもとに，すべての乳児の耐用上限量を250 μg/日と算定している。

3．新生児期・乳児期の栄養アセスメントと栄養ケア

3.1　新生児期・乳児期の栄養と病態・疾患

（1）　低出生体重児

出生時の体重は，一般的に約3,000 gであるが，個人差が大きい。出生時の体重が2,500 g以上4,000 g未満を正出生体重児，2,500 g未満を低出生体重児と呼び，特に1,500 g未満を極低出生体重児，1,000 g未満を超低出生体重児と呼ぶ（表4－5）。出生時の体重が軽いほど全身の状態が悪く，特別な管理が必要である。低出生体重児保育の四大原則は，保温，呼吸管理，栄養補給，感染予防である。

低出生体重児は，吸啜や嚥下が未発達であるため誤嚥を起こしやすく，また胃の容量が小さく，噴門の閉鎖が不十分であるため，胃内容の逆流により嘔吐や乳汁の気道内吸引が起こる危険性がある。したがって，低出生体重児の栄養補給について，以前は生後長時間の絶食の後，授乳を開始する方法がとられていた。しかし現在では，児の状態がよければできるだけ早期に授乳が開始されるようになった。その理由は，①低血糖の予防，②胆汁の腸肝循環促進による黄疸の予防，③脱水や体たんぱく質の消耗による代謝異常の予防，④脳に対する栄養の補給，などである。

表4－5　出生体重による新生児の分類

1,000 g未満	超低出生体重児
1,500 g未満	極低出生体重児
2,500 g未満	低出生体重児
2,500 g以上4,000 g未満	正出生体重児
4,000 g以上	高出生体重児

出典）小さく産まれた赤ちゃんへの保健指導のあり方に関する調査 研究会：低出生体重児保健指導マニュアル～小さく生まれた赤ちゃんの地域支援～（2019）

栄養投与方法は，誤嚥の可能性があるため経管栄養（チューブ）が原則である。乳汁には母乳が優先されるが，母乳の入手が困難な場合は人工乳が用いられる（表4－6）。極低出生体重児では，長期間にわたり母乳

表4－6　低出生体重児に対する授乳基準

出生体重（g）	出産後の授乳開始時期（時）	初期量（mL）	1回増加量（mL）	100 mL/kg/日に達する時期	150 mL/kg/日に達する時期
～750	12～24	1	1	5～7日（ 6 mL × 12）	7～14日（ 9 mL × 12）
～1,000	12～24	1～2	1～2	5～7日（ 8 mL × 12）	7～14日（12 mL × 12）
～1,250	12～24	2～3	2	5～7日（10 mL × 12）	7～14日（15 mL × 12）
～1,500	12～24	3～5	3	4～6日（12 mL × 12）	7～10日（18 mL × 12）
～1,750	6～12	5～10	5	4～6日（20 mL × 8）	7～10日（30 mL × 8）
～2,000	6～12	10～15	10	4～6日（25 mL × 8）	7～10日（35 mL × 8）
～2,500	6～12	15～20	10	3～4日（30 mL × 8）	5～ 6日（45 mL × 8）

注1）出生体重2,000 g以下，在胎34週以前に出生した児はチューブ栄養による。
2）最初の2回は5％ブドウ糖を投与し，全身状態に異常がなければミルクを与える。
3）出生体重1,500 g以下の児には2時間ごとの哺乳を，それより大きい児は3時間ごととする。
4）生後3週までは原則として人乳で哺育する（特に1,500 g以下の児）。

出典）松尾保：小児医学，15（4），p.589－606（1982），一部改変

栄養のみでは，エネルギー，たんぱく質，電解質などの不足をきたす可能性が知られており，ある時点より母乳強化パウダーが添加される。また，極低出生体重児では，経管栄養に加え，グルコースと電解質の輸液（静脈栄養）を併用すると，低血糖，低カルシウム血症，黄疸などの発症頻度が低下する。経管栄養量が80～100 mg/kg/日になった時点で経管栄養のみとする。

（2）低体重と過体重

生後3か月以降の乳児では，カウプ指数を算出することで，「やせすぎ」「太りすぎ」など発育状況の判断ができる。

乳児が低体重となる原因としては，消化器系の障害，代謝障害，母乳不足，調製粉乳の希釈法の誤り，不適切な離乳食などがあげられるため，原因を特定して適切に対応する必要がある。

一方，乳児の過体重については，大半は基礎疾患のない原発性（単純性）肥満であり，1歳を過ぎると自然に解消することが多い。よって，極端な場合を除いては，乳児期の過体重に対して授乳や離乳食の制限を行わず，運動を奨励して経過を観察する。極端な過体重の児に対しては，二次性（症候性）肥満の可能性を考慮する。

（3）哺乳と母乳性黄疸

出生時の新生児は，成人に比べ赤血球が多いが，出生後に肺呼吸を開始すると，過剰な赤血球は崩壊する。崩壊した赤血球から流出した過剰のヘモグロビンに対し，肝機能が未熟であるため，生後数日間に高ビリルビン血症が生じる。これを生理的黄疸（新生児黄疸）という。生理的黄疸は，出生時に肺呼吸へと移行する際の適応反応であ

り，これは一過性で，1週間～10日間で消失する。

母乳性黄疸とは，生理的黄疸が生後1～2か月間続くことをいい，母乳栄養児の10～15%にみられる。これは母乳中の成分がビリルビンのグルクロン酸抱合を抑制するためである。母乳性黄疸の場合は，特に治療の必要はなく，母乳を中断する必要はない。母乳を止めることで黄疸は減少するが，母乳には多くの長所があることから，安易に止めてはいけない。しかし，血清ビリルビン値が一定濃度以上の場合や長期化する場合は，胆道閉鎖症などとの鑑別が必要である。

（4） ビタミンK摂取と乳児ビタミンK欠乏性出血

新生児や乳児はビタミンK欠乏に陥りやすく，生後数日で発症する新生児メレナ（消化管出血）と生後1～2か月で発症する特発性乳児ビタミンK欠乏症（頭蓋内出血）がある。原因としては，①ビタミンKは胎盤を通過しにくいため，出生時の備蓄が少ないこと，②母乳中のビタミンK含有量が少ないこと，③成人では腸内細菌がビタミンKを産生するが，乳児では腸内細菌叢が確立していないこと，などがあげられる。現在，ビタミンK欠乏性の出血を予防する目的で，出生時，生後1週間または産科退院時，1か月健診時の合計3回，乳児にビタミンK_2シロップを内服させており，発症頻度は減少している。

（5） 鉄摂取と貧血

乳児期に起こる貧血の大部分は鉄欠乏性貧血である。原因としては，①母乳中の鉄含有量が少ないことや，②急速な成長により鉄需要が増加すること，③生後6か月ごろになると胎児期（特に胎生後期）に蓄積した鉄を使い果たすことなどがあげられる。よって，正出生体重児では生後6か月ごろから鉄欠乏性貧血を発症しやすい。低出生体重児では，胎生期の鉄貯蔵量が少ないうえに，エリスロポエチンの産生が低いため，発症頻度が高く，より早期から発症する。

鉄欠乏性貧血を予防するため，離乳食として鉄やたんぱく質を多く含む食品や，鉄の吸収を促進するビタミンCを含む食品を与える。特に低出生体重児や早産児など，明らかな鉄欠乏がある場合は，経口的に鉄剤を投与する。

（6） 乳児下痢症と脱水

乳児下痢症の原因は，食事，感染，薬物，体質，環境など多岐にわたる。急性の下痢では，ウイルスなどの病原体が胃腸に感染するウイルス性胃腸炎が多く，ロタウイルスによる場合が多い。ロタウイルス感染症は，白色の下痢便が特徴であり，嘔吐や発熱を伴うことが多い。下痢や嘔吐が頻回に起こると，脱水症になりやすいため，予防や治療が必要である。

治療の中心は脱水の予防と改善であり，水分・電解質の補給に注意する。脱水の程度を評価し（表4-7），中等度以下の脱水がある症例や，脱水の予防に対しては，経

表4－7　脱水症の程度と臨床症状

臨床症状・所見	軽　度	中等度	重　度
体重減少 乳児 年長児	 ＜5％ ＜3％	 5～10％ 3～9％	 ＞10％ ＞9％
皮膚 緊張度 色調 四肢体温	 良好 青白い 少しひんやり	 低下 浅黒い ひんやり	 かなり低下 斑点状 冷たい
粘膜	乾燥	かなり乾燥	カラカラに乾燥
循環状態 脈 血圧	 正常 正常	 速脈を弱く触れる 正常か低下	 速脈をかすかに触れる 低下
尿量	軽度低下	低下	無尿
口渇感	軽度	中等度	強度
啼泣時の涙	出る	出るが少ない	出ない
大泉門	平坦	少し陥没	明らかに陥没

出典）五十嵐隆：代謝疾患（内山聖監修：標準小児科学 第8版），p. 203，医学書院（2013）

口的に水分を補給する。乳汁栄養を継続し，母乳や育児用ミルクを少量ずつ頻回に与え，水分を補給する。離乳期以降で下痢がひどい場合は，一時的に離乳食を中止して，母乳や育児用ミルクのみとする。症状が改善されれば，離乳食を早期に開始してよい。長期間の食事制限は腸管粘膜の萎縮や機能低下をきたすため推奨されない。離乳食を開始する際は，食物繊維や脂肪の少ない食品を選ぶ。高度の脱水がみられる場合は，経静脈輸液療法を行う。

（7）　二次性乳糖不耐症

乳糖不耐症とは，乳汁や乳製品に含まれる乳糖を分解することができないため，未分解の乳糖によって高浸透圧性下痢症をきたす状態をいう。乳糖不耐症には，先天性のものと，二次性のものがある。先天性乳糖不耐症は，小腸微絨毛膜に局在する乳糖分解酵素（ラクターゼ）の先天的欠損による。二次性乳糖不耐症は，ウイルスや細菌の感染による胃腸炎に感染すると，小腸粘膜がはがれ落ちてしまい，一時的にラクターゼが欠損することで生じる。そのため，小腸粘膜が回復すれば元の状態に戻る。食事療法としては，乳糖を含まないミルクの使用や，乳糖分解酵素の内服により，乳児の栄養を確保する。

（8）　食物アレルギー

食物の摂取により生体に生じる有害反応のうち，原因食品により免疫学的な機序を介して起こる反応を食物アレルギーといい，皮膚，粘膜，呼吸器，消化器，あるいは全身性に症状が生じる。有病者は乳児期が最も多く，有症率は5～10%と報告されているが，成長とともに漸減する。乳児期から幼児早期の主要原因食品は，鶏卵，牛乳，小麦（三大アレルゲン）の割合が高いが，一般的に3歳までに約50%，6歳までに60～70%が食べられるようになる。

子どもの食物アレルギーの予防のために，妊娠および授乳中の母親が特定の食品やサプリメントを避けたり過剰に摂取したりする必要はない。また，食物アレルギーの発症を心配して，離乳の開始や特定の食物の摂取開始を遅らせても，食物アレルギーの予防につながるという科学的根拠はないことから，生後5～6か月ごろから離乳を始める。離乳を進める途中で，食物アレルギーが疑われる症状が現れた場合，自己判断で対応せず，必ず医師の診断を受ける。

食物アレルギーの治療・管理の原則は，正しい診断に基づいた必要最小限の除去であり，不必要な除去は，児の成長・発達を損なう可能性がある。原因食品だけを除去し，また，原因食品であっても症状が誘発されない「食べられる範囲」までは除去せずに摂取させる。ただし，食べられる範囲は医師が判断する。原因食品の除去により，必要な栄養素が不足することのないよう，具体的な離乳食の提案が必要である。

(9) 便　秘

便秘は，排便回数が少なくなり，便が硬くなって排便が困難になる状態をいう。便秘には，便がつくられる過程や排便の仕組みに障害があって起こる機能性便秘と，腸そのものの病変によって起こる器質性便秘がある。何日も便が出ない，腹部膨満，腹痛，食欲不振，排便時の疼痛，下血など症状がみられた場合，便秘の原因となる器質性の問題がないか調べる。しかし，乳児期の便秘の大半は機能性便秘であり，排便時にうまく腹圧をかけられないことや，離乳前では母乳・育児用ミルクの不足，離乳期では食事摂取量や食物繊維の不足などが原因としてあげられる。

離乳前では哺乳量を確認し，不足していれば追加する。哺乳量が十分であっても症状が改善しない場合は，マルツエキス（80%前後の麦芽糖を含む水あめ状の製品）やヨーグルトなど発酵性の食品を与える。離乳期では，ヨーグルトや乳酸飲料などの発酵性のある食品や，いも類，野菜類，海藻類など食物繊維の多い食品を取り入れる。

3.2 新生児期・乳児期の栄養アセスメント

新生児期・乳児期の栄養状態は，その後の成長や発育に大きな影響を与える。よって，この時期の栄養アセスメントは非常に重要である。また，この時期の栄養は，摂食機能の獲得や，食を通じての情緒の育成，母子間の愛着形成などに重要な役割を果たす。

(1) 臨床診査

問診では，月齢，先天異常・合併疾患，家族歴，新生児期の異常（仮死，新生児集中治療室（NICU）への入院），栄養方法（母乳，混合栄養，人工栄養，離乳食），排泄（尿・便の色，性状，回数），発達のマイルストン（運動発達指標）による発達レベルを確認する（表4－8）。また，栄養状態の良否は身体症状として現れるため，専門医の視診・触診などで判断する。

(2) 身体計測

新生児期・乳児期の栄養状態を評価する際，最も基本的で客観的な方法が身体計測であり，特に身長と体重が用いられる。身長と体重の成長・発育の目安として，成熟児では乳幼児身体発育値（⇨p. 80，表4－2）が用いられており，身長・体重が10～90パーセンタイルの間であれば，発育上問題ないと判断される。3パーセンタイル未満あるいは97パーセンタイル以上の場合は，病的な意味合いをもつ可能性があるため，総合的な評価や継続的な経過観察が必要とされる。また，栄養状態の評価には，身長と体重を組み合わせて算出される体格指標が用いられるが，乳児ではカウプ（Kaup）指数が用いられる。3か月以上1歳未満の児では，16～18を普通と判定する（図4－10）。

$$\text{カウプ指数} = \text{体重（g）} \div \{\text{身長（cm）}\}^2 \times 10$$

頭囲の発育は，脳の発育を表しているとされており，頭囲の増加が思わしくない場合は慎重に経過を追う必要がある。逆に，体重や身長の増加以上に頭囲が大きい場合は，水頭症などが疑われる。胸囲は，栄養との関連が大きいので，栄養状態の判断に用いられる。

(3) 臨床検査

臨床検査では，主に血液と尿が用いられる。新生児は身体が小さいため，微量の検体で検査を行わなければならない。また，状態が急激に変化しやすいため，迅速に対応するためには結果を早く知る必要がある。また，新生児は在胎週数や日齢などによって，正常値が大幅に変わるため，検査値の正常・異常の判断は，そのことを考慮する必要がある。

血液生化学指標は，臨床症状が出現する前に，潜在的な栄養障害を判断でき，最近では少量の血液でも測定可能であることから，乳児への負担が少なく，汎用されている。鉄欠乏性貧血を判断する指標として血清ヘモグロビン濃度やヘマトクリット，黄疸を判断する指標として血清ビリルビン濃度が用いられる。

(4) 栄養素摂取状況調査

新生児・乳児の栄養素摂取状況については，表4－9にあげた項目を中心に評価す

表4－8　乳児期の発達のマイルストン

	個人－社会	微細運動－適応	言　語	粗大運動
0か月	顔を見つめる		ベルに反応，声を出す	左右対称の運動
1か月		正中線まで追視		頭を上げる
2か月		正中線を越えて追視	「アー」「ウー」などの発声	
3か月	笑いかける，あやし笑い		声を出して笑う	45度頭を上げる，首がすわる
4か月	手をみつめる	ガラガラを握る，180度追視，両手を合わす	キャアキャア喜ぶ	90度頭を上げる，両足で体を支える
5か月		レーズンを見つめる，物に手を伸ばす	音のほうに振り向く	胸を上げる，頭とともに引き起こされる
6か月	玩具をとる		声の方向に振り向く	寝返り
7か月		熊手形でつかむ，毛糸を探す		
8か月	自分で食べる	両手に積み木をもつ	パ，ダ，マなどをいう	座れる，5秒以上
9か月		積み木を持ちかえる		
10か月		親指を使ってつかむ	喃語を話す	つかまり立ち，5秒以上，一人で座る
11か月		積み木を打ち合わせる	ダ，ガ，バ等の音を3つ以上つなげる	つかまって立ち上がる
12か月	拍手をまねる，欲しいものを示す，バイバイをする		意味なく「パパ」「ママ」という	

出典）国立成育医療研究センター：乳幼児健康診査身体診察マニュアル（2018）

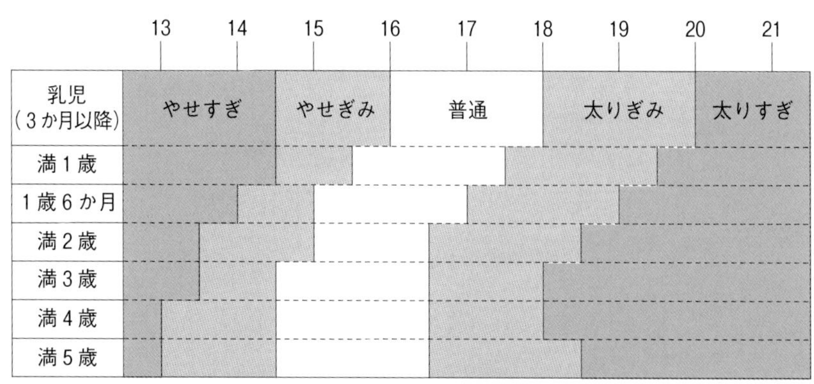

図4－10　カウプ指数による発育状況の判定

表4－9　摂取量評価のためのチェック項目

●母乳か人工乳か？
●１回の授乳量
●１日の総授乳量・総授乳回数
●１回の授乳時間
●人工乳の種類と調乳濃度
●ビタミン剤や鉄剤の有無
●離乳食の性状や種類
●離乳食の回数
●離乳食の摂取量
●除去している食品の有無
●その他
・授乳や離乳食を与えている環境
・離乳食摂取時の口の動かし方
・与える時間帯

出典）渡邊令子・伊藤節子・瀧本秀美編：応用栄養学 改訂第5版, p. 119, 南江堂（2015）

る。乳児期前半は，1日あるいは数日間の乳汁摂取量を調べ，栄養素摂取量を算定して，食事摂取基準と比較する。母乳栄養の場合，授乳量の評価は授乳前後の体重を測定し，その差で判断する。乳児期後半は，離乳食の内容や摂取量の評価も併せて行う。

3.3　新生児期・乳児期の栄養ケア

（1）　授乳期の栄養補給法

乳児期の栄養補給として，乳汁栄養と離乳食があり，乳汁栄養には母乳栄養，人工栄養，混合栄養の3種類が存在する。

1）　母 乳 栄 養

乳汁が母乳である場合を母乳栄養といい，乳児にも母親にも乳児期の栄養法として最も優れている。

①　母乳の成分

分娩後，母乳の成分は日とともに変化し，分娩後10日目ごろからほぼ一定の成分となる。最初の数日間に分泌される乳汁を初乳，10日目以降の一定した成分の乳汁を成乳（成熟乳）といい，初乳から成乳に移行するまでの乳汁を移行乳という。初乳は成乳と比較して帯黄色，粘稠（ねんちゅう），濃厚であり，たんぱく質（特にラクトアルブミン，グロブリン），ミネラルが多く，乳糖と脂質が少ない。初乳には，各種免疫抗体が含まれており，感染防御能を有する。一方，成乳は白色～淡黄白色であり，特有の芳香があり，淡い甘味がある。初乳より乳糖と脂質を多く含んでいる（表4－10）。

母乳（人乳）の成分を牛乳と比較すると（表4－11），たんぱく質は約3分の1であり，その組成はカゼインが少ない。カゼインは，胃液に含まれるレンニン（凝乳酵素）によって，胃内で粗大な凝塊を形成する。母乳はカゼインが少ないため，胃内で形成される凝塊は，微細で軟らかく消化されやすい（ソフトカード）。一方牛乳は，大きく硬い凝塊（ハードカード）が形成されるため，消化に時間がかかり，胃内滞留時間が長くなる。また，母乳はアミノ酸のシスチンやタウリンを含んでいる。母乳にはアレルギーの原因となるラクトグロブリンが含まれていないので，乳児がアレルギーを起こしにくい。

脂質については，母乳と牛乳で脂質含量に大差はないが，脂質を構成する脂肪酸組成が異なっている。母乳は牛乳に比べ，必須脂肪酸であるリノール酸やα－リノレン酸などの多価不飽和脂肪酸を多く含んでいる。一方，牛乳は飽和脂肪酸の含有量が多い。

糖質については，母乳，牛乳ともにほとんどが乳糖であるが，母乳には牛乳の1.5倍含まれている。また，母乳にはオリゴ糖も少量含まれている。オリゴ糖は，腸内で

表 4－10　初乳，移行乳，成熟乳の成分比較（dL 当たり）

	初　乳（3～7日）	移行乳（8～12日）	成熟乳
エネルギー（kcal）	58	63	63
固形分（g）	12.41	12.87	12.22
たんぱく質	2.05	1.60	1.07
カゼイン	0.76	0.86	0.50
ラクトアルブミン＋ラクトグロブリン	0.87	0.40	0.31
脂　質	2.96	3.56	3.49
乳　糖	5.80	6.22	6.87
灰　分	0.30	0.26	0.20

出典）清野佳紀・神﨑晋・守分正：小児の栄養代謝とその障害．NEW 小児科学（清野佳紀ほか編），改訂第 2 版，p. 143，南江堂（2003）

表 4－11　人乳と牛乳の主な成分（100 g 中）

成　分	人　乳	牛　乳	成　分	人　乳	牛　乳
エネルギー（kcal）	61	61	リン（mg）	14	93
固形分（g）	12.0	12.6	ナトリウム（mg）	15	41
たんぱく質（g）	1.1	3.3	カリウム（mg）	48	150
脂質（g）	3.5	3.8	ビタミン A（μg）	45	38
飽和脂肪酸（g）	1.32	2.33	ビタミン E（mg）	0.4	0.1
一価不飽和脂肪酸（g）	1.52	0.87	ビタミン K（μg）	1	2
多価不飽和脂肪酸（g）	0.61	0.12	ビタミン B_1（mg）	0.01	0.04
炭水化物（g）	7.2	4.8	ビタミン B_2（mg）	0.03	0.15
灰分（g）	0.2	0.7	ナイアシン（mg）	0.2	0.1
カルシウム（mg）	27	110	ビタミン C（mg）	5	1

出典）文部科学省：日本食品標準成分表 2020 年版（八訂），（2020）

ビフィズス菌を増殖させることで，感染防御に役立つ。

ミネラルの含有量は，母乳が牛乳の約 3 分の 1 であり，乳児の腎臓にかける負担が小さい。

また，母乳は牛乳に比べ，ビタミン A，ナイアシン，ビタミン E が多く含まれており，牛乳にはほとんど含まれていないビタミン C も含まれている。一方，ビタミン B_1，ビタミン B_2，ビタミン K は母乳が牛乳より少ない。

②　母乳栄養の利点

母乳栄養は乳児，母親の両者にとって最も理想的な栄養法であり，以下のような利点があげられる。

・乳児に最適な成分組成で代謝的負担が少ない。乳児が少なくとも 5 か月まで成長するのに必要な栄養素を，ほとんどすべて最も適当な割合で含んでいる。したがって，体内での栄養素の代謝がすみやかで負担も少ない。しかし，その優秀性は月齢が大きくなるにつれて薄れていく。

・乳児の感染症の発症および重症度が低い。母乳中に免疫物質が含まれているので，母乳栄養児は人工栄養児に比べ，死亡率，感染症の発症率・重症度が低い。

- 抗原性がない。母乳は乳児にとって同種たんぱく質なのでアレルギーを起こさない。
- 良好な母子関係を形成する。乳児は母乳を与えられることによりスキンシップが得られ，情緒的・精神的な安定感が得られる。また，母親にも満足感と子どもに対する愛情が生まれる。
- 無菌的に摂取できるので，衛生的に安全である。
- 経済的で手間もかからない。
- 出産後の母体の回復が早い。また，乳がん，卵巣がんの罹患率が低い。

③　母乳栄養の確立・進行

新生児への授乳は，一般に母体の疲労が回復し，新生児の呼吸が平穏になった後に開始され，分娩後30分以内の開始が推奨されている。吸啜刺激により母乳の分泌が促進されるので，出産直後から繰り返し吸啜させることが重要である。母乳の分泌を促進するためには，母親のバランスの取れた十分な栄養，心の安静，十分な休養と睡眠などが重要である。また，乳房のマッサージや温湿布，授乳時に飲み残した乳汁を絞って乳房を空にすることも有効である。

授乳法は，乳児が欲しがるときに欲しいだけ与える自律授乳でよい。しかし，泣けばすぐ与えるような授乳方法と自律授乳は異なる。乳児が何を欲して泣いているのか，正しく判断することが大切である。

授乳間隔・回数は，生後1か月間は授乳間隔が定まらず不規則で，7～8回/日程度であるが，1か月ごろから授乳間隔，授乳回数ともに，ほぼ一定になってくる。生後2～3か月では3～4時間おきの5～6回/日，3か月以降では4時間おきの5回/日となり，夜間授乳は次第になくなる。1回の授乳時間は15分程度が適当であり，はじめの5分間で全量の約60%，次の5分で約30%を哺乳する。はじめの10分間で約90%が哺乳されるので，授乳時間を延長しても哺乳量はほとんど変わらない。授乳時間が長すぎる場合は，母乳不足が疑われる。

④　母乳の問題点

- 乳汁の分泌量がわからないので，母乳不足を生じることがある。母乳不足の徴候は，体重の増加不良，授乳間隔の短縮，哺乳時間の延長，乳児の便秘，乳児の不機嫌，夜泣きなどがある。体重が順調に増加していれば，分泌量は十分と判断してよい。母親の低栄養，ストレス，疲労など，母乳不足の原因がある場合には，その解決を心がける。原因を除去しても母乳不足が続く場合は，育児用ミルクで補う。
- 母親の乳頭の奇形，裂傷，乳腺炎によって，授乳が困難になる場合がある。
- 母乳栄養児でビタミンD不足による，くる病の発症リスクが高い。乳児へのビタミンD補給や，適度な日照を受けることでリスクを軽減することができる。また，妊婦が妊娠中にビタミンD不足に陥らないことや，日照を受ける機会が少なくならないことへの注意も重要である。

・乳児ビタミンK欠乏症を生じることがある。母乳中にビタミンKが少ないことや，腸内細菌によるビタミンKの産生が少ないことが原因である。乳児へのビタミンK投与が予防に有効である。

・黄疸（母乳性黄疸）がみられることがある。しかし，母乳を中断する必要はない。通常は生後2か月過ぎに自然消失するが，ビリルビン値が一定濃度以上の場合や長期化する場合は，検査が必要である。

・母親が摂取した薬物やアルコールが母乳を通じて乳児に移行する。また，母親がたばこを吸う場合，母乳からはニコチンが検出され，乳児の呼吸器障害，発育障害，突然死症候群の発症割合が高くなる。

・母親がある種のウイルス感染症にかかると，母乳を介して乳児に感染する可能性が指摘されている。特に注目されているのは，ヒト免疫不全ウイルス（HIV），ヒトT細胞白血病ウイルス（HTLV－1），サイトメガロウイルス（CMV）であり，母親がこれらのウイルスに感染している場合，授乳を避けたほうがよい。

2）人工栄養

母親，子どもの健康状態や社会的な理由などから，母乳栄養が行えず，乳児の栄養が母乳以外の乳汁で行われる場合を人工栄養という。乳汁は，ほとんど育児用ミルクによって行われている。

① 育児用ミルクの種類

現在市販されている育児用ミルクは，牛乳を原料とするものが一般的であり，母乳に栄養成分を近づけるよう，開発努力がなされている。育児用ミルクの種類として，一般的な調製粉乳，アレルギーや先天性代謝異常症などの疾患に対応した特殊ミルクなどがある（表4－12）。また，2018（平成30）年に乳児用調製液状乳（乳児用液体ミルク）を国内で製造・販売することが可能となった。乳児用液体ミルクとは，液状の人工乳を容器に密封したものであり，常温での保存が可能である。調乳の手間がなく，消毒した哺乳瓶に移し替えて，すぐに飲むことができるため，外出時など調乳が大変なときや，ライフラインが断絶した災害時での利用に適している。

② 調乳方法

調乳濃度が濃すぎると，たんぱく質や電解質が代謝機能に過剰の負担をかけることになり，反対に薄すぎると栄養上の安全度が低下する。現在市販されている育児用ミルクは，各栄養素のバランスや濃度が適切に調整されているため，それぞれの標準濃度で調乳すればよい。

調乳の方法には，無菌操作法と終末殺菌法がある。

a. 無菌操作法

毎回の授乳ごとに，あらかじめ消毒した哺乳瓶に調製粉乳を入れ，一度沸騰させた70℃以上のお湯で溶解する方法であり，家庭や保育所などにおいて，少量のミルクを作成する際に用いられている。調乳後2時間以内に消費されなかったミルクは，すべ

表4－12　育児用ミルクの種類と特徴

育児用ミルクの種類			特　　徴
調製粉乳	乳児用調製粉乳		・母乳の代替品として，牛乳の成分を母乳に近づけるよう改善した育児用ミルク
	低出生体重児用粉乳		・低出生体重児の栄養も母乳を理想としている。早産時の母乳を参考に，たんぱく質，糖質，ミネラルは多く，脂肪を減らしている。添加ビタミンも多い ・出生体重が1,500 g以下の場合に用いられる
調製液状乳	乳児用調製液状乳		・母乳の代替品として，牛乳の成分を母乳に近づけるよう改善した育児用ミルク ・栄養組成は，調乳後の調製粉乳と同じ
市販特殊ミルク	牛乳アレルゲン除去粉乳	たんぱく質分解乳	・人工的に，たんぱく質を分子量の小さいペプチドやアミノ酸に分解し，抗原性を低下させたもの
		アミノ酸混合乳	・20種類のアミノ酸をバランスよく配合した粉末に，ビタミン・ミネラルを添加したもの ・牛乳のたんぱく質を全く含まないアレルギー治療用ミルク
	大豆たんぱく調整乳		・牛乳のたんぱく質に対するアレルギー児用のミルク ・大豆を主原料とし，大豆に不足するメチオニン，ヨウ素を添加し，ビタミン，ミネラルを強化
	無乳糖粉乳		・乳糖分解酵素欠損や乳糖の消化吸収力の減弱時に使用し，下痢や腹痛を防ぐ ・糖質をブドウ糖まで分解してあり，乳糖を含まない
	低ナトリウム粉乳		・心臓，腎臓，肝臓疾患患児用のミルク ・浮腫が強度の時に使用する ・ナトリウムを1/5以下に減量してある
	MCT乳		・脂肪吸収障害児用のミルク ・炭素数6～10の中鎖脂肪酸（MCT）のみを脂肪分として用いている。水に可溶であるため，一般的な脂肪の消化・吸収に必要とされるリパーゼによる加水分解や小腸内のミセルやカイロミクロンの形成を必要とせず，容易に吸収される
市販外特殊ミルク	登録特殊ミルク		・「特殊ミルク共同安全開発委員会」が開発・供給・登録を行った先天代謝異常症用のミルク。糖質代謝異常，たんぱく質アミノ酸代謝異常，有機酸代謝異常，電解質代謝異常，吸収障害などを対象とし，厚生労働省と乳業メーカーの協力で公費負担で提供している
	登録外特殊ミルク		・各種代謝異常の治療に必要な特殊ミルクを乳業メーカーの負担で無料提供している
	薬価収載の特殊ミルク		・アミノ酸代謝異常用と糖質代謝異常用に医薬品として薬価収載している特殊ミルク

出典）日本小児栄養消化器肝臓学会編：小児臨床栄養学 改訂第2版，p. 78，診断と治療社（2018）改変

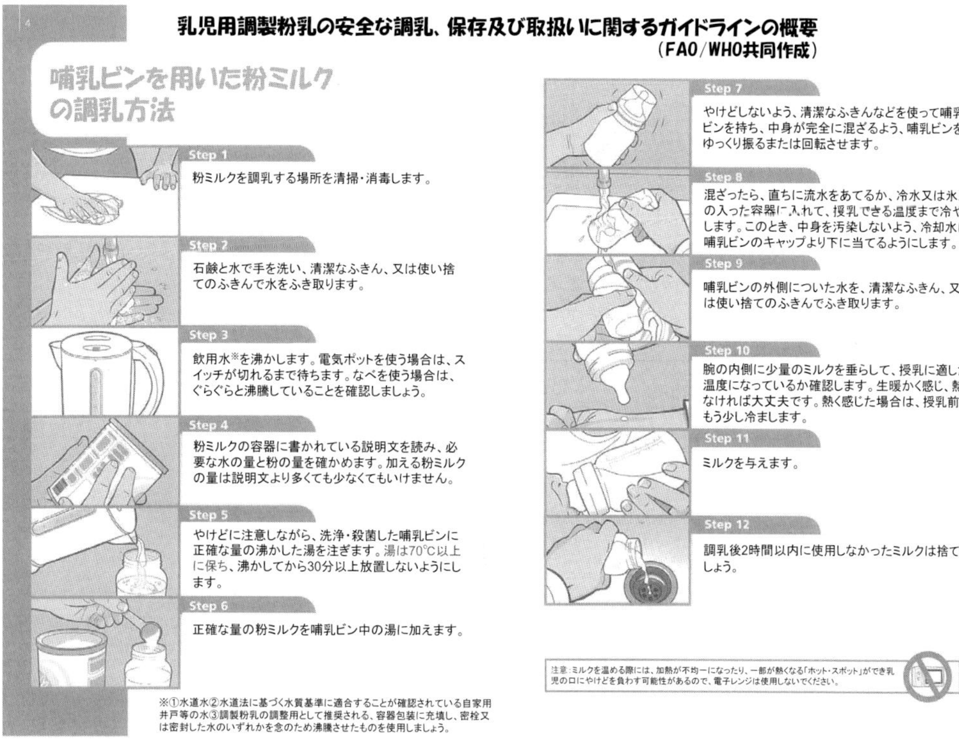

出典：How to Prepare Formula for Bottle-Feeding at Home (FAO/WHO)　より抜粋

図 4－11　無菌操作法による育児用ミルクの調製方法
出典）「授乳離乳の支援ガイド」改定に関する研究会：授乳・離乳の支援ガイド（2019）

て廃棄する（図 4－11）。

b. 終末殺菌法

1 日分または数回分をまとめて調乳し，洗浄済みの哺乳瓶に分注した後に煮沸消毒する。その後，冷却して 5℃未満の冷蔵庫に保管し，授乳のたびに適温に温めて使用する。この方法は，病院や乳児院，大人数の保育所などで，大量のミルクが必要な場合によく用いられる方法である。調乳したミルクは，冷蔵庫で 24 時間まで保存できるが，再加温後 2 時間以内に消費されなかったミルクは，すべて廃棄する。

③　人工栄養の確立・進行

基本的には自律授乳でよい。一般的な授乳回数は，生後 1 か月間は 3 時間おきに 7 ～ 8 回/日，2 ～ 3 か月では 3 ～ 4 時間おきに 6 回，3 か月以降では 4 時間おきに 5 回であり，1 日 1,000 mL 程度である。月齢が進むにつれて，夜間の授乳間隔はあいてくる。生後 1 ～ 2 か月ごろは，満腹となっても哺乳を続けることがあるので，1 回量を 150 mL，1 日量を 1,000 mL 以下にとどめたほうがよい。1 回の授乳時間が 10 ～ 15 分で終わるように，乳首の穴の大きさを調節する。乳汁の出がよすぎると，吸啜不足となって顎の発育不良の原因となる。また，摂取量が多くなりすぎ，肥満につながる可能性がある。

授乳を通して，母子・親子のスキンシップが図られるよう，授乳は必ず乳児を抱いて行い，優しく声かけを行うなど，ふれあいを大切にする。

飲み残しの乳汁は，哺乳瓶の中で細菌が繁殖することがあるため，直ちに廃棄し，哺乳瓶を洗浄する。

3）混合栄養

母乳不足や母親の就労など，何らかの理由で母乳だけで哺乳をできない場合に，母乳と育児用ミルクの両方を使用することを混合栄養という。

母乳不足の場合における混合栄養の方法として以下の①，②が，母親の就労などで混合栄養にする場合の方法として③がある。

① **毎回の授乳で母乳を与えた後に不足分を育児用ミルクで補う方法**：授乳ごとに乳首の吸啜刺激があるため，母乳の分泌が長期間継続することが多い。

② **授乳ごとに母乳と育児用ミルクを交互に与える方法**：母乳の授乳間隔が長いため，1回の母乳量が多くなる。しかし，乳首の吸啜刺激が少ないため，母乳の分泌量が次第に少なくなることが多い。母乳の授乳が1日3回以下にならないように努める。

③ **母親が仕事などで母乳を与えられない場合に育児用ミルクを与え，それ以外は母乳を与える方法**：勤務している間に可能であれば搾乳し，冷凍して保育所などで与えてもらうとよい。母乳を乳房にためたままにしておくと，母乳分泌量の低下や乳腺炎の原因となることもあるので，搾乳を行うことが望ましい。

4）離乳食

① 離乳の定義

離乳とは，成長に伴い，母乳または育児用ミルクなどの乳汁だけでは不足してくるエネルギーや栄養素を補完するために，乳汁から幼児食に移行する過程をいい，そのときに与えられる食事を離乳食という。この間に子どもの摂食機能は，乳汁を吸うことから，食べ物をかみつぶして飲み込むことへと発達する。摂取する食品の量や種類が徐々に増え，献立や調理の形態も変化していく。また，摂食行動は次第に自立へと向かっていく。

② 離乳の必要性

・エネルギー・栄養素の補給：生後5～6か月ごろになると，乳児の成長・発達がめざましくなり，水分の多い乳汁だけでは，乳児の発育に必要なエネルギーや栄養素をまかないきれなくなる。また，母乳の分泌も減少してくるため，エネルギーや栄養素が不足してくる。

・消化機能の発達：乳児期の後半になると，唾液をはじめとする消化液の分泌量が増え，乳歯が萌出してくる。この時期に離乳食を与えることで，消化酵素の分泌や活性が高まる。

・咀嚼・嚥下機能の発達：乳児の摂食機能は，各時期に適した調理形態の離乳食を与えることで，咀嚼・嚥下の機能が備わっていく。

・精神機能の発達：離乳食を与えることで，乳汁以外の味，におい，触感，形などを経験することにより，味覚，嗅覚，触覚，視覚などが刺激され，これらの発達が促される。また，家族とともに食卓を囲むことも，精神機能の発達につながる。

・正しい食習慣の確立：離乳食において，食品を適切に選択，調理し，適切な与え方（食事時間，回数など）をすることで，望ましい食習慣の基礎が形成される。

③　離乳の基本

離乳については，子どもの食欲，摂食行動，成長・発達パターン等，子どもにはそれぞれ個性があるので，画一的な進め方にならないよう留意しなければならない。

a．離乳の開始

離乳の開始とは，なめらかにすりつぶした状態の食物を初めて与えたときをいう。開始時期の子どもの発達状況の目安としては，首のすわりがしっかりして寝返りができ，5秒以上座れる，スプーンなどを口に入れても舌で押し出すことが少なくなる（哺乳反射の減弱），食べ物に興味を示すなどがあげられる。その時期は5～6か月ごろが適当である。ただし，子どもの発育および発達には個人差があるため，月齢はあくまで目安であり，子どもの「食べたがっているサイン」に親が気がつくようにする。なお，離乳開始前の子どもにとって，最適な栄養源は乳汁であり，離乳開始前に果汁やイオン飲料を与えることの栄養学的な意義は認められていない。また，はちみつは乳児ボツリヌス症を引き起こすリスクがあるため，1歳を過ぎるまでは与えない。

b．離乳の進行

離乳の進行は，子どもの発育および発達の状況に応じて食品の量・種類・形態を調整しながら，食べる経験を通じて摂食機能を獲得し，成長していく過程である。食事を規則的に取ることで生活リズムを整え，食べる意欲を育み，食べる楽しさを体験していくことを目標とする。食べる楽しみの経験としては，いろいろな食品の味や舌ざわりを楽しむ，手づかみにより自分で食べることを楽しむといったことだけでなく，家族等が食卓を囲み，共食を通じて食の楽しさやコミュニケーションを図る，思いやりの心を育むといった食育の観点も含めて進めていくことが重要である。離乳の進め方の目安を表4－13に示す。

・離乳初期（生後5～6か月ごろ）：離乳食を飲み込むこと，その舌ざわりや味に慣れることが主な目的である。離乳食は1日1回与える。母乳または育児用ミルクは，授乳のリズムに沿って子どもの欲するままに与える。

・離乳中期（生後7～8か月ごろ）：舌でつぶせる固さのものを与える。離乳食は1日2回にして生活リズムを確立していく。母乳または育児用ミルクは離乳食の後に与え，このほかに授乳のリズムに沿って子どもの欲するままに，1日3回程度与える。

・離乳後期（生後9～11か月ごろ）：歯ぐきでつぶせる固さのものを与える。離乳食は1日3回にし，食欲に応じて離乳食の量を増やす。離乳食の後に母乳または育

表4－13　離乳の進め方の目安

離乳の開始 ➡ 離乳の完了

以下に示す事項は，あくまでも目安であり，子どもの食欲や成長・発達の状況に応じて調整する。

	離乳初期 生後5～6か月ごろ	離乳中期 生後7～8か月ごろ	離乳後期 生後9～11か月ごろ	離乳完了期 生後12～18か月ごろ
食べ方の目安	○子どもの様子をみながら，1日1回1さじずつ始める。 ○母乳や育児用ミルクは飲みたいだけ与える。	○1日2回食で食事のリズムをつけていく。 ○いろいろな味や舌ざわりを楽しめるように食品の種類を増やしていく。	○食事リズムを大切に，1日3回食に進めていく。 ○共食を通じて食の楽しい体験を積み重ねる。	○1日3回の食事リズムを大切に，生活リズムを整える。 ○手づかみ食べにより，自分で食べる楽しみを増やす。
調理形態	なめらかにすりつぶした状態	舌でつぶせる固さ	歯ぐきでつぶせる固さ	歯ぐきで噛める固さ
1回当たりの目安量				
Ⅰ　穀類（g）	つぶしがゆから始める。 すりつぶした野菜等も試してみる。 慣れてきたら，つぶした豆腐・白身魚・卵黄等を試してみる。	全がゆ50～80	全がゆ90～軟飯80	軟飯90～ご飯80
Ⅱ　野菜・果物（g）		20～30	30～40	40～50
Ⅲ　魚（g）		10～15	15	15～20
または肉（g）		10～15	15	15～20
または豆腐（g）		30～40	45	50～55
または卵（個）		卵黄1～全卵1/3	全卵1/2	全卵1/2～2/3
または乳製品（g）		50～70	80	100
歯の萌出の目安		乳歯が生え始める。	1歳前後で前歯が8本生えそろう。 離乳完了期の後半頃に奥歯（第一乳臼歯）が生え始める。	
摂食機能の目安	口を閉じて取り込みや飲み込みができるようになる。	舌と上あごでつぶしていくことができるようになる。	歯ぐきでつぶすことができるようになる。	歯を使うようになる。

＊衛生面に十分に配慮して食べやすく調理したものを与える

出典）「授乳・離乳の支援ガイド」改定に関する研究会：授乳・離乳の支援ガイド（2019）

児用ミルクを与え，このほかに授乳のリズムに沿って子どもの欲するままに，1日2回程度与える。

c. 離乳の完了

離乳の完了とは，形のある食物を噛みつぶすことができるようになり，エネルギーの大部分が母乳または育児用ミルク以外の食物から摂取できるようになった状態をいう。その時期は生後12～18か月ごろである。食事は1日3回となり，そのほかに1日1～2回の補食を必要に応じて与える。母乳または育児用ミルクは，子どもの離乳の進行および完了の状況に応じて与える。なお，離乳の完了は，母乳または育児用ミルクを飲んでいない状態を意味するものではない。

④　離乳食の進め方の目安

a. 食べ方，摂食機能の目安

・離乳初期（生後5～6か月ごろ）：口唇を閉じて，捕食や嚥下ができるようになり，口に入ったものを舌で前から後ろへ送り込むことができるようになる。

・離乳中期（生後7～8か月ごろ）：舌・顎の動きは前後から上下運動へ移行し，それに伴って口唇は左右対称に引かれるようになる。食べさせ方は，平らなスプーンを下唇にのせ，上唇が閉じるのを待つ。

・離乳後期（生後9～11か月ごろ）：食べ方は舌で食べ物を歯ぐきの上にのせられるようになるため，歯や歯ぐきでつぶすことができるようになる。口唇は左右非対称の動きとなり，噛んでいる方向に寄っていく動きがみられる。食べさせ方は，丸み（くぼみ）のある離乳食用のスプーンを下唇にのせ，上唇が閉じるのを待つ。手づかみ食べは，生後9か月ごろから始まり，1歳過ぎの子どもの発育および発達にとって，積極的にさせたい行動である。食べ物を触ったり，握ったりすることで，その固さや触感を体験し，食べ物への関心につながり，自らの意思で食べようとする行動につながる。

・離乳完了期（生後12～18か月ごろ）：手づかみ食べで前歯で噛み取る練習をして，一口量を覚え，やがて食具を使うようになって，自分で食べる準備をしていく。

b. 食品の種類と組み合わせ

離乳食の進行に応じて，食品の種類や量を増やしていく。

離乳の開始は，おかゆ（米）から始める。新しい食品を始めるときには離乳食スプーンで1さじずつ与え，子どもの様子を見ながら量を増やしていく。慣れてきたらじゃがいもやにんじんなどの野菜，果物，さらに慣れたら豆腐や白身魚，固ゆでした卵黄など，種類を増やしていく。

離乳が進むにつれ，魚は白身魚から赤身魚，青皮魚へ，卵は卵黄から全卵へと進めていく。食べやすく調理した脂肪の少ない肉類，豆類，各種野菜，海藻と種類を増やしていく。野菜類には緑黄色野菜も用いる。ヨーグルト，塩分や脂肪分の少ないチーズも与えてよい。牛乳を飲用として与える場合は，鉄欠乏性貧血の予防の観点から，1歳を過ぎてからが望ましい。

離乳食に慣れ，1日2回食に進むころには，穀類（主食），野菜（副菜）・果物，たんぱく質性食品（主菜）を組み合わせた食事とする。また，家族の食事から調味する前のものを取り分けたり，薄味のものを適宜取り入れたりして，食品の種類や調理方法が多様となるような食事内容とする。

母乳育児の場合，生後6か月の時点で，ヘモグロビン濃度が低く，鉄欠乏を生じやすいとの報告がある。また，ビタミンD欠乏の指摘もあることから，母乳育児を行っている場合は，適切な時期に離乳を開始し，鉄やビタミンDの供給源となる食品を積極的に摂取するなどが重要である。

フォローアップミルクは母乳代替品ではなく，離乳が順調に進んでいる場合は，摂取させる必要はない。離乳が順調に進まず，鉄欠乏のリスクが高い場合や，適当な体重増加がみられない場合には，医師に相談したうえで，必要に応じてフォローアップミルクを活用することを検討する。

c. 調理形態・調理方法

離乳食の進行に応じて，食べやすく調理したものを与える。子どもは細菌への抵抗力が弱いので，調理を行う際には衛生面に十分に配慮する。

食品は，子どもが口の中で押しつぶせるように十分な固さになるよう加熱調理をする。はじめは「つぶしがゆ」とし，慣れてきたら粗つぶし，つぶさないままへと進め，軟飯へと移行する。野菜類やたんぱく質性食品などは，はじめはなめらかに調理し，次第に粗くしていく。離乳中期ごろになると，つぶした食べ物をひとまとめにする動きを覚え始めるので，飲み込みやすいようにとろみをつける工夫も必要になる。

調味について，離乳の開始時期は，調味料は必要ない。離乳の進行に応じて，食塩，砂糖など調味料を使用する場合は，それぞれの食品のもつ味を生かしながら，薄味で調理する。油脂類も少量の使用とする。

d. ベビーフード

2015（平成 27）年度乳幼児栄養調査（厚生労働省，2018）において，離乳食についての困りごとで最も多い回答が「作るのが負担，大変」であった。現在，各月齢の子どもに適する多様なベビーフードが市販されており，これらを上手に使用することで，離乳食を作ることに対する保護者の負担が少しでも軽減するのであれば，それも一つの方法である。

現在市販されているベビーフードの種類は，ドライタイプとウェットタイプに大別される。ドライタイプには，熱風乾燥させた粉末製品と急速冷凍後に乾燥させたフリーズドライ製品がある。ドライタイプの製品には，離乳初期に用いるかゆや野菜のマッシュが多く，適量の水や湯を加えて使用する。乾燥状態なので，必要量を使用し，残りを保存することができる。ウェットタイプには，瓶詰製品とレトルト製品があり，開封してそのまま与えられるので，外出時などに便利である。

ベビーフードの利点として，単品で用いるほかに，手作りの離乳食と併用することで，食品数や調理形態が豊かになることや，月齢に合わせて粘度，固さ，粒の大きさなどが調整されているので，離乳食を手作りする場合の見本となること，また，製品の外箱等に離乳食メニューが提案されているものがあり，離乳食の取り合わせの参考になることなどがあげられる。一方で，多種類の食材を使用した製品は，食材それぞれの味や固さを体験しにくいことや，ベビーフードだけで 1 食をそろえた場合，栄養素などのバランスがとりにくい場合があること，製品によっては子どもの咀嚼機能に対して固すぎたり軟らかすぎたりする場合があることなどがあげられる。ベビーフードを利用する際は表 4－14 の留意点を踏まえ，適切に利用することが重要である。

e. フォローアップミルク

離乳期以降の栄養補給を目的としたもので，この時期に不足しがちなカルシウム，

表4－14　ベビーフードを利用するときの留意点

留　意　点
●子どもの月齢や固さのあったものを選び，与える前には一口食べて確認を 子どもに与える前に一口食べてみて，味や固さを確認するとともに，温めて与える場合には熱すぎないように温度を確かめる。子どもの食べ方をみて，固さ等が適切かを確認。 ●離乳食を手づくりする際の参考に ベビーフードの食材の大きさ，固さ，とろみ，味つけ等が，離乳食を手づくりする際の参考に。 ●用途に合わせて上手に選択を そのまま主食やおかずとして与えられるもの，調理しにくい素材を下ごしらえしたもの，家庭で準備した食材を味つけするための調味ソースなど，用途に合わせて種類も多様。外出や旅行のとき，時間のないとき，メニューを一品増やす，メニューに変化をつけるときなど，用途に応じて選択する。不足しがちな鉄分の補給源として，レバーなどを取り入れた製品の利用も可能。 ●料理や原材料が偏らないように 離乳が進み，2回食になったら，ごはんやめん類などの「主食」，野菜を使った「副菜」と果物，たんぱく質性食品の入った「主菜」がそろう食事内容にする。ベビーフードを利用するにあたっては，品名や原材料を確認して，主食を主とした製品を使う場合には，野菜やたんぱく質性食品の入ったおかずや，果物を添えるなどの工夫を。 ●開封後の保存には注意して。食べ残しや作りおきは与えない 乾燥品は，開封後の吸湿性が高いため使い切りタイプの小袋になっているものが多い。瓶詰やレトルト製品は，開封後はすぐに与える。与える前に別の器に移して冷凍または冷蔵で保存することもできる。食品表示をよく読んで適切な使用を。衛生面の観点から，食べ残しや作りおきは与えない。

出典）「授乳・離乳の支援ガイド」改定に関する研究会：授乳・離乳の支援ガイド（2019）

表4－15　母乳，乳児用調製粉乳，牛乳，フォローアップミルクの成分比較

	母乳（人乳）[1]	乳児用調製粉乳[1]	牛　乳[1]	フォローアップミルク[2]
エネルギー（kcal）	61	510	61	65.7
たんぱく質（g）	1.1	12.4	3.3	2.1
脂　　質（g）	3.5	26.8	3.8	2.7
炭水化物（g）	7.2	55.9	4.8	8.3
灰　　分（g）	0.2	2.3	0.7	0.5

1　100 g 当たり。日本食品標準成分表2020年版（八訂）より。乳児用調製粉乳は調乳していない値。
2　調乳100 mL当たり。「雪印つよいこ」「明治ステップ」「森永乳チルミル」「和光堂ぐんぐん」の平均値

鉄，ビタミン類が強化されている。母乳や育児用ミルクの代替品ではない。成分特性は，①消化・吸収のよい乳清たんぱく質を増強し，アミノ酸バランスを整えている，②脳や網膜の発達に大切なDHAを強化し，リノール酸やα-リノレン酸などの必須脂肪酸のバランスを調整している，③牛乳や離乳食に不足しがちな鉄，乳幼児の代謝機能に重要なビタミンやミネラルをバランスよく配合している，④ビフィズス菌を増やすオリゴ糖を添加している，などがあげられる。表4－15に母乳，乳児用調製粉乳，牛乳，フォローアップミルクの成分組成を示す。

（2） 授乳・離乳の支援ガイド

「授乳・離乳の支援ガイド」は妊産婦や子どもにかかわる保健医療従事者が基本的事項を共有し，支援を進めていくことができるよう，保健医療従事者向けに2007（平成19）年に作成された。作成から約10年が経ち，科学的知見の集積，育児環境や就業状況の変化，母子保健施策の充実など，授乳および離乳を取り巻く社会環境などに変化がみられたことから，本ガイドの内容が検証され，2019（平成31）年3月に改定された。そのねらいは，授乳・離乳への支援が，①授乳・離乳を通して，母子の健康の維持とともに，親子のかかわりが健やかに形成されることが重要視される支援，②乳汁や離乳食といった「もの」にのみ目が向けられるのではなく，一人ひとりの子どもの成長・発達が尊重される支援を基本とするとともに，③妊産婦や子どもにかかわる保健医療従事者において，望ましい支援のあり方に関する基本的事項の共有化が図られ，④授乳・離乳への支援が，健やかな親子関係の形成や子どもの健やかな成長・発達への支援としてより多くの場で展開されることである。

1） 授乳の支援

① 授乳に関する現状

前述の平成27年度乳幼児栄養調査によると，授乳期の栄養方法は，2005（平成17）年度に比べ，2015（平成27）年度は母乳栄養の割合が増加し，混合栄養も含めると，母乳を与えている割合は，生後1か月で96.5%，生後3か月で89.8%であった（図4－12）。母乳育児に関する妊娠中の考えでは，妊娠中に「ぜひ母乳で育てたいと思った」，または「母乳が出れば母乳で育てたいと思った」と回答した者は9割を超えており，2005年度から変わらず，多くの母親が母乳で育てたいと思っていた。授乳について困ったことは，「母乳が足りているかどうかわからない」が最も多く，次いで「母乳が不足ぎみ」「授乳が大変，負担」の順であった。

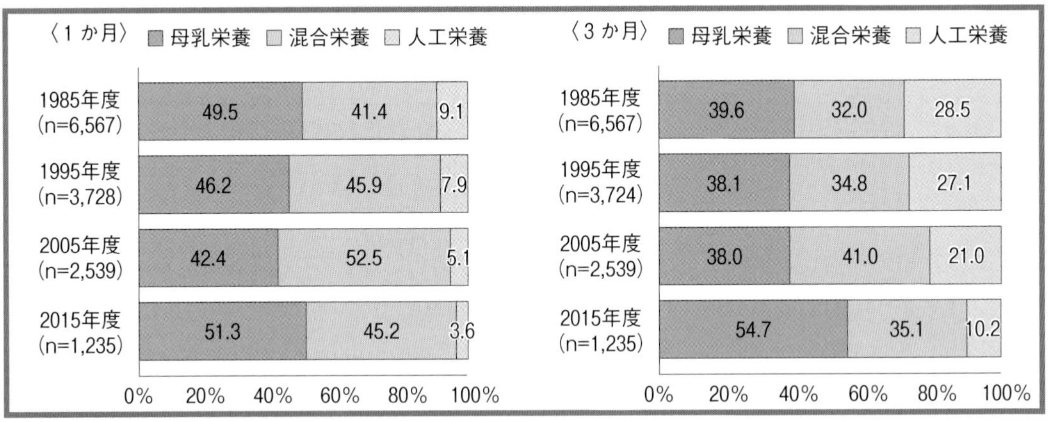

図4－12　授乳期の栄養方法（1か月，3か月）の推移
（回答者：1985年度・1995年度・2005年度0～4歳児の保護者，2015年度0～2歳児の保護者）
出典）厚生労働省：平成27年度乳幼児栄養調査（2018）

② 授乳支援に関する基本的考え方

母乳で育てたいと思っている母親が無理せず自然に母乳育児に取り組めるよう支援することは重要である。ただし，授乳の支援にあたっては母乳だけにこだわらず，必要に応じて育児用ミルクを使うなど，適切な支援を行うことが必要である。

授乳は，子どもが「飲みたいと要求」し，その「要求に応じて与える」という両者のかかわりが促進されることによって，安心して進行していく。その過程で生じる不安等に対して適切に対応し，母親等が安心して授乳ができるように支援を行う。

授乳の支援にあたっては，乳汁の種類にかかわらず，母子の健康の維持とともに，健やかな母子・親子関係の形成を促し，育児に自信をもたせることを基本とする。

③ 授乳支援のポイント

表4－16には，妊娠期，授乳の開始から授乳のリズムの確立まで，授乳の進行，離乳食へ移行するまでの各期間における，授乳等の支援のポイントが示されている。混合栄養の場合は，母乳の場合と育児用ミルクの場合の両方を参考にする。

2） 離乳の支援

① 離乳に関する現状

平成27年度乳幼児栄養調査によると，離乳の開始時期は，「6か月」の割合が最も高く，2005年度よりピークが1か月遅くなっていた。また，離乳開始の目安は，「月齢」の割合が最も高く，次いで「食べものを欲しがるようになった」「体重など発育状態」の順であった。一方，離乳の完了時期は，「13～15か月」の割合が最も高く，2005年度よりピークが遅くなっていた。離乳食について何かしらの困りごとを抱えていると回答した者は74.1％であり，困ったことは，「作るのが負担，大変」「もぐもぐ，かみかみが少ない（丸のみしている）」「食べる量が少ない」「食べ物の種類が偏っている」の順に多かった。

② 離乳の支援に関する基本的考え方

離乳については，子どもの食欲，摂食行動，成長・発達パターン等にはそれぞれ個性があるので，画一的な進め方にならないよう留意しなければならない。また，地域の食文化，家庭の食習慣等を考慮した無理のない離乳の進め方，離乳食の内容や量を，それぞれの子どもの状況に合わせて進めていくことが重要である。

離乳の支援にあたっては，子どもの健康を維持し，成長・発達を促すよう支援するとともに，授乳の支援と同様，健やかな母子，親子関係の形成を促し，育児に自信がもてるような支援を基本とする。特に，子どもの成長や発達状況，日々の子どもの様子を見ながら進めること，無理をさせないことに配慮する。また，離乳期は食事や生活リズムが形づくられる時期でもあることから，生涯を通じた望ましい生活習慣の形成や生活習慣病予防の観点も踏まえて支援することが大切である。この時期から生活リズムを意識し，健康的な食習慣の基礎を培い，家族等と食卓を囲み，共に食事を取りながら食べる楽しさの体験を増やしていくことで，一人ひとりの子どもの「食べる力」を育むための支援が推進されることを基本とする。

表4－16　授乳等の支援のポイント

<table>
<tr><th></th><th>母乳の場合</th><th>育児用ミルクを用いる場合</th></tr>
<tr><td>妊娠期</td><td colspan="2">・母子にとって母乳は基本であり，母乳で育てたいと思っている人が無理せず自然に実現できるよう，妊娠中から支援を行う。
・妊婦やその家族に対して，具体的な授乳方法や母乳（育児）の利点等について，両親学級や妊婦健康診査等の機会を通じて情報提供を行う。
・母親の疾患や感染症，薬の使用，子どもの状態，母乳の分泌状況等のさまざまな理由から育児用ミルクを選択する母親に対しては，十分な情報提供のうえ，その決定を尊重するとともに，母親の心の状態に十分に配慮した支援を行う。
・妊婦および授乳中の母親の食生活は，母子の健康状態や乳汁分泌に関連があるため，食事のバランスや禁煙等の生活全般に関する配慮事項を示した「妊産婦のための食生活指針」を踏まえた支援を行う。</td></tr>
<tr><td rowspan="2">授乳の開始から授乳のリズムの確立まで</td><td colspan="2">・特に出産後から退院までの間は母親と子どもが終日，一緒にいられるように支援する。
・子どもが欲しがるとき，母親が飲ませたいときには，いつでも授乳できるように支援する。
・母親と子どもの状態を把握するとともに，母親の気持ちや感情を受け止め，あせらず授乳のリズムを確立できるよう支援する。
・子どもの発育は出生体重や出生週数，栄養方法，子どもの状態によって変わってくるため，乳幼児身体発育曲線を用い，これまでの発育経過を踏まえるとともに，授乳回数や授乳量，排尿排便の回数や機嫌等の子どもの状態に応じた支援を行う。
・できるだけ静かな環境で，適切な子どもの抱き方で，目と目を合わせて，優しく声をかける等授乳時のかかわりについて支援を行う。
・父親や家族等による授乳への支援が，母親に過度の負担を与えることのないよう，父親や家族等への情報提供を行う。
・体重増加不良等への専門的支援，子育て世代包括支援センター等をはじめとする困ったときに相談できる場所の紹介や仲間づくり，産後ケア事業等の母子保健事業等を活用し，きめ細かな支援を行うことも考えられる。</td></tr>
<tr><td>・出産後はできるだけ早く，母子がふれあって母乳を飲めるように支援する。
・子どもが欲しがるサインや，授乳時の抱き方，乳房の含ませ方等について伝え，適切に授乳できるよう支援する。
・母乳が足りているか等の不安がある場合は，子どもの体重や授乳状況等を把握するとともに，母親の不安を受け止めながら，自信をもって母乳を与えることができるよう支援する。</td><td>・授乳を通して，母子・親子のスキンシップが図れるよう，しっかり抱いて，優しく声かけを行う等温かいふれあいを重視した支援を行う。
・子どもの欲しがるサインや，授乳時の抱き方，哺乳瓶の乳首の含ませ方等について伝え，適切に授乳できるよう支援する。
・育児用ミルクの使用方法や飲み残しの取り扱い等について，安全に使用できるよう支援する。</td></tr>
<tr><td rowspan="2">授乳の進行</td><td colspan="2">・母親等と子どもの状態を把握しながらあせらず授乳のリズムを確立できるよう支援する。
・授乳のリズムの確立以降も，母親等がこれまで実践してきた授乳・育児が継続できるように支援する。</td></tr>
<tr><td>・母乳育児を継続するために，母乳不足感や体重増加不良などへの専門的支援，困ったときに相談できる母子保健事業の紹介や仲間づくり等，社会全体で支援できるようにする。</td><td>・授乳量は，子どもによって授乳量は異なるので，回数よりも1日に飲む量を中心に考えるようにする。そのため，育児用ミルクの授乳では，1日の目安量に達しなくても子どもが元気で，体重が増えているならば心配はない。
・授乳量や体重増加不良などへの専門的支援，困ったときに相談できる母子保健事業の紹介や仲間づくり等，社会全体で支援できるようにする。</td></tr>
<tr><td>離乳への移行</td><td colspan="2">・いつまで乳汁を継続することが適切かに関しては，母親等の考えを尊重して支援を進める。
・母親等が子どもの状態や自らの状態から，授乳を継続するのか，終了するのかを判断できるように情報提供を心がける。</td></tr>
</table>

※混合栄養の場合は母乳の場合と育児用ミルクの場合の両方を参考にする。
出典）「授乳・離乳の支援ガイド」改定に関する研究会：授乳・離乳の支援ガイド（2019）

3） 災害時における妊産婦および乳幼児等に対する支援

わが国は，諸外国に比べて台風，大雨，大雪，洪水，土砂災害，地震，津波，火山噴火などの自然災害が発生しやすい国である。厚生労働省においては，災害が発生した場合，保健師，助産師，管理栄養士等の専門職が，避難所等で生活している妊産婦および乳幼児を支援する際のポイントを整理して自治体に周知を行っている。

災害時の授乳および離乳に関する支援については，発災時のみでなく，災害が起こる前の取り組みとして母子保健事業等の機会を活用し，妊産婦および乳幼児のいる家庭に対し，災害に備え，備蓄の用意に関する周知が重要である（⇨第9章4節）。

文　献

●参考文献

- 小さく産まれた赤ちゃんへの保健指導のあり方に関する調査 研究会：低出生体重児保健指導マニュアル～小さく生まれた赤ちゃんの地域支援～（2019）
- 厚生労働省雇用均等・児童家庭局：平成22年乳幼児身体発育調査報告書（2011）
- 「授乳・離乳の支援ガイド」改定に関する研究会：授乳・離乳の支援ガイド（2019）
- 乳児用調製粉乳の安全な調乳，保存及び取り扱いに関するガイドライン：世界保健機関/国連食糧農業機関共同作成（2007）
- 国立成育医療研究センター：乳幼児健康診査身体診察マニュアル（2018）
- 厚生労働科学研究班：食物アレルギーの栄養食事指導の手引き2017（2017）
- 厚生労働省雇用均等・児童家庭局母子保健課：平成27年度「乳幼児栄養調査」（2018）
- 渡邊令子・伊藤節子・瀧本秀美編：応用栄養学 改訂第5版，南江堂（2015）
- 栢下淳・上西一弘編集：応用栄養学 第1版，羊土社（2014）
- 清野佳紀・小林邦彦・原田研介・桃井眞理子編：NEW小児科学 改訂第2版，南江堂（2003）
- 内山聖監修：標準小児科学 第8版，医学書院（2013）
- 堤ちはる・土井正子編著：子育て・子育ちを支援する小児栄養，萌文書林（2009）
- 日本小児栄養消化器肝臓学会編：小児臨床栄養学 改訂第2版，診断と治療社（2018）
- 仁志田博司著：新生児学入門 第4版，医学書院（2012）

第 5 章

成長期の栄養

1．成長期の生理的特徴

幼児期は満 1 ～ 5 歳（小学校入学前）までの期間である。学童期は 6 ～ 11 歳までの小学生の期間で，思春期は学童期から成人期への移行期で，個人差が大きく，いつからいつまでかは明確ではないが，日本産科婦人科学会によると，思春期は 8，9 歳～17，18 歳ころまでとされている。幼児期から思春期における成長期は，身体発育，生理機能，運動機能，精神機能，社会性の発達，第二次性徴など，発育・発達の著しい時期であり，小児から成人への移行期でもある。

身体諸器官の発育速度を表すものとして，スキャモンの発育パターンが知られており（⇨ p. 82，図 4－4），幼児期は神経型器官，一般型器官，リンパ型器官，学童期はリンパ型器官，思春期は一般型器官と生殖型器官の発育が著しい。

成長期では，成長・発達に応じた適切なエネルギー・栄養素を摂取する必要があり，偏食，小食，過食，欠食など不適切な食事により，栄養上の問題も起こりやすい時期である。健康の維持・増進，疾病予防，正しい食習慣の確立のために，成長期の生理的特徴をよく理解して，栄養状態や心身機能に応じた栄養管理を進めることが大切である。

1.1　身長，体重，体組成の変化

幼児期は乳児期に続いて成長・発達が著しい時期である。身長や体重などの身体発育は，乳児期に比べて成長速度がゆるやかになるが，身長の伸びは 1 ～ 2 歳にかけては約 10 ～ 12 cm，2 ～ 3 歳は約 6 ～ 7 cm，4 ～ 5 歳は約 5 ～ 7 cm と減少していく。出生時の 2 倍の 100 cm になるのは 4 歳ころである。体重の増加は 1 ～ 5 歳にかけては年間約 2.1 kg とほぼ一定で推移し，4 歳で出生時の 5 倍の約 15 kg になる。頭囲の増加は 1 ～ 2 歳にかけては約 2 cm，2 ～ 3 歳は約 1 cm であり，3 歳では頭囲が約 49 cm となる。その後も少しずつ増加し，6 歳で約 51 cm となる。体組成では，骨格や筋肉の成長に伴い，皮下脂肪が減少し，筋肉質の体型に移行していく。四肢の伸びが大きく，幼児期後半には下肢の成長が著しく，新生児では 4 等身であったものが，6 等身に近づく（⇨ p. 81，図 4－3）。身体発育曲線（図 5－1）に示されるように，幼児期は発育の途中であるが，乳児期と比べると成長速度は遅い。

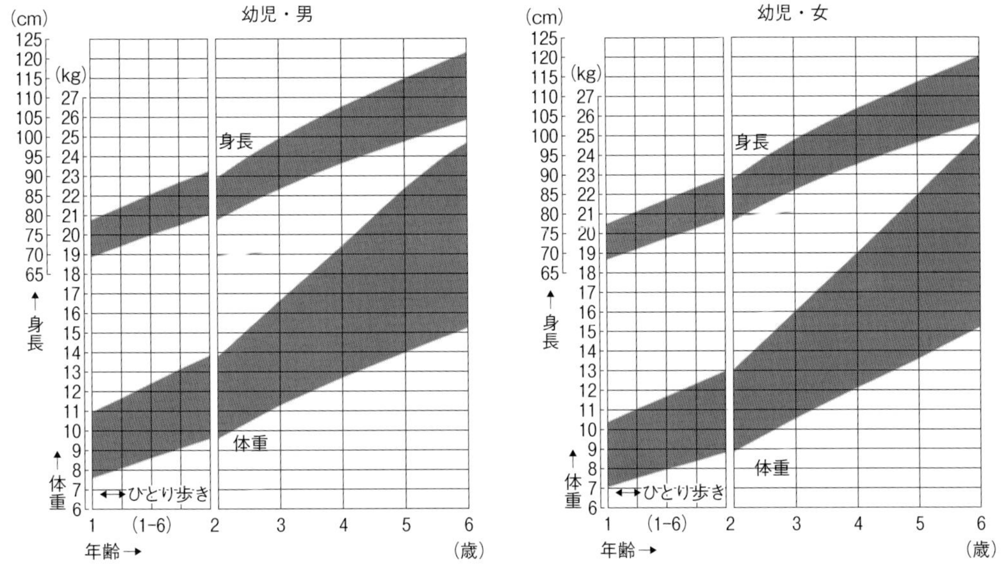

・身長と体重のグラフの帯の中には，各月・年齢の94パーセントの子どもの値が入る。乳幼児の発育は個人差が大きいが，このグラフを一応の目安とする。なお，2歳未満の身長は寝かせて測り，2歳以上の身長は立たせて測ったものである。
資料）厚生労働省：平成22年乳幼児身体発育調査

図5－1　身体発育曲線
資料）平成24年度改正母子健康手帳より作成

表5－1　学童期・思春期の身長・体重（全国平均）

区分	年齢（歳）	身長　(cm)		体重　(kg)	
		男	女	男	女
小学校	6	117.5	116.7	22.0	21.5
	7	123.5	122.6	24.9	24.3
	8	129.1	128.5	28.4	27.4
	9	134.5	134.8	32.0	31.1
	10	140.1	141.5	35.9	35.4
	11	146.6	148.0	40.4	40.3
中学校	12	154.3	152.6	45.8	44.5
	13	161.4	155.2	50.9	47.9
	14	166.1	156.7	55.2	50.2
高等学校	15	168.8	157.3	58.9	51.2
	16	170.2	157.7	60.9	51.9
	17	170.7	157.9	62.6	52.3

注）　年齢は各年4月1日現在の満年齢
出典）文部科学省：令和2年度学校保健統計調査報告書

思春期前までの学童期は，幼児期に引き続いてゆるやかな成長を示す。女子では小学校高学年のころから思春期に入り，身体発育が著しくなる。男子の思春期は女子より2～3年遅れる。学童期・思春期の身長，体重の増加を男女別に示す（表5－1）。身長の発育速度曲線に示されるように，胎児期の終わりから乳児期を経て幼児期前半にかけての第一発育急進期と，思春期での急速な成長の増加がみられる第二発育急進期がある（図5－2）。女子では9～11歳ころが成長のピークとなり，1年間で身長約6.5～7.0 cm，体重5 kgくらいの増加を示し，身体発育の全国平均値では一時的に男子の体位を上回る（表5－1）。男子では，女子より2歳くらい遅れて，11～13歳ころが成長のピークとなり，1年間で身長約7.0～7.5 cm，体重5.5 kgくらいの増加

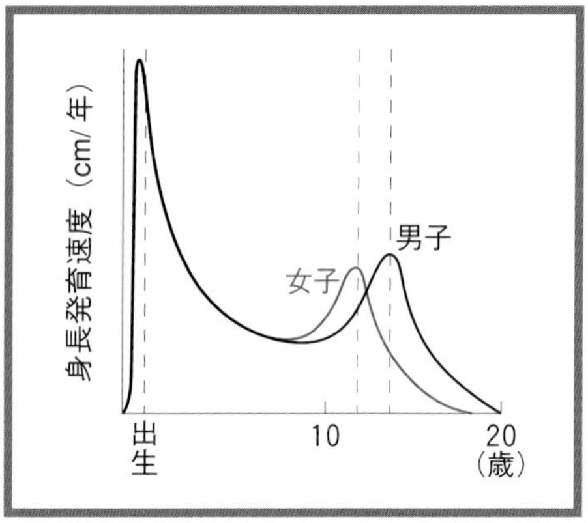

図5-2　身長の発育速度曲線

出典）高石昌弘・樋口満・小島武次：からだの発達，大修館書店（1981）

を示す。

身長や体重の値から，発育を評価する方法は下記の通りであるが，一人ひとりの成長の個人差を配慮することが大切である。

1）肥満度による判定

肥満度（標準体重比）＝〔(実測体重－標準体重)÷標準体重〕× 100（%）

判定　軽度肥満：20%以上30%未満
　　　中等度肥満：30%以上50%未満
　　　高度肥満：50%以上
　　　ふつう：± 20%未満
　　　軽度やせ：－ 30 ～ 20%以下
　　　高度やせ：－ 30%以下

なお，学校保健行政上の基礎資料を得ることを目的に，文部科学省では1948（昭和23）年度から，児童・生徒の成長と疾病についての調査（学校保健統計調査）を行っている。2006（平成18）年度以降では，性別・年齢別・身長別標準体重から肥満度を求め，肥満度が20%以上を肥満傾向児，肥満度が－ 20%以下を痩身傾向児としている。

2）カウプ指数（Kaup index）

体重（g）÷｛身長（cm）｝^{2} × 10で算出され，3か月以降の乳幼児期の体格や栄養状態の評価に用いられる（⇨ p. 96）。

3）ローレル指数（Rohrer index）

体重（kg）÷｛身長（cm）｝^{3} × 10^7で算出され，一般的には120 ～ 140を正常，100未満をやせ，160以上を肥満とする。ローレル指数は，学童期から用いられる。

4）身体発育曲線による判定

性別の身長・体重曲線を用いる。1 ～ 6歳の身体発育曲線については図5-1に示す。

5）BMI（body mass index）

体重（kg）÷｛身長（m）｝^{2}で算出され，高校生以降，成人期に用いられる。18.5以上25.0未満を正常，18.5未満をやせ，25.0以上を肥満とする（日本肥満学会による肥満度の判定基準）。

1.2　生理機能の発達

（1）口腔機能の発達

口腔では，1 ～ 3歳にかけて咀嚼に重要な第一，第二小臼歯が生えてくることで，噛む能力が格段に高まる（⇨ p. 84，図4-6）。生歯の時期や咀嚼能力の発達にあわせて適度な固さの食事を与え，噛むことを習慣づける。幼児は軟らかいものを好む傾向にあるが，よく噛むことは，食べ物を飲み込みやすくするだけでなく，

① 唾液などの消化酵素の分泌を促し，消化機能を高める
② ゆっくりよく噛んでたべることで食べ過ぎを防ぐ
③ 唾液の分泌を促すことにより，う歯（むし歯）を防ぐ
④ 筋肉を使うことにより，表情を豊かにする
⑤ 脳への血流を増やし，脳の発達につながる

など，身体のいろいろな機能の発達にも効果がある。咀嚼機能の発達に応じて食品の種類，固さ，調理方法などを段階的に進め，乳歯が生えそろう3歳ころから，5歳にかけて徐々に大人の調理形態に近づける。6歳ころには，第一大臼歯が生え，同じころから乳歯が徐々に永久歯に生え変わって，12～14歳ころには28本が生えそろう（⇨ p. 84，図4－6）。永久歯のう歯（むし歯）発生頻度は6～8歳で高いことから，この時期のう歯の予防が特に重要である（表5－2）。近年は，幼児期からのう歯予防が広く周知，徹底され，被患率は減少を示している。

表5－2　幼児期・学童期・思春期のう歯（むし歯）の推移（全国平均）　（%）

区分＼年	1967	1977	1987	1993	1998	2003	2008	2013	2018	2020
幼稚園	92.6	88.4	80.9	75.7	67.7	58.8	50.3	39.5	35.1	30.3
小学校	92.0	93.7	91.1	88.4	82.1	71.3	63.8	54.1	45.3	40.2
中学校	87.4	93.5	91.4	87.8	81.9	67.7	56.0	44.6	35.4	32.2
高等学校	89.0	94.6	94.3	91.3	88.2	77.9	65.5	55.1	45.4	41.7

出典）文部科学省：学校保健統計調査報告書

（2） 消化機能の発達

胃は，乳児期では湾曲の少ない「とっくり」の形であるが，3歳ころには成人の形に近くなる（⇨ p. 84，図4－7）。また，胃の容量も個人差があるが，1歳ころで約370～460 mL，幼児期では約400～800 mLと大きくなり，徐々に成人の大きさに近づく。幼児では，小腸の身長に対する長さは，成人の約4.5倍に比べて約6倍と長い。

乳児期に比べ，消化酵素の働きは強まり，消化機能も増強される。炭水化物の分解にかかわる酵素活性は，酵素の種類によって異なるが，多糖類分解酵素であるアミラーゼ活性は，乳児期では低く，成人レベルになるのは，2～3歳である。中性脂肪（トリグリセライド）のうち，長鎖脂肪は十二指腸および空腸において脂肪分解酵素の膵リパーゼによって分解されるが，乳児期では膵リパーゼ活性は低く，成人のレベルになるのは，2～3歳ころである。脂肪の吸収は，出生後早期では80%であるが，その後，4～5か月で90%，1歳で95%と成人レベルに達する。たんぱく質の消化酵素による分解は，胃ではペプシン，小腸ではトリプシンやキモトリプシン，ペプチダーゼなどにより行われる。ペプシンの活性は乳児期で低く，2歳で成人レベルになり，胃酸分泌においても成人レベルになるのは4歳ころである。

(3) 代 謝

呼吸は，乳児期では主に腹式呼吸であるが，3歳ころから胸式呼吸へ移行する。呼吸数は，幼児期では20～30回/分と成人（およそ16～18回/分）より多く，体温も成人より高い。汗腺の発達が十分ではなく，体温調節機能が成人レベルになるのは10歳ころである。1歳以上の基礎代謝基準値（kcal/kg体重/日）では，1～2歳が男女とも最も高く，年齢が上がるにつれ低くなる（⇨p. 259，巻末付表）。

(4) 脳，免疫機能の発達

神経型器官（脳，脊髄，視覚器，末梢神経など）の発育は10～12歳ころには完成する（⇨p. 82，図4-4）。リンパ型器官（胸腺，リンパ節など）は幼児期，学童期に急速に発育し，小学校高学年ころにピークを迎える。例えば，T細胞の分化・成熟に重要な役割を果たす胸腺は思春期に最も大きくなり，その後退化し多くが脂肪組織に変化する。B細胞系の機能としては，IgM産生は1歳ころに，IgG産生は4～6歳に，IgA産生は思春期には成人と同程度になり，感染症への抵抗力が増す（⇨p. 86，図4-9）。

1.3 運動機能の発達

筋肉，骨格や平衡器官の発達・発育と，神経線維の髄鞘化による中枢神経系の発育・発達が，運動機能の発達を促す。1歳～1歳半で歩けるようになり，2歳では走ることや階段の昇降，3歳では三輪車乗りや片足立ち，4歳では片足跳びが可能になる。手指の巧緻性（こうちせい）が増し，1歳を過ぎると，コップから飲んだり，スプーンを使えるようになる。2歳を過ぎると両手で茶碗とスプーンを使って食べられ，3歳になるとはしを握って使うようになる。洋服のボタンかけや丸が描けるようになるのもこのころである。はしやはさみが上手に使えるようになるのは5歳ころである。

幼児期の適切な運動は諸器官を刺激し，望ましい発達を導く。また，体を使って遊ぶことは心の健全な発育・発達にとっても重要である。

学童期・思春期になると，骨格筋量が増大し，呼吸・循環機能も上昇して，筋力，持久力が向上する。運動の巧緻性も増し，運動能力が高まる。文部科学省の体力・運動能力調査の年次推移をみると，走・跳・投の基礎的運動能力が低下傾向にある。男女ともに小学生のころから，運動・スポーツの実施頻度が高いほど，新体力テストの合計点が高いことが示されている（図5-3）。

1.4 精神機能の発達，社会性の発達

スキャモンの発育パターンにみられるように，神経型器官は他の器官よりも発育が速く，脳の重量は4～5歳で約1,200 gとなり，大人の80%ほどになる。それに伴って，言語，知能，情緒，社会性などが目覚ましく発達し，2～3歳ころには自我が芽生え，自己主張や反抗期が現れる。

言語は1歳では繰り返し単語であるが，2歳になると語彙（ごい）が急激に増加し，2語文

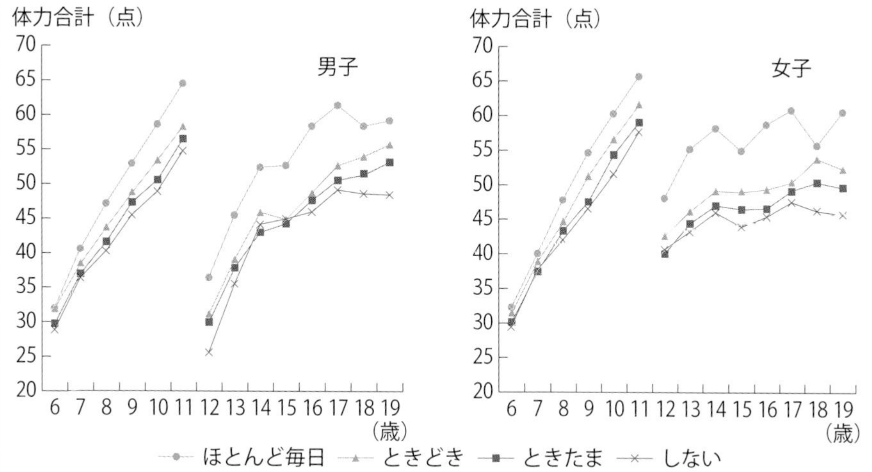

図 5－3　運動・スポーツの実施頻度別新体力テストの合計点
出典）文部科学省：平成 29 年度体力・運動能力調査報告書

が話せるようになり，3～4 歳ころには会話によるコミュニケーションが可能になる。豊かな情感や言語能力，社会性の育成には，親や友だちなど周囲の人々とのかかわりが大きく影響する。知能の発達により食物への関心が高まり，色，味，香りなど食物の認知能力が増して，嗜好が生まれる。偏食や食欲のムラが起こりやすいが，3 歳ころから食教育が受け入れられるようになり，4 歳ころには社会性が発達し，我慢したり，仲間との集団遊びを楽しめるようになる。

学童期・思春期では，学校での生活を通して自己抑制や協調性が増し，社会性が急速に発達する。客観的，抽象的思考を受け入れられるようになり，倫理性が育つ。

1.5　第二次性徴

男女の違いは，性染色体により遺伝的に受精直後に決まるが，胎生 6 週ころまでは，男女の性の分化はなく，胎生 7～8 週ころから性の分化が進むと考えられている。

女子では，7～8 歳ころより，間脳の視床下部から性腺刺激ホルモン放出ホルモン（GnRH）が分泌され，下垂体前葉から卵胞刺激ホルモン（FSH），黄体形成ホルモン（LH）などの性腺刺激ホルモン（ゴナドトロピン）が分泌される（⇨ p. 48，図 3－1）。性腺刺激ホルモンにより卵巣が発達し，卵巣より女性ホルモンである卵胞ホルモン（エストロゲン，estrogen）や黄体ホルモン（プロゲステロン，progesterone）が分泌される。10 歳前後より，乳房が発育し，陰毛，腋毛が生えて，初経（初潮：初めての月経）が起こり（⇨ p. 49，図 3－2），骨盤の発育，皮下脂肪の増加などにより女性特有の体型になる。初経発来の時期は，遺伝的要因，栄養状態などにより，個人差があるが，12～14 歳（平均 12.3 ± 1.0 歳）である。

男子では，9～10 歳ころより，間脳の視床下部より，性腺刺激ホルモン放出ホルモンが分泌され，下垂体前葉から性腺刺激ホルモンが分泌される。性腺刺激ホルモンにより，精巣の発育，精子の産生が促進され，精巣から男性ホルモン（アンドロゲン，androgen）が分泌される。声変わりや射精がみられ，陰毛，腋毛などが生え，筋肉が発達して男性らしい体型になる。

1.6　精神的・心理的変化

成長期は，身体発育や体力の著しい発達がある一方，精神発達が不十分であることも多く，感情の起伏や情緒の不安定を引き起こし，家庭内暴力，登校拒否，非行や自殺などの行動に至ることがある。特に，思春期では，自我や社交性が発達する時期であるが，身体的にも急激に性成熟する時期であるため，心理的変化が著しく，性的関心が強くなり異性を意識するようになる。また，体の急激な成長・発達のために精神的にも不安定になりがちで，大人になることへの漠然とした不安，異性関係，友人関係，家族，受験，学校生活など，さまざまな問題を引き起こしやすい時期である。

2. 小児の食事摂取基準

2.1　推定エネルギー必要量

成長期である小児（1～17歳）は，基礎代謝量，身体活動に必要なエネルギーに加えて，成長に伴って組織合成に要するエネルギーと組織増加分のエネルギー（エネルギー蓄積量）を余分に摂取しなければならない。組織の合成に要するエネルギーは，身体活動に必要な総エネルギー消費量に含まれるので，小児の推定エネルギー必要量は次式で算出される。

推定エネルギー必要量（kcal/日）＝［基礎代謝量（kcal/日）×身体活動レベル］
＋エネルギー蓄積量（kcal/日）

1日の基礎代謝量とは，食物摂取による消化・吸収や環境温度の影響がなく，安静な覚醒状態で必要な最小限のエネルギー消費量である。早朝空腹時に快適な室温（20～25℃）において，安静仰臥位・覚醒状態の消費エネルギーとして測定される。一方，直接測定ではなく，日本人集団を対象として基礎代謝量を測定した研究成果から提唱された性・年齢階級別基礎代謝基準値（⇨ p. 259，巻末付表）と参照体重から基礎代謝量を算出することができる。基礎代謝基準値（kcal/kg体重/日）は，1～2歳が最も高く，以後，年齢とともに減少する。

身体活動レベル（PAL：physical activity level）は，総消費エネルギーが基礎代謝量の何倍に相当するかを示した身体活動量の指標で，成長期の小児では年齢とともに増加する。そして，5歳までの身体活動レベルはレベルⅡ（ふつう）のみの1区分であるが，6歳以降は，成人と同じ身体活動レベルⅠ（低い），Ⅱ（ふつう），Ⅲ（高い）の3区分となっている（⇨ p. 259，巻末付表）。

表5－3　成長期の体重増加量とエネルギー蓄積量

年齢（歳）	男児				女児			
	参照体重（kg）	体重増加量（kg/年）	組織増加分		参照体重（kg）	体重増加量（kg/年）	組織増加分	
			エネルギー密度（kcal/g）	エネルギー蓄積量（kcal/日）			エネルギー密度（kcal/g）	エネルギー蓄積量（kcal/日）
1～2	11.5	2.1	3.5	20	11.0	2.2	2.4	15
3～5	16.5	2.1	1.5	10	16.1	2.2	2.0	10
6～7	22.2	2.6	2.1	15	21.9	2.5	2.8	20
8～9	28.0	3.4	2.5	25	27.4	3.6	3.2	30
10～11	35.6	4.6	3.0	40	36.3	4.5	2.6	30
12～14	49.0	4.5	1.5	20	47.5	3.0	3.0	25
15～17	59.7	2.0	1.9	10	51.9	0.6	4.7	10

出典）厚生労働省：「日本人の食事摂取基準（2020年版）」策定検討会報告書，p. 80（2019）

エネルギー蓄積量（kcal/日）（表5－3）は，性・年齢階級別の参照体重から1日当たりの体重増加量を算出して，それに組織のエネルギー密度（kcal/g）を乗じることによって求められる。

成長期である小児は，組織の増加に必要なたんぱく質がエネルギー源として利用されてしまわないように，エネルギー源として十分量の糖質および脂質をとらなければならない。そして，エネルギー摂取量過不足は，体重と身長を測定し，成長曲線（身体発育曲線）のカーブから大きく外れた体重変化がないかなど，成長の経過を縦断的に観察して評価することが重要である。

2.2　たんぱく質

小児（1～17歳）の推定平均必要量は，窒素出納法によって求められた体たんぱく質維持のための必要量と，成長に伴うたんぱく質蓄積量から要因加算法によって算出される。推定平均必要量は，次式によって算出される。

推定平均必要量（g/日）＝（たんぱく質維持必要量÷利用効率）
＋（たんぱく質蓄積量÷蓄積効率）×参照体重

たんぱく質維持必要量は，小児も含めた全年齢区分で男女ともに同一の値（0.66 g/kg体重/日）を用いて算定されている。利用効率は体重維持の場合の日常食混合たんぱく質利用効率で，1歳児は70%であり，成長に従って成人の90%に近づいていく。成長に伴うたんぱく質の蓄積量は，各年齢における参照体重の増加量と体たんぱく質の割合から算出される。そして，推奨量は，個人間の変動係数を成人と同様に12.5%と見積もり，推定平均必要量に推奨量算定係数1.25を乗じた値である。

また，発育の盛んな小児には，たんぱく質の摂取量を充足させるだけではなく，成人の9種類の必須アミノ酸にアルギニンを加えた10種類のアミノ酸がバランスよく摂取できるような，質の良いたんぱく質を摂取するようにする。

2.3 脂　　質

脂質はエネルギー産生栄養素の一つであり，1歳以上全年齢で男女ともに総エネルギー摂取量に占める割合（%エネルギー）として，20～30%エネルギーが目標量として設定されている。その他，図5−4に図示した各脂質項目のうち，飽和脂肪酸，*n*−6系脂肪酸，*n*−3系脂肪酸について食事摂取基準が設定されている。

小児期の飽和脂肪酸の過剰摂取は，中年での冠動脈疾患や肥満の原因となる可能性があることは知られていたが，循環器疾患の危険因子との関連を検討した研究が少なかったため，これまで，小児の飽和脂肪酸摂取量については設定されてこなかった。2020年版の日本人の食事摂取基準の改定で，3歳以上の小児について男女ともに，3～14歳では飽和脂肪酸のエネルギー比率が10%以下，15～17歳で8%以下と目標量が設定された。***n***−6系および***n***−3系脂肪酸については，それぞれ必須脂肪酸として生理的に重要な役割を担っているが，現在，日本人に欠乏症の報告がないことから，乳児，小児を含め全年齢区分で日本人の摂取量の中央値が目安量として設定された。

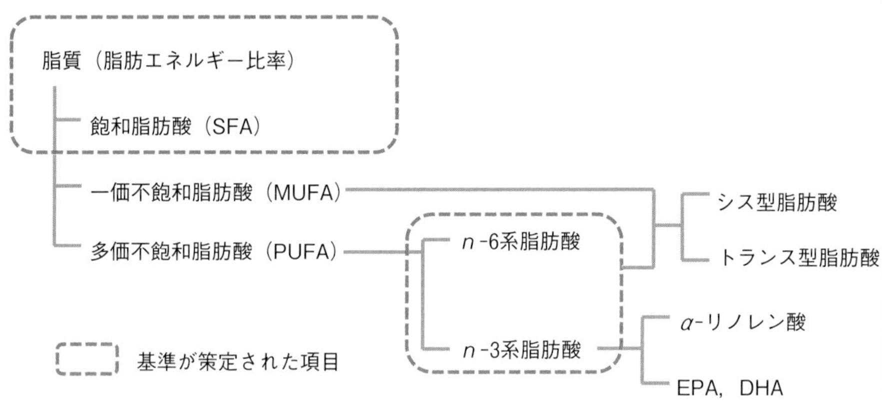

図5−4　脂質とその構成

出典）厚生労働省：「日本人の食事摂取基準（2020年版）」策定検討会報告書，p.127（2019）

2.4 炭水化物，食物繊維

炭水化物，特に多糖類は，エネルギー産生栄養素として重要な栄養素であるが，主食の主栄養となっているので，特別な状況を除いて十分に摂取されていると考えられる。そこで，他のエネルギー産生栄養素であるたんぱく質と脂質のエネルギー比率の残余分を炭水化物として補うべく，1歳以上の全年齢区分で50～65%エネルギーが目標量として設定された。また，砂糖などの遊離糖類の過剰摂取が，肥満やう歯（むし歯）の原因となるリスクが高いことから，WHOなどでは過剰摂取にならないように摂取量を制限しているが，わが国では，これらの糖類の摂取量が十分に把握されていないことから，基準は設定されていない。

食物繊維については，その摂取量が小児に多い便秘や肥満に直接影響するという報告もあり，また，小児期の食習慣が成人後の循環器疾患の発症やその危険因子に影響を与えている可能性が示唆されていることを考慮して，3歳以上について目標量が設定された。

2.5 ビタミン，ミネラル

(1) ビタミン

脂溶性ビタミンのビタミンAと水溶性ビタミンのB_1，B_2，ナイアシン，B_6，B_{12}，葉酸，Cについては，推定平均必要量と推奨量が設定されている。それ以外のビタミンについては，過不足のないように目安量が設定された。そして，過剰摂取の影響が知られているビタミンA，D，E，ナイアシン，B_6，葉酸については，耐容上限量が設定された。

1) 脂溶性ビタミン

ビタミンAの典型的な欠乏症として，小児では角膜乾燥症からの失明，夜盲症や免疫機能の低下，また，成長阻害，骨および神経系の発達抑制もみられる。ビタミンAの摂取量が不足していても肝臓のビタミンA貯蔵量が20 μg/g以上に維持されていれば，血漿レチノール濃度の低下がみられない。そこで，ビタミンAの推定平均必要量は，肝臓内のビタミンA最小貯蔵量を維持するために必要な摂取量から算定された。小児のビタミンA推定平均必要量は，18～29歳の推定平均必要量をもとにして，成長因子（成長に利用される量，成長に伴って体内に蓄積される量）を加味して，体重比の0.75乗を用いて体表面積を推定する方法により外挿し，算出された。推奨量は，小児においても成人と同様に，個人間の変動係数を20%と見積もり，推定平均必要量に推奨量算定係数1.4を乗じた値とされた。耐容上限量についても，18～29歳の値をもとに体重比を外挿して算出されている。

ビタミンDとビタミンKは，成人の目安量をもとに体重比の0.75乗と成長因子を用いて外挿し，ビタミンEは，日本人の摂取量の中央値が目安量として設定された。

小児の場合，ビタミンDの血中濃度が20 ng/mL未満では，くる病，カルシウム吸収率低下，および骨量低下がみられ，カルシウムの代謝に影響がある。ビタミンDは，日光の紫外線により体内でコレステロールから生合成されるが，日照量と生合成量との関係は明確になっていない。しかし，日照の機会が少ない小児では，くる病の発症リスクが高い。紫外線による皮膚での産生は調節されているため，必要量以上のビタミンDが産生されることはないが，ビタミンDの過剰摂取では，高カルシウム血症，腎障害などが起こることが知られているため，耐容上限量が設定された。小児の耐容上限量は，18～29歳の値と乳児の値の間を，参照体重を用いて体重比から外挿した。ビタミンEについては，健康な成人のα-トコフェロールの健康障害非発現量（NOAEL）の800 mg/日を小児でも用いて，参照体重と体重比から性別および年齢階級別に耐容上限量が設定された。一方，ビタミンKについては，過剰障害の報告がないことから，耐容上限量は設定されていない。

2）水溶性ビタミン

ビタミンB_1とビタミンB_2の推定平均必要量は，成人と同様に，欠乏症を予防できる最低必要量からではなく，尿中の排泄量が増大し始める摂取量（体内飽和量）を推定平均必要量を求めるための参照値としている。一方，ナイアシンとビタミンB_6は欠乏とならない最小摂取量が参照値となっている。そして，ビタミンB_{12}，葉酸とビタミンCについては，18～29歳の推定平均必要量をもとに，体重比の0.75乗と成長因子を用いて外挿して算定された。

ビタミンB_1，ビタミンB_2，ナイアシンはエネルギー代謝にかかわるビタミンであることから，エネルギー摂取量当たりで示された参照値に，対象年齢区分の推定エネルギー必要量を乗じて推定平均必要量が算定された。ビタミンB_6は，アミノ酸の代謝や生理活性アミンの代謝にかかわっているので，たんぱく質摂取量当たりのピリドキシン摂取量として示された。一方，パントテン酸は日本人の摂取量の中央値を，ビオチンは18～29歳の値をもとに体重比と成長因子からの外挿値を目安量としている。

ナイアシン，ビタミンB_6および葉酸について，耐容上限量が設定されているが，ビタミン強化食品やサプリメントとして摂取するときには注意が必要な数値である。

（2）ミネラル

小児では，多量ミネラルの5種（ナトリウム，カリウム，カルシウム，マグネシウム，リン），微量ミネラルの7種（鉄，亜鉛，銅，マンガン，ヨウ素，セレン，モリブデン）が設定されている。「日本人の食事摂取基準（2020年版）」でモリブデンが新たに小児に対し設定された。小児のクロムの摂取基準は設定されていない。

カルシウム，マグネシウム，鉄，亜鉛，銅，ヨウ素，セレン，モリブデンについては推定平均必要量と推奨量が，ナトリウム（食塩相当量）は目標量のみ，カリウムは目安量と3歳以上で目標量が，リンとマンガンは目安量のみが設定されている。鉄，ヨウ素，セレンに耐容上限量が設定された。

1）カルシウム

血液中のカルシウム濃度は，副甲状腺ホルモンやカルシトニンによって骨吸収（骨からのカルシウムなどの溶出）と骨形成（骨へのカルシウムなどの沈着）という骨代謝を常に繰り返して比較的狭い範囲（8.5～10.4 mg/dL）に保たれている。成長期は，骨形成が骨吸収を上回り，骨量が増加する。カルシウムの推定平均必要量は，成人と同様に，体内カルシウム蓄積量，尿中排泄量，経皮的損失量とみかけのカルシウム吸収率を用いて，要因加算法で算定された。推奨量は個人間の変動係数を10％と見積もり，推定平均必要量に推奨量算定係数1.2を乗じて算定された。17歳以下では過剰摂取による健康障害について十分な報告がないため耐容上限量は設定されていない。しかし，多量摂取を推奨するものでも，安全性を保証するものでもない。

2） 鉄

鉄の推定平均必要量は，要因加算法を用いて，基本的鉄損失，ヘモグロビン中の鉄蓄積量，非貯蔵性組織鉄の増加量，貯蔵鉄の増加量と吸収率を考慮して算定された。耐容上限量は，15歳以上について，バンツー鉄沈着症を指標に設定された。そして，3～14歳児は，15歳以上との連続性を考慮して設定し，1～2歳児は，鉄剤や鉄サプリメントの誤飲による急性中毒を考慮して設定された。しかし，小児では，急速な成長による鉄需要の増加に対して，食事性の鉄摂取量が不足しがちなために，鉄欠乏性貧血になりやすい。今後，小児の貧血有病率と鉄摂取量との関連について詳細な検討が必要である。

3. 幼児期の栄養アセスメントと栄養ケア

3.1 幼児期の食生活

幼児期の食生活は，奥歯（臼歯）が生え始め，乳歯が生えそろう3歳ごろまでの間に，離乳完了期の食事から，次第に食品の種類，量，固さを増して，成人の食事形態に移行する過程にある。精神面の発達においても，食習慣の確立や社会性を身につけていく時期である。そして，この時期に獲得した咀嚼や嗜好，食習慣などは，その後の成長過程における食行動に大きな影響を及ぼすことから，幼児期の食生活はとても重要である。

（1） 幼児期の食事

幼児期の食事は，咀嚼に必要な第一小臼歯と第二小臼歯が生える1～2歳と，乳歯がほぼ生えそろう3歳以降では，咀嚼機能と能力に違いがあるため食事の形態が大きく異なる。

例えば，1歳児は，異なる形態や食感をもつものを一緒に咀嚼することが容易ではないが，2歳児になると多少の異なる食感をもつ食品を同時に咀嚼できるようになるなど，1歳と2歳でも咀嚼する能力が大きく異なる。また，幼児期は介助食べから手づかみ食べ，次第にスプーンやフォーク，はしなどの食具を使って食べるようになるなど，食技能も大きく変化するときである。そして，同時に発達の個人差も大きく，それぞれの発達，発育段階に応じて，かつ，歯や顎の発育を促すような食形態や食感の食材を取り入れながら，一方では，食事は楽しい，自分で食べたいという意欲を培っていけるような食事内容や食具などに配慮していかなければならない。

3歳以上になると，いろいろな食味と食感を経験しながら，食べることの楽しさを味わえるように，さまざまな食品や料理を食事に取り入れていくことが，幅広い味覚をつくり上げ，偏らない嗜好の形成を築いていくために大切である。

(2) 幼児期の食事と間食

幼児期は，乳児期に次いで発育が盛んで，かつ運動量も活発になる時期であるため，体重1kg当たりに必要なエネルギー量と各種栄養素量は，成人に比べて多い。年齢区分別に体重当たりのエネルギー，たんぱく質，カルシウムおよび鉄の食事摂取基準量を比較すると，1～5歳の幼児期で，エネルギーとたんぱく質は成人の約2倍，カルシウムと鉄は約3倍量が必要となっている（図5-5）。このように幼児は，身体の大きさに対する相対的なエネルギーや栄養素の必要量が多いが，胃の容量が小さいため，1日3回の食事で十分量を摂取することが難しい。間食によって，1日3回の食事の不足分を補う必要がある。したがって，幼児期の間食は，栄養的な面から食事の一部として重要な意義をもつ。

間食からとるエネルギーは，1～2歳児で総エネルギーの10～15%（100～160 kcal/日），3～5歳児で15～20%（200～250 kcal/日）が適量である。間食の回数は，1～2歳児で2回（午前10時，午後3時），3～5歳児で1回（午後3時）が適当であり，食事との間隔は2～3時間あることが望ましい。幼児期では間食も食事の一部と考えると，間食の内容は，単にお菓子だけではなく，糖質の過剰摂取に注意して，

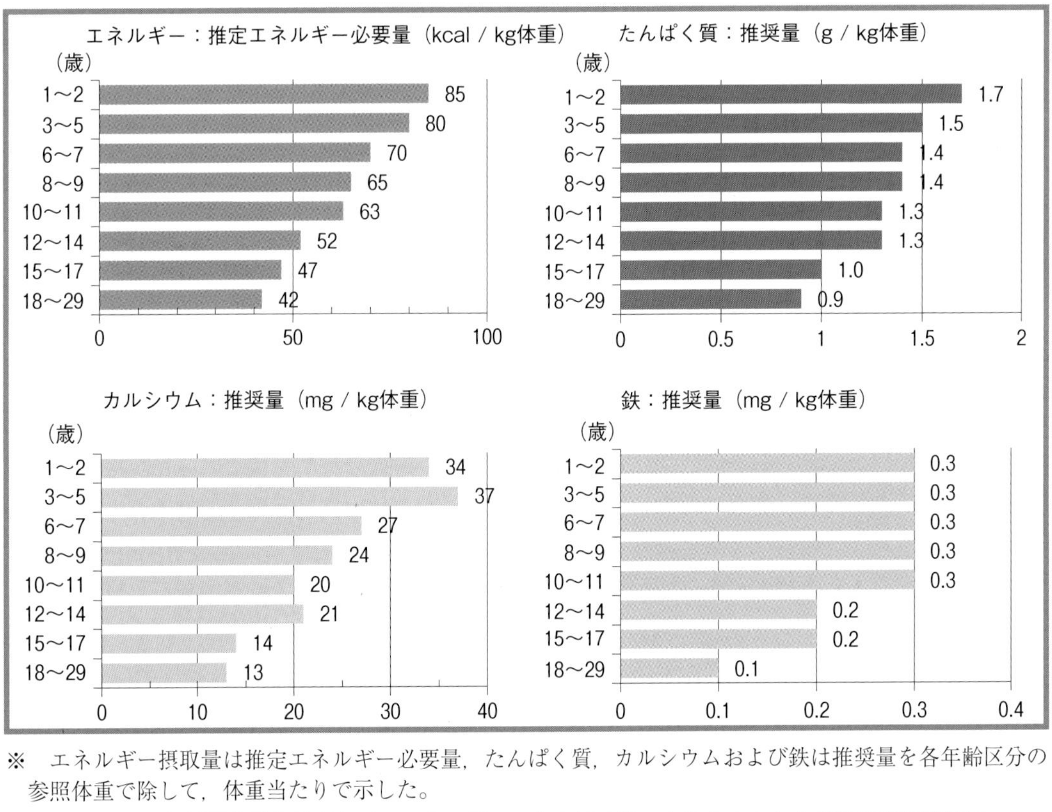

※　エネルギー摂取量は推定エネルギー必要量，たんぱく質，カルシウムおよび鉄は推奨量を各年齢区分の参照体重で除して，体重当たりで示した。

図5-5　年齢区分別体重当たりのエネルギー，たんぱく質，カルシウムおよび鉄の摂取基準量

資料）厚生労働省：「日本人の食事摂取基準（2020年版）」策定検討会報告書（2019）より算出

表5－4　幼児期の間食の役割

1．身体発育の観点
①　エネルギーおよび各種栄養素の補給
②　水分補給
2．心の発達の観点
①　休息や気分転換
②　楽しみや安らぎを与える
③　友達や家族とのコミュニケーション
3．しつけ，栄養教育の観点
①　あいさつや食事のマナー
②　衛生教育
③　おやつづくりなどの調理体験を通じて，食べ物に対する関心の喚起

出典）市丸雄平・岡純編著：マスター改訂 応用栄養学，建帛社，p. 93（2010）

牛乳・乳製品，いも類，ご飯類，果物など，3回の食事だけでは不足するエネルギー，たんぱく質，ビタミン，ミネラルや食物繊維が補給できるようなものにする。歯や顎の発育を促し，よく噛む習慣をつけるために，よく噛んで食べなければならないような小魚などの食品もよい。幼児期は，嗜好が形成される大事な時期なので，食べ物がもつ素材の味の情報を蓄積するために薄味を心がけ，塩味，甘味，香辛料などの強いものはさける。さらに，次の食事に影響しないように，脂質含量が高く胃内滞留時間の長いものなどの多量摂取は控えるようにする。

また，幼児期の間食は，エネルギーや栄養素を補う役割だけではない。1日3回の食事と1～2回の間食は，時間を決めることで，空腹と満腹の感覚を覚え，生活のリズムを整え，健全な食習慣を基礎づけることができる。そして，心の発達を助長する精神的な面，しつけや食習慣を形成する栄養教育の面などの役割も担う（表5－4）。

（3）　食習慣の形成

幼児期には，食事，睡眠，遊びなど1日の生活のリズムが形成されるなど，生活習慣の基礎がつくられ，食習慣の基礎づくりの時期と位置づけられる。

適正な食習慣を形成するためには，生体リズムに合った早寝早起きの生活を基本にしながら，①1日3回食の規則正しい食習慣を図る，②ゆっくりとよく噛んで味わって食べる，③いろいろな味を経験させて味覚を発達させ，好き嫌いなくなんでも食べられる（偏食をしない），④薄味嗜好の形成を図る，⑤食事や間食時の手洗い，行儀など正しい食事のあり方などを幼児の発達，理解力に合わせて適切な指導をすることが大切である。すなわち，「おなかがすいた」感覚をもって，食べたいもの，好きなものが増え，食べ物に興味や関心をもち，家族や仲間と一緒に食べる楽しさを味わい，そして，この感覚を繰り返し体験することで，食べる意欲を培っていける環境づくりが必要である。

「楽しく食べる子どもに～食からはじまる健やかガイド～」（食を通じた子どもの健全

表５−５　発育・発達過程に応じて育てたい“食べる力”

幼児期—食べる意欲を大切に，食の体験を広げよう—
・おなかがすくリズムがもてる
・食べたいもの，好きなものが増える
・家族や仲間と一緒に食べる楽しさを味わう
・栽培，収穫，調理を通して，食べ物に触れはじめる
・食べ物や身体のことを話題にする

出典）厚生労働省雇用均等・児童家族局：楽しく食べる子どもに〜食からはじまる健やかガイド〜：「食を通じた子どもの健全育成（—いわゆる「食育」の視点から—）のあり方に関する検討会」報告書（2004）

育成（—いわゆる「食育」の視点から—）のあり方に関する検討会，2004）では，「食事のリズムがもてる」「食事を味わって食べる」「一緒に食べたい人がいる」「食事づくりや準備に関わる」「食生活や健康に主体的に関わる」ことができる子どもの姿を目標として掲げている。幼児期の発育・発達過程に応じて育てたい“食べる力”として，表５−５に示した５項目を示している。このように，幼児期の適正な食習慣の確立は，将来の健康維持のためにも大きな影響を与えると考えられる。

3.2　幼児期の栄養アセスメント

幼児期の成長・発達状態が，その後の成長や健康にも大きく影響することから，幼児期の栄養ケア・マネジメントは重要である。適切な栄養ケア・マネジメントを実施するためには，詳細な客観的情報に基づいた栄養状態の評価が必要である。これを栄養アセスメントという。栄養アセスメントでは，一般に，①臨床診査，②身体計測，③臨床検査，④食事調査，⑤食環境などの評価項目が用いられる。

（1）臨床診査

臨床診査では，栄養状態にかかわる自他覚症状を観察することによって，栄養状態の評価に重要な情報を得ることができる。例えば，幼児の機嫌の良否は全身の健康状態を表し，皮膚の色や緊張度，乾潤の程度は，貧血や脱水の有無などの参考になる。下痢は，感染症，不適切な食事摂取，アレルギーなどにより発症する。便秘は，不適切な食事摂取や運動不足，精神的な要因などが原因となっていることがある。

（2）身体計測

１）身長と体重

厚生労働省が10年ごとに実施している乳幼児身体発育調査（p. 80，表４−２参照）で身長は，２歳未満児では仰臥位で，２歳以上の児では立位で測定している。身長は，長期にわたる栄養状態の影響を受けることはあるが，短期間の栄養状態の影響は受けにくい。遺伝的影響も大きい。一方，体重は成長の指標となり，身長とのバランスから栄養状態の評価に用いられる。

2） 頭囲と胸囲

出生時には頭囲が胸囲よりも大きいが，正常な発育では，1歳でほぼ同等（45 cm）となり，その後は胸囲のほうが大きくなる。頭囲は栄養状態の影響を受けることはほとんどない。頭囲が異常に小さい場合は小頭症，大きい場合は水頭症やくる病が疑われる。一方，胸囲の発育は，体重と同様に栄養状態の影響を受けやすく，栄養状態を反映する指標として用いられる。

3） 身体発育の評価

乳幼児期の身体発育の評価には，厚生労働省の乳幼児身体発育調査による月齢・年齢別の身長，体重，頭囲および胸囲のパーセンタイル値発育曲線（⇨ p. 81，図4－2）と性別に身長に対する体重の値を2次曲線で近似させた身長体重曲線（図5－6）が用いられる。

パーセンタイル値発育曲線は，7つのパーセンタイル値（3，10，25，50，75，90，97）の曲線が示されていて，通常は3～97パーセンタイルの間に入っていればよいとされている。各パーセンタイル曲線の間をチャネルといい，このチャネルを横切らないような発育がその児なりの望ましい成長をとげていると判断できる。チャネルを横切った増加あるいは減少，または3パーセンタイル未満あるいは97パーセンタイ

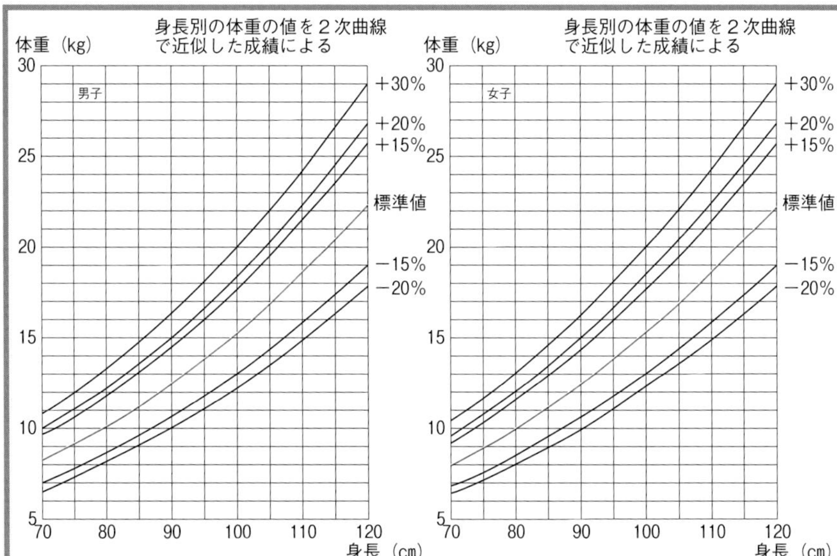

近似式：$y = 0.002226x^2 - 0.1471x + 7.8033$　　近似式：$y = 0.002091x^2 - 0.1139x + 5.7453$

+30%以上	ふとりすぎ	−15%超+15%未満	ふつう
+20%以上+30%未満	ややふとりすぎ	−20%超−15%以下	やせ
+15%以上+20%未満	ふとりぎみ	−20%以下	やせすぎ

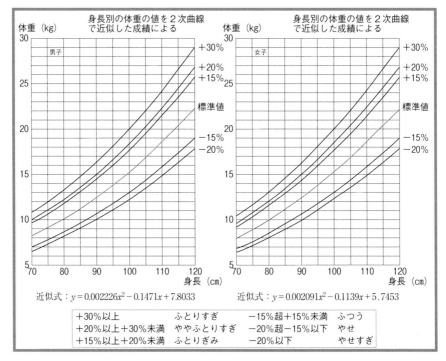

図5－6　幼児の身長体重曲線

出典）厚生労働省雇用均等・児童家庭局：平成22年乳幼児身体発育調査報告書（2011）

ルを超える場合には，適正な成長の逸脱や，何らかの疾患的原因があることを疑い，早めの医療機関の受診が必要である。

身長体重曲線は母子健康手帳に掲載されており，そのグラフ上に肥満とやせを簡便にスクリーニングできる肥満度曲線が記載されている。肥満度とは，身長別の体重中央値を標準体重として，標準体重に対して実測体重が何％上回っているかを示すものである（⇨ p. 116）。

幼児の身体発育や栄養状態の評価には，乳児と同様に身長と体重を組み合わせた指数としてカウプ指数が用いられる（⇨ p. 96）。

カウプ指数は，BMI と同じ値となるが，体型の基準判定が異なり，男女の区別はなく，年齢によって異なる（⇨ p. 97，図 4-10）。

（3） 臨床検査

臨床検査では，血液学・生化学的検査や画像検査の手法を用いて，栄養状態を反映する血液成分，尿成分，骨や筋肉の状態や生理機能などを評価する。

1） 血清たんぱく質

血清総たんぱく質，特に血清たんぱく質の約 60％の濃度を占めるアルブミンの血清濃度は，たんぱく質の摂取量が不足していると低くなる傾向があり，たんぱく質の栄養状態を反映する指標として用いられる。アルブミンは，半減期が 2 ～ 3 週間と比較的長いので，長期間の慢性的なたんぱく質栄養状態を評価するのに適しているが，短期間，あるいは軽度から中等度の栄養障害を的確にとらえることができない。比較的短期間のたんぱく質栄養状態を評価するためには，半減期の短い急速代謝回転たんぱく質（RTP：rapid turnover protein）を指標にする。RTP には，半減期が 8 日間のトランスフェリン，3 ～ 4 日のトランスサイレチン（プレアルブミン），および半減期が非常に短いレチノール結合たんぱく質などがある。

たんぱく質の摂取不足によって発症するクワシオルコルでは，血清たんぱく質濃度とアルブミン濃度が著しく低下する。逆に，脱水症状のときには高くなる。

2） 赤血球数，ヘモグロビン，ヘマトクリット

幼児の赤血球数，ヘモグロビン（Hb，血色素量）濃度，ヘマトクリット（Ht）値は年齢とともに徐々に上昇していく。WHO の貧血判定基準（2001）では，6 か月～ 4 歳児の場合，Hb 11. 0 g/dL，Ht 33％，5 ～ 11 歳児の場合，Hb 11. 5 g/dL，Ht 34％以下を貧血と判定する。そして，赤血球数，Hb，Ht から算出される平均赤血球容積（MCV：mean corpuscular volume），平均赤血球ヘモグロビン濃度（MCHC：mean corpuscular hemoglobin concentration）によって，小球性低色素性貧血，小球性正色素性貧血，正球性貧血，大球性貧血などの貧血の種類と成因を判定することができる。

3） 栄養状態にかかわるその他の血液検査値

血清尿素窒素（BUN）とクレアチニン（Cre）の測定値から求められる BUN/Cre 比もまた簡便な栄養指標として用いられる。BUN/Cre 比が高値（10 以上）のときは脱

水，低値（10以下）のときには，たんぱく質の不足が推定される。また，たんぱく質同化ホルモンで成長ホルモンにより合成が促進されるIGF-I（ソマトメジンC）は，骨成熟を反映していて，身長増加促進の指標となる。小児では，低栄養の状態で低値を示し，栄養状態が回復すると２～３日で正常値にもどる。

4） 尿たんぱく，尿糖

幼児は，腎臓機能が未熟なため，ときどき尿中にたんぱく質や糖が現れることがあるが，基本的には，尿たんぱくも尿糖も陰性が正常値である。

3.3 幼児期の栄養上の問題と栄養ケア

（1） やせと発育障害，低栄養

成長期にある幼児は，健常な状態では体重の減少はない。体重が減少した場合は，摂取量の不足，下痢や嘔吐，何らかの疾患が考えられる。また，身体発育曲線のパーセンタイルが低いほうにチャネルを横切って体重が変化した場合は，成長に問題があると判定する。特に，身長と体重の発育曲線のパーセンタイルが3%以下の場合を発育障害という。

幼児期の発育障害の原因として，不適切なケア，成長ホルモン分泌不全などの先天性疾患，脳性麻痺，代謝性障害，腎，肝，肺などの慢性疾患，炎症性疾患，悪性腫瘍や慢性感染症，尿路感染症に伴う慢性腎不全による腎性くる病などがあげられる。これらの原因の中で頻度の高いものは，誤った食事制限や摂取量の不足など，養育者の不適切なケアによる低栄養があげられる。

栄養素の量的・質的な供給不足や利用の障害が生じた状態を低栄養（malnutrition）という。幼児期の低栄養の代表的な疾患には，クワシオルコルとマラスムスがある。

クワシオルコルは，主としてたんぱく質の極度の不足により発症する。クワシオルコルでは，エネルギーの供給は充足しているので，皮下脂肪は比較的よく保たれ，極端なやせにはならないが，手足が冷たくなり，高度の貧血がみられる。そして，無気力やイライラなどの精神症状が早期から認められ，進行すると，発育障害，腹部膨満，浮腫，不活発，嘔吐，下痢，易感染性，脂肪肝などが特徴的な症状である。クワシオルコルは，慢性的な低栄養状態が持続したときに出現しやすく，離乳期以降の１～３歳で発症しやすい。

一方，マラスムスは，食べる量が少ないなど，たんぱく質とエネルギーの両方の不足によるもので，全身の組織，筋肉の消耗，発育障害などがみられ，極度にやせて皮膚の弾力性が失われるが，浮腫はみられない。6～24か月齢に多い。

低栄養による発育障害が疑われる場合には，食事調査を行って，食事内容や食習慣などの問題点を明らかにし，適切な栄養ケアを施す必要がある。

（2）肥　　満

肥満には，内分泌異常，中枢神経異常，遺伝子異常などの原因疾患がある二次性（症候性）肥満と，長期間にわたり摂取エネルギーが消費エネルギーを上回ったために，余剰エネルギーが体脂肪として過剰に蓄積した原発性（単純性）肥満とがある。幼児期の肥満の大部分は，生活習慣や食生活の問題に起因する原発性肥満である。

原発性肥満の原因の一つに，家族に幼児の過食や体格に関する認識が乏しいことがあげられ，家族も同様に肥満である場合が多い。2015（平成27）年度乳幼児栄養調査（厚生労働省，2018）において，子ども（1～6歳児）の肥満度とその保護者の子どもの体格に関する認識を調査した結果では，体格が「ふつう」より肥満度の高い子どもの保護者は，保護者の認識が子どもの体格と一致している割合が63.4％であり，約4割の保護者は子どもの体格の認識に相違があった。そして，スナック菓子の多食，清涼飲料水や炭酸飲料などからの糖質の過剰摂取などの食事環境因子，活発な遊びや運動の不足，ストレスによる過食などもあげられる。

図5－7に示したように，乳児期は脂肪細胞の肥大が主体であり，生後12か月以降の幼児期から脂肪細胞数の増加が盛んになる。乳児期の肥満は，脂肪細胞の肥大による生理的な肥満であり，幼児期に自然に解消することが多いのに対し，幼児期の肥満は脂肪細胞数の増大を伴うので，多くは，学童・思春期肥満，成人期肥満へと移行するリスクが高いと報告されている。肥満が長期間にわたり持続すると，レプチン抵抗性やインスリン抵抗性が引き起こされて，高血圧症，脂肪肝や高コレステロール血症などの脂質代謝異常，肝機能異常症，耐糖能の低下などを発症し，小児生活習慣病の罹患へとつながり，若年から動脈硬化症の発症リスクを高めることが危惧される。

通常，BMI（カウプ指数と同じ数値）は生後から9か月齢ごろまで増加した後低下して，6歳前後で最低値となるが，再び増加に転じて成人になるまで増加する。このよ

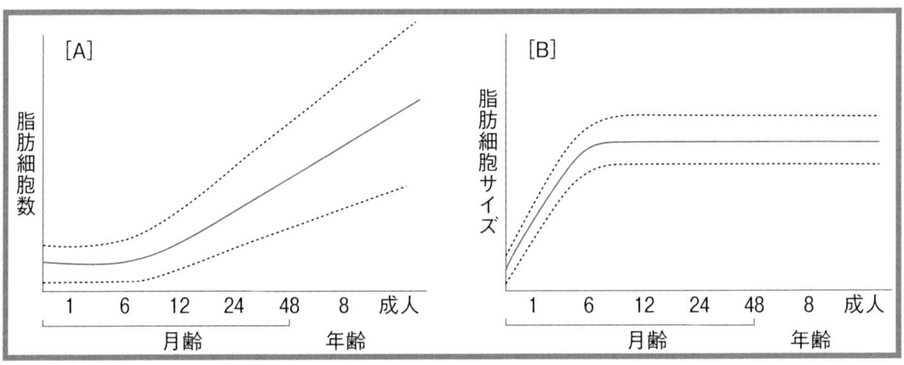

図5－7　成長と脂肪細胞数と脂肪細胞の大きさとの関係

出典）有阪治：ライフステージにおける小児肥満．肥満研究，22（1），10（2016）

文献：Ravussion E, Smith SR. In: Jameson JR, De Groot LJ *eds*. Endocrinology Adult and Pediatric, 7th ed.: Role of the adipocyte in metabolism and endcrine function. Philadepha: Elsevier Saunders 2015 : 627－647 より

うにBMIが減少から増加に転ずる現象はアディポシティリバウンド（AR：adiposity rebound）と呼ばれ，幼児期から成人期に向けて体脂肪が蓄積していくという体組成の変化を反映するものと考えられている。近年，ARの開始時期が早いほど，学童期や思春期に肥満になるリスクが高くなることが明らかとなり，注目されている。例えば，3歳以前にARが起こる場合は，たとえ3歳時のBMIが高くなくても，その後に高度肥満になるリスクが高い。したがって，幼児肥満の予防は，その後の肥満の発症を抑制するために重要である。

幼児肥満の栄養管理は，成長・発達期であるため，体重の減少を目的とした極端な食事制限は避け，運動療法を取り入れて消費エネルギーを増加させて体重の増加を微増にし，身長の伸びによって肥満度を下げることを目的とする。また，早寝早起きの生活リズムをつくり，朝食，昼食，間食，夕食を規則的にとり，量と種類を考慮することが重要である。

（3）脱　　水

脱水とは，水と電解質のバランスが崩れて体内水分量が減少した状態をいう。幼児の体内水分量は約65％で，成人の約60％に比べて高い（表5-6）。そして，幼児の体内水分は，細胞外液量，特に組織間液の割合が成人に比べて高いため，体内から水を失いやすい。さらに，幼児は腎濃縮力が低いため尿量が多く，また，体重当たりの不感蒸泄量も大きいため，1日に消費される体重当たりの水分量，水分代謝量が大きい。そのため，幼児の水分必要量は体重1kg当たり60～90mLで，成人の約2倍量である（表5-6）。また，幼児期は，発熱，下痢，嘔吐などにより細胞外液が失われやすく，電解質の異常損失をみることが多く，脱水症に陥りやすい。下痢，嘔吐，発熱，暑熱環境下のときには，脱水症予防のために水分補給に留意するとともに，体液の水と電解質のバランスを保つためにミネラル補給にも留意しなければならない。水のみの補給は，塩分欠乏（低張）型脱水を引き起こす。

（4）う歯（むし歯）

2～3歳は乳歯列が完成する時期で，う歯（むし歯）が発生しやすくなる。砂糖を

表5-6　体内水分分布と水分必要量

	総体内水分	細胞内液	細胞外液	水分必要量	不感蒸泄量
	（体重に対する割合％）			（mL/kg 体重 / 日）	
新生児	80	35	45	60～160	30
乳児	70	40	30	100～150	50
幼児	65	40	25	60～90	40
学童	60	40	20	40～60	30
成人	60	40	20	30～40	20

生後2日間は0とする。
出典）前川喜平：子どもの特性（http://www.glico.co.jp/boshi/futaba/no 72）より

多く含む甘味食品や清涼飲料水の頻回摂取が，う歯発症の原因となる。乳歯のう歯は，後の永久歯の歯並びや噛み合わせなどにも影響を与えるので，幼児期の乳歯のケア，う歯予防は重要である。「健康日本21（第2次）」では，う歯のない幼児（3歳児）の割合を全国平均で約80％以上とすることを目標に掲げた。「健康日本21」の最終評価では，目標値に達していないが，策定時のベースライン値が59.5％（1998年）であったのが，中間報告で68.7％（2003年），最終評価で77.1％（2009年）と良好な改善がみられた。

う歯の予防には，食べた後の口すすぎや歯磨きを習慣づけることが大切であるが，幼児期は保護者のケアが欠かせない。う歯予防策として歯質強化のためのフッ化物歯面塗布も有効である。フッ化物歯面塗布を受けたことがある幼児の割合は「健康日本21」の目標値に達したが，間食として甘味食品，飲料を頻回飲食する習慣のある幼児の割合には，大きな変化がみられなかったと報告された（「健康日本21（第2次）」）。

一方，平成27年度乳幼児栄養調査において，2～6歳の保護者を対象に，う歯の状況についてアンケート調査をした結果，間食の与え方がう歯の有無に大きく影響していることがわかった。う歯の有無別に間食の与え方をみると，「時間を決めてあげることが多い」「甘いものは少なくしている」「間食でも栄養に注意している」と回答した者の割合は，う歯がない子どもの保護者のほうが多く，「欲しがるときにあげることが多い」「甘い飲み物やお菓子に偏ってしまう」「特に気をつけていない」と回答した者の割合は，う歯のある子どものほうが高かった。このように，う歯予防には，口腔衛生の確保だけではなく，間食の内容や与え方なども重要な要因であり，幼児期以後の生活習慣，食習慣の形成にも大きく影響をもたらす。

(5)　鉄摂取と貧血

幼児期には急速な成長による鉄需要の増加に対して，食事性の鉄摂取量が不足しがちなために鉄欠乏性貧血が発症しやすい。鉄欠乏性貧血を予防，または寛解させるためには，鉄の吸収率が高いヘム鉄を多く含む食品や非ヘム鉄の吸収率を高める栄養素（ビタミンB_6，ビタミンC，葉酸など）の摂取，十分量のたんぱく質が摂取できるように食事内容を見直す。また，鉄含量の低い牛乳にかえて，フォローアップミルクを補助食品として利用することも有効である。鉄の補給にサプリメントを利用する場合には，鉄には耐容上限量が設定されているので，用量管理にも留意しなければならない。

(6)　不適切な身体活動，生活習慣，食生活

1)　身体活動，生活習慣，朝食欠食

幼児が成長・発達をしていくためには，適正な栄養素の摂取だけではなく，体内代謝を活性化し，適度に運動することが必要である。2010（平成22）年度幼児健康度調査（日本小児保健協会）によると，1990（平成2）年度の同調査値と比べて，2歳以上の幼児の遊びの内容が自転車・三輪車などのように外で身体を動かす遊びが減少

(69%→43%) する一方，テレビ・ビデオ (26%→51%)，テレビゲーム (12%→17%) のように屋内での遊びが増加している。2～6歳の保護者を対象とした平成27年度乳幼児栄養調査においても，平日で約2割，休日で約4割の子どもが，1日平均で3時間以上テレビやビデオを見たり，ゲーム機やタブレット等を使用していたりすると回答している。このように，屋内で過ごす時間が長くなると，身体活動度が低下し，消費エネルギーの減少につながり，食欲の減退や肥満発症のリスクを高めることにつながる。また，屋外で遊ぶ時間が短くなると日光曝露不足にもつながり，体内でのビタミンDの合成量の減少を引き起こし，ビタミンD欠乏の危険因子となり，骨代謝にも影響を及ぼす。

同じく平成27年度乳幼児栄養調査において，朝食を欠食する子どもの割合は6.4%と報告されている。朝食を必ず食べる子どもの割合は，保護者が朝食を「必ず食べる」，子どもの起床時刻が「午前6時前」，就寝時刻が「午後8時前」と回答した場合で最も高かった。そして，朝食を必ず食べる子どもの割合は，朝食の共食状況別にみると，朝食を「家族そろって食べる」で96.8%と最も高く，「ひとりで食べる」では76.2%であった。このように子どもの食生活は，保護者の生活習慣や食生活，環境に大きく左右される。生活リズムを向上させ，生き生きと生活する子どもを育成するために早寝早起き朝ごはん運動が展開されている (農林水産省「平成30年度食育推進施策 (食育白書)」)。

2) 個食，孤食

家族で違った種類のおかず (個食) を子どもが1人で，あるいは子どもだけで食べる (孤食) 割合の増加が問題として指摘されている (内閣府「平成23年版食育白書」)。その他さまざまな「こ食」が問題になっている (詳細は⇨p. 140)。

3) 偏　　食

自我の発達に伴い，2歳ごろから食物に対する好き嫌いなど，偏食が始まる。偏食によって不足すると考えられる栄養素は，他の食品で補うことで栄養上の問題点は解決可能であるが，心身の発達や社会的適応性の上からも，また，食生活を豊かにするということからも偏食の原因となる生活を見直すことは重要である。

偏食の原因として，①離乳期の食事に問題があった場合 (離乳の遅延，固さ，味付けなどの調理上の問題など)，②不適切な養育態度，③家庭での偏った食事，④不適切な間食の与え方 (量や時間)，⑤過去の不快な記憶 (摂取後の腹痛，嘔吐，下痢など)，⑥特定の食品の味，におい，感触，咀嚼しにくい形状，などが考えられる。

一方，偏食の対応として，①強制すると食事が苦痛となり，ストレスの要因となるので，無理強いはしない，②家族，特に両親が偏食をしないように努める，③調理方法や味付け，食べやすさ，盛り付けなど見た目を変える工夫で，少しずつ慣れさせていく，④間食の与えすぎに注意し，運動をさせるなど，空腹で食卓につかせるようにする，⑤食事は家族そろって楽しい雰囲気の中でおいしく食べる (共食)，などがあげられる。

（7）　食物アレルギー

食物アレルギーとは，特定の食物を摂取した後にアレルギー反応を介して皮膚・呼吸器・消化器，あるいは全身性に生じる症状のことをいう。近年，罹患率が年々上昇している。食物アレルギーのほとんどは，食物に含まれるたんぱく質が原因物質（抗原）であることが多い。アレルギー発症の免疫学的機序は，即時型アレルギー反応と非即時型（遅発型または遅延型）アレルギー反応の2つに大きく分類されるが，食物アレルギーは即時型アレルギー反応が多い。即時型アレルギー反応は，マスト（肥満）細胞に結合した免疫グロブリンE（IgE抗体）にアレルゲン（アレルギーの原因物質，抗原）が結合することによって，マスト細胞から分泌されるヒスタミンやロイコトリエンなどの化学伝達物質によって，アレルギー症状が引き起こされる。即時型の場合は，食物を摂取した直後からおおよそ2時間以内にアレルギー反応が現れるのが特徴である。一方，IgE抗体に依存しない非即時型アレルギー反応の詳細なメカニズムはまだ完全には解明されていない。即時型と異なり，食物を摂取してから数時間後に湿疹，掻痒（かゆみ）などの皮膚症状が現れるのが特徴である。

アレルギーの原因となる食品は，年齢によって頻度が異なる（表5-7）。1歳前後の発症が最も多く，原因食物は卵，牛乳が多い。乳幼児期早期に発症したアレルギーは年齢とともに耐性を獲得し，小学校入学時までに大部分が自然寛解することが知られている。それに対して，成人型アレルギーでは，原因食物として，魚類，えび，かに，果実などが多く，耐性獲得も少ない。えび，かに，くるみ，小麦，そば，卵，乳，落花生（ピーナッツ）の8品目（「特定原材料」，このうちくるみは2023年に指定された。）については，食品表示基準（平成27年内閣府令第10号）で表示が義務づけられている。原材料表示が推奨されているものとして，アーモンド，あわび，いか，いくら，オレンジ，カシューナッツ，キウイフルーツ，牛肉，ごま，さけ，さば，大豆，鶏肉，バナナ，豚肉，まつたけ，もも，やまいも，りんご，ゼラチンの20品目（「特定原材料に準ずるもの」）があげられている。

食物アレルギーの対応として，原因食物を摂取しないように食事から除去する食事療法が第一である。しかし，広範囲にわたる不要な食物の除去は，成長期である小児に必要なエネルギーや栄養素の摂取を制限することになるので，医療機関の診断を受け，原因食物を特定することが重要である。

3.4　保育所等給食と食育

保育所をはじめとした児童福祉施設における食事は，入所する子どもの健やかな成長・発達および健康の維持・増進の基盤であるとともに，望ましい食習慣および生活習慣の形成を図るなど，大きな役割をもっている。そして，一人ひとりの子どもの成長・発達状況，健康状態・栄養状態，養育環境なども含めて実態を把握し，施設の中で他職種との連携をとり，食事の提供と食育を一体的な取り組みとして栄養管理を行っていくことが重要である。すなわち，「心と体の健康の確保」「安全・安心な食事

表５−７　食物アレルギーの原因食品の内訳

<table>
<tr><th>年齢(n)
順位</th><th>0歳
(884)</th><th>1歳
(317)</th><th>2，3歳
(173)</th><th>4～6歳
(109)</th><th>7～19歳
(123)</th><th>≧20歳
(100)</th></tr>
<tr><td>1</td><td>鶏卵
57.6%</td><td>鶏卵
39.1%</td><td>魚卵
20.2%</td><td>果実
16.5%</td><td>甲殻類
17.1%</td><td>小麦
30.0%</td></tr>
<tr><td>2</td><td>牛乳
24.3%</td><td>魚卵
12.9%</td><td>鶏卵
13.9%</td><td>鶏卵
15.6%</td><td>果実
13.0%</td><td>魚類
13.0%</td></tr>
<tr><td>3</td><td>小麦
12.7%</td><td>牛乳
10.1%</td><td>ピーナッツ
11.6%</td><td>ピーナッツ
11.0%</td><td rowspan="2">鶏卵
小麦
9.8%</td><td>甲殻類
10.0%</td></tr>
<tr><td>4</td><td></td><td>ピーナッツ
7.9%</td><td>ナッツ
11.0%</td><td rowspan="2">そば
魚卵
9.2%</td><td>果実
7.0%</td></tr>
<tr><td>5</td><td></td><td>果実
6.0%</td><td>果実
8.7%</td><td>そば
9.9%</td><td></td></tr>
</table>

※年齢群ごとに5%以上を占めるものを上位第５位まで記載

出典）厚生労働省：保育所におけるアレルギー対応ガイドライン（2019年改訂版）／今井孝成ほか：即時型食物アレルギー全国モニタリング調査結果報告．アレルギー，65（7）：942－946（2016）より作成

の確保」「豊かな食体験の確保」「食生活の自立支援」を目指した子どもの食事・食生活の支援を行うことが必要とされる（厚生労働省雇用均等・児童家庭局母子保健課「児童福祉施設における食事の提供ガイド」，2010）。

（１）　保育所等給食の意義

保育所等に入所する子どもは，０～６歳児と年齢幅が大きいこと，また，同年齢児であっても個人差が大きいことが特徴である。そして，保育所等の給食には，以下の役割が求められている（厚生労働省「保育所における食事の提供ガイドライン」，2012）。

①　身体発育，摂食・嚥下機能と味覚の発達，食行動の発達，食欲を育む生活リズムの獲得，精神発達など，成長・発達のための役割。

②　食事を通じた教育的役割。

③　入所している児童の保護者および地域の保護者への支援。

（２）　児童福祉施設の食事計画策定にあたっての留意点

児童福祉施設における食事の提供の基本となる食事計画は次の点に留意する（「児童福祉施設における『食事摂取基準』を活用した食事計画について」（令和２年３月31日子母発0331第１号）より抜粋，要約）。

①　子どもの性，年齢，発育・発達状況，栄養状態，生活状況等を把握・評価し，提供することが適当なエネルギーおよび栄養素量の目標を設定するよう努力すること。そして，これらの目標は定期的に見直すよう努めること。

②　エネルギー摂取量の計画にあたっては，食事摂取基準に示されている推定エネ

ルギー必要量を用いてもよいが，定期的に身長および体重を計測し，成長曲線に照らし合わせて，個々人の成長の程度を観察し，評価すること。

③　エネルギー産生栄養素バランスについては，たんぱく質13～20%，脂質20～30%，炭水化物50～65%の範囲を目安とすること。

④　1日のうち特定の食事（例えば昼食）を提供する場合は，対象となる子どもの生活状況や栄養摂取状況を把握，評価した上で，1日全体の食事に占める特定の食事から摂取することが適当とされる給与栄養素量の割合を勘案し，その目標を設定するように努力すること。

⑤　給与栄養素量が確保できるように，献立作成を行うこと。

⑥　献立作成にあたって以下について配慮するように努めること。

・季節感や地域性等を考慮し，品質がよく，幅広い種類の食品を取り入れる。

・子どもの咀嚼や嚥下機能，食具使用の発達状況等を観察し，その発達を促すことができるよう，食品の種類や調理方法に配慮すること。

・子どもの食に関する嗜好や体験が広がり，かつ深まるよう，多様な食品や料理の組み合わせに配慮すること。

（3）　保育所等における食育の推進

食は，子どもが豊かな人間性を育み，生きる力を身に付けていくために，また，子どもの健康増進のために重要であり，保育所保育指針「第3章 健康及び安全」の項では，「食育の推進」として以下の項目をあげている。

①　保育所における食育は，健康な生活の基本としての「食を営む力」の育成に向け，その基礎を培うことを目標とすること。

②　子どもが生活と遊びの中で，意欲をもって食に関わる体験を積み重ね，食べることを楽しみ，食事を楽しみ合う子どもに成長していくことを期待するものであること。

③　乳幼児期にふさわしい食生活が展開され，適切な援助が行われるよう，食事の提供を含む食育計画を全体的な計画に基づいて作成し，その評価及び改善に努めること。栄養士が配置されている場合は，専門性を生かした対応を図ること。

④　子どもが自らの感覚や体験を通して，自然の恵みとしての食材や食の循環・環境への意識，調理する人への感謝の気持ちが育つように，子どもと調理員等との関わりや，調理室など食に関わる保育環境に配慮すること。

⑤　保護者や地域の多様な関係者との連携及び協働の下で，食に関する取組が進められること。また，市町村の支援の下に，地域の関係機関等との日常的な連携を図り，必要な協力が得られるよう努めること。

⑥　体調不良，食物アレルギー，障害のある子どもなど，一人一人の子どもの心身の状態等に応じ，嘱託医，かかりつけ医等の指示や協力の下に適切に対応すること。栄養士が配置されている場合は，専門性を生かした対応を図ること。

4．学童期の栄養アセスメントと栄養ケア

4.1　学童期の食生活

（1）　食事の自己管理能力の育成

学童期とは，小学校に通う 6 ～ 11 歳までを指す。乳幼児期ほどではないものの身体的な成長が著しく，性的に成熟する時期である。前半は精神面で自立心が芽生え，食行動としては，初めての食材や味にも積極的に取り組むことができるようになる。さらに後半になると他者意識が芽生え，物事をある程度抽象的に考えられ，社会への興味・関心が高まり，一人で食品を購入することや外食の機会も増加し，食品の選択能力も育まれる。この時期の食生活は，生命の維持のみならず，発育・発達の基礎になるばかりでなく，生涯の食生活の基盤づくりとしても重要である。

しかし，近年，生活様式の変化に伴い生活リズムの乱れから「朝食の欠食」「孤食」「個食」などの食行動をとる子どもが増加傾向にあり問題になっている。朝食欠食は，肥満だけではなく，体力や学力に悪影響を及ぼす。第 4 次食育推進基本計画（2021 ～ 2025（令和 3 ～ 7）年度）の中でも，子どもの朝食欠食の目標値が 0％と設定されており，第 3 次食育推進基本計画に引き続き改善が求められている。この時期の栄養摂取状況は成人の生活習慣病の罹患率に影響するため，適切な食習慣を身に付け自己管理能力を育成することが重要である。そのためには，学校給食を中核とした学校・家庭・地域と連携した食育の推進がさらに強く求められている。

（2）　朝食の欠食

2019（令和元）年度文部科学省「全国学力・学習状況調査」による子どもの朝食欠食の割合は，小学生では，2010（平成 22）年度以降わずかずつ増加し，2018（平成 30）年度では，5.5％となった。また，中学生は，2010 年度以降ほぼ横ばいであったが，2018 年度には 8.0％と増加した（図 5－8）。

朝食欠食の理由としては，夜型生活に伴い起床時間が遅くなり，夜食を喫食するために朝食を食べる「時間がない」，「食欲がない」と答える児童が多い。子どもたちは，起床時には，体温は低下しており，エネルギー源になる血中のグルコースが減少し，脳も体もエネルギー不足の状態になる。朝食をとることで必要なエネルギーが補給され体温が上がり，脳が活性化することで学習にも集中することができ，身体活動も活発になる。また，朝食をとると体温の上昇が日中にピークになり，夕方から夜にかけて下がってくる。体温が下がると眠くなるため，夜は自然に眠りにつくことができる。しかし，朝食をとらないと体温の上昇時刻が遅くなり，夜になっても脳や体が活発に動き続けて夜型の生活リズムに移行し睡眠不足となる。また，空腹を感じ夜食を摂取することで起床時の食欲不振を引き起こす。

学童期は，幼児期と同様に身体的成長がめざましい時期である。活動量も増加するため，多くの栄養素を必要とするようになる。丈夫な骨と体をつくる時期でもあり，

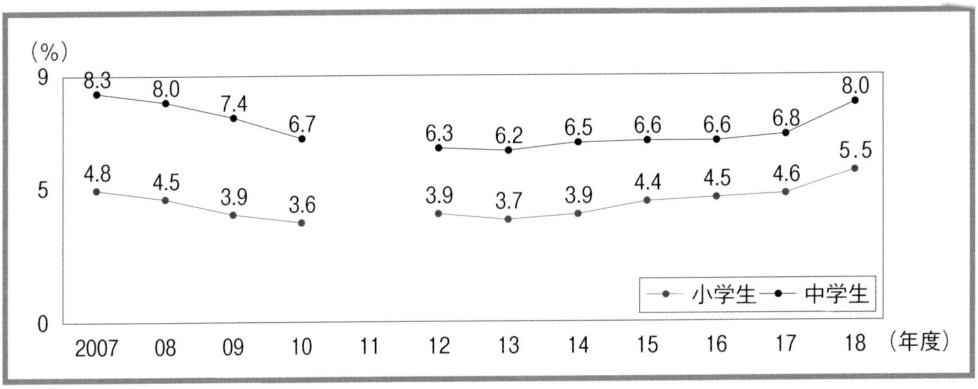

図5-8　子どもの朝食欠食率の推移

資料：文部科学省「全国学力・学習状況調査」
注：1）朝食を「全く食べていない」及び「あまり食べていない」の合計　2）小学6年生，中学3年生が対象　3）2011年度は，東日本大震災の影響等により，調査を実施していない。

10歳代の後半に骨量が最大になるため，骨量を増やすためには，学童期のうちから十分にカルシウムをとる必要がある。また，鉄は筋肉に酸素を取り込む働きをしている。鉄を摂取することに加えて運動をして筋肉量を増やすと筋肉への酸素の運搬がスムーズになり，持久力が向上する。一方たんぱく質やミネラル，ビタミンの不足は，疲れやすく頭痛，腹痛などの症状が出現し　貧血などの体調不良を引き起こす。また，1日2食で1食当たりの量が多くなると，インスリンの分泌が過剰になり，糖尿病や肥満などの生活習慣病の原因となる。このようなことより，子どもの朝食欠食率を減少させることは，きわめて重要である。朝食をとる食習慣を含めた学童期の基本的な生活習慣の形成について，個々の家庭や子どもの問題として見過ごすことなく，社会全体の問題として，引き続き取り組むことが重要である。

(3)「こ食」による問題点

家族と一緒に暮らしているにもかかわらず一人で食事をとる「孤食」が増加している。さらに，複数で食卓を囲んでいても食べているものがそれぞれ違う「個食」。子どもだけで食べる「子食」。ダイエットのために必要以上に食事量を制限する「小食」。同じものばかり食べる「固食」。濃い味付けのものばかり食べる「濃食」。パン，めん類など粉から作られたものばかり食べる「粉食」などが問題になっている。さまざまな「こ食」の問題点としては，①栄養バランスがとりにくい，②嗜好が偏りがちになる，③食事のマナー・食文化が伝わりにくい，④コミュニケーション能力が身に付かない，などがあげられる。

(4) 共　　食

第4次食育推進基本計画においても，地域の人々や友人との食事をする「共食」の重要性が提唱されている。家族で食卓を囲み団らんの場を持つことは心身の健康の保持・増進に有効であり，食事の簡便化や栄養素の偏りを防ぎ栄養バランスの良い食事が摂取しやすいという利点がある。しかし，社会環境の変化により，家庭生活が夜型になり，両親ともの就労に伴い子どもが日常的にコンビニやスーパーで弁当などを購入して一人だけで食事を済ませる姿も多く見受けられる。特に小学校の高学年になるにつれて塾通いや食事を用意してもらえない子どもたちが増加して共食の機会が減少する傾向がある。

家族と共食をする頻度が高いほど主食，主菜，副菜のそろった食事をとり，果物や野菜，カルシウムの豊富な食品の摂取が多く，ソフトドリンクの飲用は少なく，栄養の摂取状況が良い。高学年になったら主食，主菜，副菜のそろった食事を作る知識や技能を身に付けて，休日には家族のために食事の準備をして家族団らんで食事をする機会を多く設けることが重要である。

(5) 間食・夜食

学童期の子どもたちは，小学校高学年になると塾通いなどが多くなり，間食において糖質の多い清涼飲料水，高カロリーなスナック菓子などを習慣的に摂取する機会が増加傾向にある。間食のとりすぎは，う歯や肥満を招き，さらには糖尿病などの生活習慣病を引き起こす問題がある。健康を考慮し，時間・量・質を決め 1 日の栄養素の不足が補えるような間食をとることが重要である。

小学校高学年では，家庭科や学級活動の授業の中で食品表示や栄養成分表示の確認を習慣化するように指導する。また，1 日に 200 kcal 程度の間食が適当とし，スナック菓子においては，脂質や食塩も多く含まれていることを確認したう上で，例えばスナック菓子であれば，小皿に取ることや小袋（1 人分程度）のものを利用し，飲み物では，糖質が多く含まれる清涼飲料水について理想的な飲み方を考えさせる。特に成長期に必要なカルシウム源となる牛乳やヨーグルトを選択する必要性や，普段の食生活で摂取量の不足しがちな野菜や果物などのとり方などを学習する。子どもたちが自己に適した間食のとり方が実践できるように自己管理能力を育成する。

(6) 偏食・食欲不振

偏食には明確な定義はないが，一般には，「一定の食べ物が苦手で食べられなく，ある特定のものばかり食べる」ことと考えられている。長期にわたり，特定の食品や料理を食べ続けていると，栄養バランスがくずれ健康障害を招くおそれがある。子どもの食べ物の好き嫌いは，「自我」の発達が関係しているともいわれる。自我意識の発達により，食物についても好き嫌いの感情が出現する。それまでに経験したことのない食品や好みに合わない食品に対する自己防衛でもある。また，子どもの偏食で魚離れや噛み応えたえのある食品を苦手とし，ハンバーガーのようなファストフード等を好む傾向があることも問題になっている。食卓に好きなものばかり提供し，菓子のようなものばかり食べさせていると偏食や食欲不振を起こすことがある。

表5－8　発育・発達過程に応じて育てたい食べる力―学童期

・1日3回の食事や間食のリズムがもてる
・食事のバランスの適量がわかる
・家族や仲間と一緒に食事づくりや準備を楽しむ
・自然と食べ物との関わり，地域と食べ物との関わりに関心をもつ
・自分の食生活を振り返り，評価し，改善できる

出典）表5－5と同じ

学童期の偏食や食欲不振の原因の主なものは，①間食や夜食の不適切な摂取，②夜更かしによる睡眠不足，③う歯，④家族の偏食などが考えられるが，幼児期と同様に「食べる力」を育成することが重要である（表5－8）。

（7）　歯の健康と咀嚼の重要性

6歳ごろに第一大臼歯（6歳臼歯）が生える。学童期に入ると徐々に乳歯が脱落し，12歳ごろには第二大臼歯（12歳臼歯）が生え，永久歯がすべて生えそろうと28～32本になる（⇨p. 84，図4－6）。生え変わったばかりの永久歯は未完成で柔らかく，う歯になりやすい。予防のためフッ素含有の歯磨きやデンタルフロス（糸ようじ）による歯磨きの励行が有効である。また，乳歯にう歯があると，永久歯もう歯になりやすいため糖を多く含む菓子や清涼飲料，スポーツ飲料などを制限する必要がある。

また，ハンバーグ，カレーライスなどを好む軟食傾向が問題となっている。成長期によく噛んで食べることは，味覚の形成や食べ物の消化・吸収を助けるほか，脳の活性化，食べ過ぎによる肥満の防止，さらに咀嚼回数が増えることで唾液の分泌が高まり，う歯の予防にも有効である。学童期には咀嚼の習慣化が重要である。

4.2　学校給食

（1）　食育の中核となる学校給食―「生きた教材」として活用する食育の推進

学校給食は，1889（明治22）年に貧困な子どもたちへの昼食の提供から始まり，戦後の混乱の中で再開され時代の状況に応じながらその役割を果たしてきている。学校給食は，児童・生徒の成長・発達を支えるとともに，後の学校給食法の改正（2005（平成17）年）により，栄養教諭制度がスタートし，栄養教諭が中核となり学校で子どもたちが望ましい食習慣と自己管理能力を身に付けることを目的として学校，家庭，地域が連携し食育を推進するようになった。さらにその後の学校給食法改正（2008（平成20）年）に伴い，学校給食法「第3章　学校給食を活用した食に関する指導」第10条に栄養教諭の職務が明文化され，学校給食が食育の重要な教材としての役割も担うようになってきた。これらは，学習指導要領においても総則に明記されている。学校給食実施校のすべての小中学校で学校給食を「生きた教材」として食に関する指導が展開されている。

学校給食は，食育教材として活用し，児童・生徒が生涯にわたり健康な生活を送るのに不可欠な，栄養バランスのとれた食事のモデルとし，家庭における日常の食生活や，児童・生徒の日常または将来の食事作りの指標ともなる。このことから日々の学校給食については，日本における食事のモデルとしての教材となるよう，献立作成において配慮することが求められる。

「日本人の食事摂取基準（2020 年版）」を受けて，学校給食摂取基準が 2021（令和 3）年に改定された（表 5－9）。

学童期の必要な栄養摂取量の目的は，生命維持と成長の確保である。エネルギーについては，文部科学省が毎年実施する学校保健統計調査の平均身長から求めた標準体重と身体活動レベルのレベルⅡ（ふつう）を用いて，推定エネルギー必要量の 3 分の 1 を算出したところ，昼食必要摂取量の中央値との差も少なく四分位範囲内であるため，学校保健統計調査により算出したエネルギーを基準値とした。なお，性別，年齢，体重，身長，身体活動レベルなど，必要なエネルギーには個人差があることから，成長曲線に照らして成長の程度を考慮するなど，個々に応じて弾力的に運用することが求められる。なお，本基準は，男女比 1：1 で算定したため，各学校においては，実態に合わせてその比率に配慮することも必要である。

表 5－9　学校給食摂取基準（幼児，児童・生徒 1 人 1 回当たり）

区　分	学校給食摂取基準						1 日の食事摂取基準に対する学校給食の割合
	幼児（5 歳）	児童（6 ～ 7 歳）	児童（8 ～ 9 歳）	児童（10 ～ 11 歳）	生徒（12 ～ 14 歳）	生徒（15 ～ 17 歳）	
エネルギー（kcal）	490	530	650	780	830	860	3 分の 1
たんぱく質（%）	学校給食による摂取エネルギー全体の 13 ～ 20%						
脂肪（%）	学校給食による摂取エネルギー全体の 20 ～ 30%						
ナトリウム（食塩相当量）（g）	1.5 未満	1.5 未満	2 未満	2 未満	2.5 未満	2.5 未満	3 分の 1 未満
カルシウム（mg）	290	290	350	360	450	360	50%
マグネシウム（mg）	30	40	50	70	120	130	児童 3 分の 1 生徒 40%
鉄（mg）	2	2	3	3.5	4.5	4	40%
ビタミン A（μgRAE）	190	160	200	240	300	310	40%
ビタミン B_1（mg）	0.3	0.3	0.4	0.5	0.5	0.5	40%
ビタミン B_2（mg）	0.3	0.4	0.4	0.5	0.6	0.6	40%
ビタミン C（mg）	15	20	25	30	35	35	3 分の 1
食物繊維（g）	3 以上	4 以上	4.5 以上	5 以上	7 以上	7.5 以上	40% 以上

（注）1　表に掲げるもののほか，次に掲げるものについてもそれぞれ示した摂取量について配慮すること。
亜　鉛　児童（6 ～ 7 歳）2 mg　児童（8 ～ 9 歳）2 mg　児童（10 ～ 11 歳）2 mg
生徒（12 ～ 14 歳）3 mg　生徒（15 ～ 17 歳）3 mg　幼児（5 歳）1 mg
2　この摂取基準は，全国的な平均値を示したものであるから，適用に当たっては，個々の健康及び生活活動等の実態並びに地域の実情等に十分配慮し，弾力的に運用すること。
3　献立の作成に当たっては，多様な食品を適切に組み合わせるよう配慮すること。
資料）［文部科学省：学校給食実施基準　夜間学校給食実施基準　特別支援学校の幼稚部及び高等部における学校給食実施基準（最終改正：令和 3 年 2 月 12 日）］「学校給食摂取基準の策定について（報告）（令和 2 年 12 月）」

(2) 第4次食育推進基本計画

第4次食育推進基本計画では，少子高齢化，食の外部化，肥満と低体重の状況，食品ロス，SDGs（持続可能な開発目標）への実効性のある取り組み等が配慮され，家庭，学校・保育所等，地域における食育の推進が重要視されている。「生涯を通じた心身の健康を支える食育」では，基本的生活習慣の形成，健康寿命の延伸，さらに貧困の状態にある子どもへの食育の推進が，また「持続可能な食を支える食育」では，食と環境の調和，農林水産業の持続性や生産者と消費者の交流，和食文化の継承と保護等が勧められている。学校給食においては，持続可能な食システムを構築していくために地産地消への取り組みがさらに求められているほか，給食での有機（オーガニック）食品の利用について，また，食品ロス問題や子どもの貧困問題に関連して「誰一人取り残さない」というSDGsの趣旨に沿い，食育についても「すべての児童・生徒が，栄養教諭の専門性を生かし食に関する指導を受けられるよう」にと栄養教諭の配置促進とともに食育の充実を図る。これらは，2021（令和3）年1月の中央教育審議会答申の中の「令和の日本型学校教育」にも提示されている。

4.3 学童期の栄養アセスメント

(1) 臨床診査

臨床診査では，栄養障害に関連した自覚症状，他覚的症状の観察を行う。

1) 問　診

問診では，病歴や体重変化，食事量の変化などの自覚症状を聞き取る。小学校低学年では，十分聞き取れない場合が多いので保護者から聞き取るようにする。

2) 身体観察

全身の外観や浮腫，皮脂の状態，頭髪，眼や顔貌，舌や口唇の状態など他覚的症状に注目する。学童期は，急速な成長期なので栄養要求量の増大に対してビタミン，ミネラルなどの微量栄養素やたんぱく質が不足し，潜在性あるいは顕在性の欠乏症を生ずる。成長に伴い鉄の需要は増大するが，特に初経を迎えた女児で著しく，鉄欠乏性貧血を起こしやすい。重症の貧血では，自覚症状として運動時の動悸，息切れや耳鳴り，めまいなどを訴える。不適切な栄養摂取に加えて，心理的ストレス，不規則な生活習慣に起因する疲労感や食欲不振もみられる。

(2) 臨床検査

1) 血清総たんぱく質

アルブミンは，総たんぱく質とともにたんぱく質栄養状態の指標として用いられている。いずれの血清値に大きな性差は認められず，学童では，アルブミン3.0 g/dL，総たんぱく質6.0 g/dL以下を低たんぱく血症としている。血清総たんぱく質，血清アルブミン濃度の低下はたんぱく質の摂取不足以外に，疾患による消化・吸収障害，たんぱく質の合成低下，体外喪失などによっても起こる。

2） 赤血球数，ヘモグロビン，ヘマトクリット

赤血球系の臨床検査値は年齢とともに上昇する。国立成育医療研究センターの報告による6～12歳の臨床検査基準値は，赤血球数は男児410～540×10^4/μL，女児410～510×10^4/μL，ヘモグロビンは男児11.5～15.7 g/dL，女児11.5～14.9 g/dL，ヘマトクリットは男児34.8～45.0%，女児34.5～43.0%である。WHOの貧血の基準値も小学生は11.5 g/dL以下を貧血と診断する。赤血球の形成にはたんぱく質，鉄，葉酸，ビタミンB_6，ビタミンB_{12}，ビタミンC，銅などの栄養素が必要である。これらの栄養素が不足すると赤血球産生障害が起こり赤血球指数が変化する。鉄の欠乏ではMCV，MCHC（⇒p.130）がともに低下して小球性低色素性貧血となり，葉酸やビタミンB_{12}の欠乏ではMCVが高くなり，大球性貧血となる。

3） 血清脂質

学童期の脂質異常症は，大部分が無症状であり，生活習慣病予防のためには血清脂質検査は重要である。原発性脂質異常症としては家族性高コレステロール血症が重要であり，LDL受容体系の遺伝子異常に基づきLDL-コレステロールが非常に高値となるため，小児期から適切な対応が求められる。続発性脂質異常症は肥満に伴うものが大部分であり，高トリグリセライド血症や低HDL-コレステロール血症が多い。小児肥満も成人と同様，動脈硬化促進に作用すると考えられ，適切な食事と運動習慣による適正体重維持のため継続的な教育が重要である。小児の脂質異常症の基準値を表5-10に示す。

表5-10 小児（小中学生）の脂質異常症の基準（空腹時採血）

総コレステロール（TC）	220 mg/dL以上
LDL-コレステロール（LDL-C）	140 mg/dL以上
トリグリセライド（TG）	140 mg/dL以上
HDL-コレステロール（HDL-C）	40 mg/dL未満

TC，LDL-C，TGは95パーセンタイル値，HDL-Cは5パーセンタイル値から設定されている。

出典）日本動脈硬化学会：動脈硬化性疾患予防ガイドライン2017年版，p.140

4） 尿たんぱく

学校検尿は学校保健安全法によって定められ，児童・生徒の慢性腎臓病対策の根幹をなすものである。2019（令和元）年度東京都予防医学協会の報告によると，小学生約28万人の1次スクリーニングの結果を表す2次検尿では，たんぱく陽性率は0.24%，潜血陽性率は0.85%，たんぱく・潜血両者陽性率は0.07%であった。学校検尿は慢性糸球体腎炎などによる慢性腎臓病の早期発見に貢献することが示されている。病態によって食事療法が異なるため診断結果に基づいて食事指導を行う。

5） 尿　　糖

同じく2019年度東京都予防医学協会の報告によると，早朝尿を用いた尿糖検査で尿糖が（±）以上を陽性とした場合，小学生約28万人の1次検査における陽性率は0.07%，2次検査における陽性率は0.02%であった。最終的には，3次精密検査の受診者は29人であり，小学生2人が糖尿病，1人が耐糖能異常（impaired glucose tolerance：IGT）と診断された。学校尿検査において小児糖尿病患者を早期に発見し，

適切な治療を行うことによりその予後とQOLを改善することは，きわめて重要である。

6）血　　糖

中等度以上の肥満（肥満度30%以上）で，家族に2型糖尿病発症者がいる小児の場合は，空腹時血糖（FPG）検査の受診を奨励する。高血糖の判定区分ならびに糖尿病の診断基準は成人と同じである。高血糖の判定区分は，FPG ≧ 126 mg/dL，OGTTの2時間血糖値≧ 200 mg/dL，随時血糖値≧ 200 mg/dL，HbA1c ≧ 6.5%のいずれかである。

7）血　　圧

小児の血圧健診で発見される高血圧は，ほとんどが本態性高血圧であり，その多くが肥満に伴うものである。二次性高血圧は腎臓に関連したものが60～70%を占める。小学生の高血圧の判定基準では，男女とも収縮期血圧が低学年で130 mmHg以上，高学年で135 mmHg以上，拡張期血圧がいずれも80 mmHg以上を高血圧としている（日本高血圧学会：高血圧治療ガイドライン2019）。小学校高学年から中学生の肥満者では3～5%が高血圧で，正常体格者（0.5%）より明らかに多い。高血圧と肥満は，それぞれ高率に成人の本態性高血圧や肥満に移行するので，迅速な対応が必要である。

（3）身体計測

栄養状態を評価するために，体重，身長，体脂肪率，皮下脂肪厚，上腕周囲長などを計測する。体重，身長を用いて①体格指数，②成長曲線，③肥満度から，成長・発育の評価をする（肥満度については，p. 116を参照）。

1）体格指数による評価

学童期は，身長発育の評価指数としては，一般的にローレル指数（Rohrer index）が用いられている（⇒p. 116）。ただし，ローレル指数は，身長による変動が大きく，身長の低いものでは大きく，高いものでは小さく出るので身長別の肥満基準は身長110～129cmで180以上，130～149cmで170以上，150cm以上で160以上としている。

小児メタボリックシンドロームの診断基準は，成人と同様にウエスト周囲長測定を推奨しており，内臓脂肪蓄積の指標として小学生75cm以上，中学生80cm以上を基準としている（⇒p. 147）。

2）成長曲線による評価

2014（平成26）年4月に学校保健安全法施行規則の一部が改正され，その際に文部科学省から出された通知には「児童生徒の発育を評価する上で身長曲線・体重曲線を積極的に活用することが重要である」と記載されている。さらに日本人の食事摂取基準（2020年版）にも小児の体格の変化は，成長曲線を用いて評価する旨が記載されており，成長曲線を描くことはきわめて重要である。学童の男女別パーセンタイル身長・体重成長曲線を図5-9に示した。

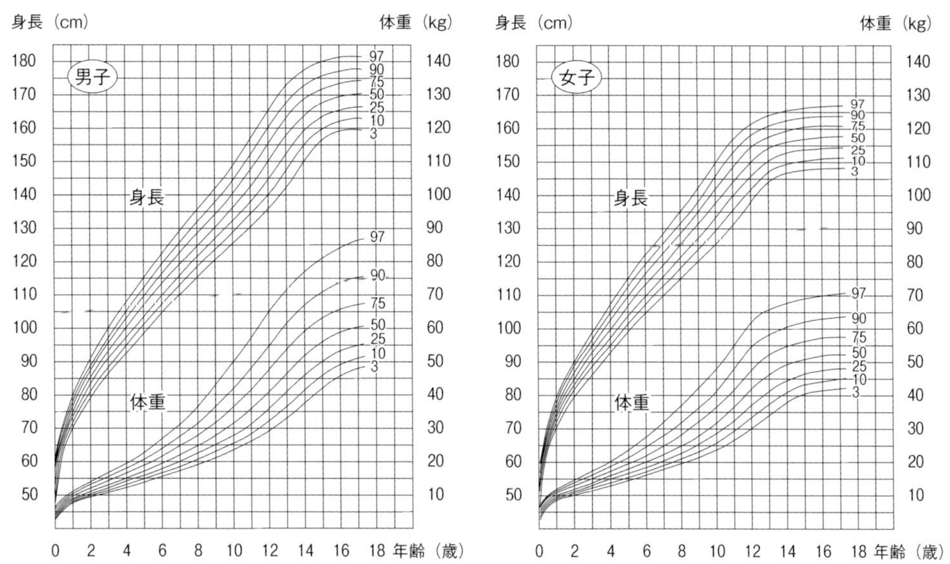

図5-9　身長・体重成長曲線

出典）日本学校保健会：児童生徒の健康診断マニュアル改訂版，p. 40（2010）

4.4　学童期の栄養ケア

（1）貧　　血

筋肉や血液の増加，特に学童期後半の女子は発育急進期にあり，初経を迎えることで鉄の需要が増し月経時には鉄の推奨量が 12.0 mg/日である。造血に必要な鉄の供給不足が生じると**鉄欠乏性貧血**になる。この時期は，偏食，欠食，ダイエット志向が重なると潜在性の鉄欠乏性貧血を引き起こすため栄養不足が生じないようにすることが重要である。

（2）肥満とやせ

1）肥満傾向児および痩身傾向児

2020（令和2）年度学校保健統計によると，小学校における**肥満傾向児および痩身傾向児**の割合は年齢とともに増加しており，肥満傾向児は男児 5.9～14.2%，女児 5.2～9.5%，痩身傾向児は男児 0.4～3.5%，女児 0.6～2.9% である。全体としてはこの 10 年間でおおむね横ばいもしくは増加傾向にある。子どもの健康問題の 1 つに肥満があり，それに伴い 2 型糖尿病などの生活習慣病になるケースが懸念されている。学童期以降の肥満は，成人の肥満につながる可能性が高いため注意が必要になる。一方，やせ（るい痩）については，早期発見と早期治療が重要である。（⇒p. 116）。

2）メタボリックシンドローム

肥満は，さまざまな健康障害の原因になる。このため小児メタボリックシンドローム診断基準が定められている（表5-11）。これは，6 歳以上 15 歳以下までに適用さ

表5-11　小児のメタボリックシンドローム診断基準（6～15歳）

①腹　囲	80 cm 以上*
②血清脂質	トリグリセライド　120 mg/dL 以上 かつ / または HDL コレステロール　40 mg/dL 未満
③血　圧	収縮期血圧　125 mmHg 以上 かつ / または 拡張期血圧 70 mmHg 以上
④空腹時血糖	100 mg/dL 以上

注）①を必須項目として，②～④のうち2項目を有する場合にメタボリックシンドロームと診断する。
＊腹囲 / 身長比が 0.5 以上であれば項目①に該当するとする。
小学生では腹囲 75 cm 以上で項目①に該当するとする。
出典）大関武彦地：小児のメタボリックシンドローム診断基準の各項目についての検討，厚生労働科学研究費補助金，循環器疾患等生活習慣病対策総合研究事業平成19年度報告書（2007）一部用語改変

れ，治療の基本は，食事療法，運動療法，行動療法である。一部に薬物療法が行われる場合がある。肥満小児に対する食事指導の際には成長期であることから極度のエネルギー制限は行わず，栄養素のバランスを考慮して行う。

（3）糖　尿　病

小児1型糖尿病の発症頻度は欧米白人に比べ低いが，2型糖尿病の発症頻度は高く，80％以上の症例は肥満度20％以上の肥満傾向児である。小児1型糖尿病の治療ではインスリン注射が必須であるが，2型糖尿病と同様に成長，発育のために必要十分な同年齢の小児と同様の栄養をとることが食事療法の大原則である。

近年学童期の2型糖尿病は増加傾向にある。遺伝的背景が強く，過食や運動不足，ストレスなどによる肥満といった環境要因も発症に関与している。小児2型糖尿病の治療は食事療法，運動療法が基本であるが，血糖コントロールが得られない場合は経口血糖降下薬による薬物療法を併用する場合もある。適切な教育を行い，継続して管理することの重要性について繰り返し指導していくことがきわめて重要である。

（4）高　血　圧

学童期の高血圧は肥満に合併する例が多い。したがって肥満がある場合は，まず緩やかな減量を試みる。高血圧に対しては，低塩食と同時に野菜や果物などカリウムを多く含む食品の摂取し，カリウムは食塩の尿中排泄を促し血圧上昇を抑える。

5．思春期の栄養アセスメントと栄養ケア

5.1　思春期の食生活の特徴

思春期（puberty and adolescence）は，第二次性徴の発現から性成熟までの期間であるが，いつからいつまでかは明確ではない。日本産科婦人科学会によると，思春期は8，9歳から17，18歳ころまでとされており，学童期から成人期への移行期である。

身体発育促進，体型の変化，第二次性徴が現れ，異性への関心が高まるころである。きわめて個人差が大きいが，女子では小学生高学年のころより思春期に入り，男子の思春期は女子より2～3年遅れる。ヒトの一生のうち，身長の増加の速度が早いのは，胎児期と思春期であり，思春期にみられる急速な成長の増加を第二発育急進期（スパート，spurt）と呼んでいる（⇨p.116，図5-2）。

この時期は，急速な成長・発育のために十分な栄養素などをとる必要がある。また，スポーツ，運動などにより身体の活動量も増加するため，消費量に見合った栄養素などの補給も必要となる。異性を意識して体型を気にした間違ったダイエット，偏った食品選択，不規則な食生活などにより，栄養素などの摂取バランスを崩しやすい時期であり，肥満，骨粗鬆症，脂質異常症，高血圧症など生活習慣病予防のためにも栄養素などの摂取に気をつける。特に女子では急速な身体の成長・発育だけでなく，初経が始まり貧血になりやすいので鉄や良質のたんぱく質，ビタミンなどが不足しないように注意する。

5.2 思春期の栄養アセスメント

（1）臨床診査

運動機能や精神機能の発達，女子では月経の有無を把握する。スポーツ・運動などにより身体活動量も増加するため，消費量に見合ったエネルギー・栄養素の補給が必要となる。特に女子では鉄欠乏性貧血が多くみられ，症状として蒼白，易疲労感，めまい，息切れ，動悸，さじ状爪，舌炎などがある。また，睡眠不足や心理的ストレス，不規則な食習慣・生活習慣などの有無についても問診を行い，栄養状態を把握する。

（2）身体計測

成長・発育の評価指標として，身長，体重，体格指数，体重の変化，体組成（体脂肪，骨密度）などがある。成長期では身長と体重の変化が著しく個人差が大きいので，件・年齢別だけでなく，個人別の健康管理が特に大切である。極端な低体重は，神経性やせ症（⇨p.150）の疑いがあるので注意する。

身長・体重の評価としては，小学生高学年～中学生の場合は，肥満度やローレル指数，高校生以上であればBMIが用いられる（⇨p.116）。

（3）臨床検査

血圧，血清たんぱく質，血清脂質，ヘモグロビン，ヘマトクリット，血清フェリチン，トランスフェリン，尿たんぱく・尿糖などが指標となる。

低たんぱく質摂取の指標として，血清総たんぱく質（基準値6.5～8.1 g/dL）または，血清アルブミン値（基準値4.1～5.1 g/dL）などが用いられる。

鉄摂取状態の指標として，一般に血液中のヘモグロビン濃度や赤血球数，赤血球指数のMCV，MCHC（⇨p.130）などの検査が貧血の診断に応用されている。フェリチンは鉄貯蔵たんぱく質の一つで，血清フェリチン値は貯蔵鉄量の目安となる。

5.3　思春期の栄養ケア

成長・発達に対応したエネルギー・栄養素の補給，栄養素の貯蔵能の保持，適切な栄養状態の維持，疾病予防，健康の維持・増進，自己管理能力の習得を行い，個々に応じた栄養ケアを行う。食生活やライフスタイルの欧米化，運動不足，ストレスなどにより生活習慣病が急増し，その若年齢化が大きな問題となっている。成長・発育期から生活習慣病のリスクをできるだけ減らすため，適切なエネルギー・栄養素の摂取と健康教育の推進が大切である。

(1)　肥満とやせ

肥満は，標準体重より重いだけではなく，体内の脂肪組織が過剰に増加した状態である。肥満には，過食が原因の**原発性**（**単純性**）肥満と内分泌疾患（クッシング症候群，甲状腺機能低下症など）などが原因で起こる**二次性**（**症候性**）肥満とがある。原発性肥満は肥満の90％以上を占めるが，その原因には遺伝的要因と環境的要因がある。肥満により，糖尿病，高血圧，脂質異常症，糖代謝異常，肝機能異常や脂肪肝などの合併症を引き起こすので，生活習慣病の予防のためにも成長・発育期から適正体重を維持するように気をつける。原発性肥満の対策として，食事では過度な減食をするのではなく，適正なエネルギー摂取量を守り，必要なエネルギー・栄養素の摂取量が不足しないように注意することが大切である。朝食，昼食，夕食と3食をきちんと食べて野菜などの好き嫌いをなくし，よく噛んでゆっくり食事をする。また，間食を減らし，甘味を多く含む清涼飲料などは控える。

やせ（るい痩）とは，体重が異常に減少した状態である。原因には体質的やせと症候性やせがある。思春期には過度な減食や偏食によるものや，うつ病や神経性やせ症による症候性やせも多く，早期発見と早期治療が大切である。ダイエット志向の低年齢化の傾向がみられ，減食を開始した時期が早いほど，骨粗鬆症の発症リスクが高くなるとの報告もある。低栄養状態が長期に続くと，消化機能の低下などが認められる。

(2)　摂食障害（eating disorder）

1)　神経性やせ症（神経性食欲不振症）

神経性やせ症（神経性食欲不振症，拒食症，アノレキシア，AN : anorexia nervosa）は心因性の摂食障害であり，患者の大部分は思春期の女子であるため「思春期やせ症」ともいわれる。神経性やせ症は，強いやせ願望と肥満恐怖などのため摂食低下や拒食となるが，必ずしも食欲がないことを意味するわけではない。神経性やせ症では，食べることを拒む（拒食）だけでなく，過食（多食，大食），偏食，隠れ食い，盗み食いなどの食行動異常を起こすことが多く，過食後に自発的に嘔吐したり（自己誘発性嘔吐），下剤，利尿剤などの乱用，絶食や過剰な運動を行って活動的になることもみられる。過食を繰り返す場合を**神経性大食症**〔**神経性過食症**（ブリミア，BN : bulimia nervosa）〕として区別しているが，神経性やせ症から神経性大食症へ移行するケースもある。

① 診断基準と症状

診断基準は，厚生省（現 厚生労働省）の「神経性食欲不振症」調査研究班によるもの（表5－12）やアメリカの精神医学会によるものなどがある。発症症例数は年々増加傾向にあると考えられている。神経性やせ症が疑われる場合，ほかのやせをきたす疾患（脳腫瘍，クローン病，結核，糖尿病，慢性膵炎，甲状腺機能亢進症，悪性腫瘍など）を除外することが大切である。

神経性やせ症は，広義では「原因となる器質的ならびに特定の精神的疾患が存在しないのに，著しいやせが長期に続く症例」であり，狭義では表5－12の診断基準をすべて満たす場合と考えられる。主な臨床症状としては極端なやせと，特に女性の場合は無月経が認められる。体重減少に伴った内分泌障害により月経不順，無月経となる。思春期以前に発症すると初経の遅延を起こす。その他には，浮腫，うぶ毛密毛，脱毛，肝機能障害，徐脈，低体温，低血圧，低カリウム血症，低リン血症などがある。嘔吐，下痢などを繰り返すことにより体内の電解質が損失し，電解質異常，不整

表5－12　神経性食欲不振症の診断基準

1. 標準体重の－20%以上のやせ
2. 食行動の異常（不食，大食，隠れ食いなど）
3. 体重や体型についての歪んだ認識（体重増加に対する極端な恐怖など）
4. 発症年齢：30歳以下
5. （女性ならば）無月経
6. やせの原因として考えられる器質性疾患がない

備考）1，2，3，5は既往歴を含む（例えば，－20%以上のやせがかつてあれば，現在はそうでなくても基準を満たすとする）。6項目すべてを満たさないものは，疑診例として経過観察する。

1．ある時期に始まり，3か月以上持続，典型例は－25%以上やせている。－20%は一応の目安である（他の条項をすべて満たしていれば，初期のケースなどでは，－20%に達していなくてもよい）。アメリカ精神医学会の基準（DSM－Ⅲ－R）では－15%以上としている。標準体重は15歳以上では身長により算定（例えば平田の方法）するが，15歳以下では実測値（例えば日比の表）により求める。

2．食べないばかりでなく，経過中には大食になることが多い。大食には，しばしば自己誘発性嘔吐や下剤・利尿薬乱用を伴う。そのほか，食物の貯蔵，盗食などがみられる。また，過度に活動する傾向を伴うことが多い。

3．極端なやせ願望，ボディーイメージの障害（例えば，ひどくやせていてもこれでよいと考えたり，肥っていると感じたり，下腹や足など体のある部分がひどく太っていると信じたりすること）などを含む。これらの点では病的と思っていないことが多い。この項は，自分の希望する体重について問診したり，低体重を維持しようとする患者の言動に着目すると明らかになることがある。

4．まれに30歳を超える。ほとんどは25歳以下で思春期に多い。

5．性器出血がホルモン投与によってのみ起こる場合は無月経とする。その他の身体症状としては，うぶ毛密生，徐脈，便秘，低血圧，低体温，浮腫などを伴うことがある。ときに，男性例がある。

6．統合失調症による奇異な拒否，うつ病による食欲不振，単なる心因反応（身内の死亡など）による一時的な摂食低下などを鑑別する。

出典）厚生省「神経性食欲不振症」調査研究班：内科学，朝倉書店（1990）

脈などをきたす。死亡率は約4％といわれ，生命の危険にかかわる心因性の疾患と考えられている。

② 病　　因

病因は不明であるが，患者の多くは体重や体型についての歪んだ認識をもち，食物の摂取においてどれだけのエネルギーをとっているか注意深く計算し，肥満することを病的に恐れている。また，自分の身体について，実際よりもまだ体重があるとみなす傾向がある（ボディイメージの歪み）。体重を増やしたくない（ダイエット志向），両親や友人から愛され注目されたい，スポーツが上手になりたい，性成熟を食い止めたいなどの思春期の悩み，家族関係，心理社会的ストレスなど複雑な原因により引き起こされる。

③ 治　　療

正しい診断に基づき，さまざまな原因と症状に応じた治療法が望まれる。治療法としては栄養素などの補給，行動療法，精神療法などが試みられている。延命を図り，身体的機能回復のために栄養管理が大切であるが，強制的に栄養素などの補給（経管栄養など）を行うことは患者と治療者との信頼関係を壊すことがあるので注意を要する。発育・発達における重要な時期であり，食事や栄養について説得しがちであるが，食べることを強要するとかえって食物摂取を一層拒否する結果となることもあるので，患者の食事の希望を聞きながら忍耐強く信頼関係を保つようにする。また，担当医師だけでなく，心理学者，管理栄養士，看護師，ソーシャルワーカーなどによるチーム医療を進め，家族だけでなく周囲の人々の正しい知識と理解のもとでの総合的な対応が望まれる。

2） 神経性大食症

診断基準は，アメリカ精神医学学会によるもの（表5－13）を示す。歯のエナメル質の消失，う歯，耳下腺の腫瘍，月経不順などがある。規則的過食があり，過食後に自己誘発性嘔吐，下剤，利尿剤などの乱用が認められる場合がある。神経性やせ症とは異なり，著しいやせは認められない。神経性やせ症は女子に多いが，神経性大食症は男子にもみられる。

表5－13　神経性大食症の診断基準（アメリカ精神医学会）

1．持続的な摂食への没頭，食物への耐えがたい渇望
2．自ら誘発する嘔吐，緩下剤の乱用，交代して出現する絶食期
3．肥満への病的な恐れ，自らへの厳しい体重制限

（3） 貧　　血

思春期特有の栄養障害の一つとして，特に女子において鉄欠乏性貧血（小球性低色素性貧血）が多くみられる。貧血（anemia）とは，酸素運搬能が低下している状態であり，臨床的にはヘモグロビン濃度，赤血球数，ヘマトクリット値などが診断に応用されている。種々の成因があるが，主に以下があげられる。

① 赤血球の成熟障害（鉄欠乏性貧血，巨赤芽球性貧血など）
② 赤血球の産生障害（再生不良性貧血など）
③ 赤血球の喪失や崩壊亢進（溶血性貧血など）

思春期では，急速な成長・発育により鉄の需要の亢進や，月経による鉄損失（女子），食事からの鉄摂取不足，腸における鉄吸収障害などにより貧血が起こりやすい。貧血の予防のためには，十分な鉄の摂取と造血に必要な良質のたんぱく質，葉酸，ビタミン B_6，ビタミン B_{12}，ビタミンC，銅などの不足に注意する。食品中の鉄には，ヘム型と非ヘム型があり，一般にヘム鉄のほうが非ヘム鉄より吸収率が高い。ヘム鉄は赤身の肉や魚（レバー，いわしなど）に多く含まれ，非ヘム鉄はほうれんそう，ひじきなどに多く含まれる。非ヘム鉄の吸収率を高めるためには，ビタミンCやクエン酸などと一緒に摂取するとよい。また，紅茶，緑茶やコーヒーなどに含まれるタンニンや穀類などに含まれるフィチン酸などは鉄と結合して吸収を妨げるので注意する。

（4） 骨粗鬆症

骨粗鬆症（osteoporosis）は生活習慣病であり高齢者や特に閉経後女性に多いが，近年では食生活の変化から，骨折しやすい児童の増加や若年女性のダイエットによる栄養素などの摂取不足に関連して社会的な課題となっている。骨粗鬆症は，「骨強度の低下を特徴とし，骨折のリスクが増大しやすくなる骨格疾患」と定義されている（骨粗鬆症の予防と治療ガイドライン 2015 年版）。

骨量は年齢とともに増加し，20 歳くらいまでに最大骨量（peak bone mass）を示し，その後は減少傾向を示す。特に女性は閉経後急激に骨量が減り，骨粗鬆症の発症リスクが高くなるため，成長・発育期から一生を通じて適切なカルシウムの摂取が重要である。また，骨粗鬆症の予防には閉経，加齢による骨量の減少を抑えるだけでなく，骨形成の盛んな成長・発育期に骨量をできるだけ増やしておくことが望ましい。そのためには，必要なエネルギー・栄養素を過不足なく成長・発育期に摂取することを心がけ，適度な運動（荷重負荷のかかる運動など）や適度な日光曝露なども大切である。

カルシウムは，生体内に約 1 kg 含まれ，その約 99%が骨や歯の硬組織の構成成分であり，主としてハイドロキシアパタイトのようなリン酸カルシウムの形で存在している。残りの 1%は血液や軟組織などに分布している。カルシウムは骨や歯の構成成分であるだけでなく，酸・塩基平衡，浸透圧の保持，血液凝固，神経・筋肉の興奮性の保持，酵素の活性化など，さまざまな生理的機能に深く関与している。血中カルシウム濃度は，100 mL 当たり約 10 mg（2.5 mM）でかなり厳密に保持されており，その濃度を一定にするために多くのカルシウム代謝調節因子が関与しているが，特に 3 つのホルモン〔活性型ビタミンD，副甲状腺ホルモン（PTH：prarathyroid hormone），カルシトニン〕と 3 つの器官（小腸，骨，腎）の働きによる調節が重要である。

食物として摂取されたカルシウムは，胃酸により可溶化され，主に小腸上部での能動輸送により吸収される。牛乳や乳製品は摂取しやすく，カルシウムを多く含み，吸収率が高いだけでなく，カルシウム以外に良質なたんぱく質などを含み，適量を習慣的に摂取することが望まれる。また，食事からのカルシウム摂取では，リン，マグネシウム，ナトリウムなど他のミネラルとのバランスや食事全体を考えて摂取する必要がある。血中カルシウム濃度が低下すると，PTHが骨中のカルシウムを溶出させ，血中カルシウム濃度を一定に保つように作用する。骨粗鬆症の発症には環境因子だけでなく遺伝因子などが複雑に関与している。

(5)　起立性調節障害

起立性調節障害（OD : orthostatic dysregulation）は，起立という動作に対する血管反応が不十分なためにさまざまな症状が現れる自律神経失調症と考えられている。起立時に下半身の静脈系に血液がプールされて，その結果，循環血液量の低下をきたし，立ちくらみやめまい，動悸や息切れ，朝起きられないなどの症状が出現する。思春期に多く，春から夏にかけて症状が悪化する傾向がある。朝調子が悪く学校に行きたがらないことがあり，登校拒否と間違われることがある。診断に際しては，他の器質的疾患がないことを確認する必要がある。昇圧薬や精神安定薬などによる薬物療法とともに，乾布摩擦，下肢の冷水浴などの鍛錬療法の併用が有効である。ほとんどの症例で，2～3か月の治療によって症状の改善がみられる。

(6)　薬物，飲酒，喫煙

近年，未成年者の覚醒剤などの薬物使用，飲酒，喫煙が増加傾向にあり，深刻な社会的問題となっている。いずれも法令により禁止されているが，アヘン類（ヘロイン，塩酸モルヒネなど），大麻類（マリファナなど），覚醒剤，シンナーなどは，中枢神経系を興奮または抑制して幻覚状態を起こし，連用，乱用により依存性となり，非常に危険な薬物類である。最近ではインターネットや携帯電話・スマートフォンを使って覚醒剤などの取引きが行われ，未成年者にも広がっていることが危惧されている。

(7)　適切な栄養状態の維持，疾病予防，健康の維持・増進

思春期では学童期に比べ，自己主張が強まり家庭的制約から離れて独立して行動するようになる。中高生では学校のクラブ活動や塾などで帰宅時間が遅くなり，家族団らんの食事の回数が少なくなったり，休日には，友だちと外食やファストフードなどを利用する機会が増え，エネルギー量は多く摂取できても栄養素のバランスが取りにくくなりやすい。生活習慣も，受験などのために深夜まで勉強したり，テレビを見たりなど，夜遅くまで起きていることが多くなり，その結果，朝食の欠食や夜食など不規則な食事となり，生体リズムの乱れから生活習慣病を引き起こす原因ともなる。

文　献

●参考文献

・渡邊玲子・伊藤節子・瀧本秀美編：応用栄養学 改訂第7版，南江堂（2020）
・文部科学省：学校保健統計調査報告書（各年）
・厚生労働省：「日本人の食事摂取基準（2020年版）」策定検討会報告書（2019）
・厚生労働省：平成22年 乳幼児身体発育調査報告
・日本小児保健協会：平成22年 幼児健康度調査報告
・日本小児医療保健協議会 栄養委員会 小児肥満小委員会：幼児肥満ガイド（2019）
・厚生労働省：保育所における食事の提供ガイドライン（2012年3月）
・厚生労働省：保育所におけるアレルギー対応ガイドライン（2019年改訂版）（2019年4月）
・厚生労働省：平成17年度 乳幼児栄養調査結果の概要
・厚生労働省：平成27年度 乳幼児栄養調査結果の概要
・厚生労働省雇用均等・児童家庭局母子保健課：児童福祉施設における食事の提供ガイド―児童福祉施設における食事の提供及び栄養管理に関する研究会報告書―（2010年3月）
・厚生労働省雇用均等・児童家庭局：楽しく食べる子どもに～食からはじまる健やかガイド～「食を通じた子どもの健全育成（―いわゆる「食育」の視点から―）のあり方に関する検討会」報告書（2004年2月）
・厚生労働省：「健やか親子21」最終評価報告書（2013年11月）
・有阪治：ライフステージにおける小児肥満．肥満研究，**22**（1），6-16（2016）
・農林水産省：平成30年度食育推進施策（食育白書）（2018）
・内閣府：平成23年版食育白書（2011）
・厚生労働省：保育所保育指針解説（2018年2月）
・日本スポーツ振興センター：平成19年度，平成22年度児童生徒の食事状況等調査報告書（2009）（2013）
・浦上達彦：小児糖尿病健診の実施成績，東京都予防医学協会年報　2021年版，第50号（2021）
・文部科学省：食に関する指導の手引―第二次改訂版―（2019）
・文部科学省：令和元年度全国学力・学習状況調査
・日本学校保健会：児童生徒の健康診断マニュアル（平成27年度改訂版）
・日本動脈硬化学会：動脈硬化性疾患予防ガイドライン2017年版
・日本高血圧学会：高血圧治療ガイドライン2019
・日本糖尿病学会：糖尿病診療ガイドライン2019
・厚生労働省：国民健康・栄養調査報告（各年）
・奈良信雄：看護・栄養指導のための臨床検査ハンドブック 第5版，医歯薬出版，（2014）
・清野佳紀・小林邦彦・原田研介・桃井真理子編：NEW小児科学 改訂第2版，南江堂（2003）
・生殖分泌委員会報告：日産婦誌，**49**，367-377（1997）

第 6 章

成人期の栄養

1. 成人期の生理的特徴

厚生労働省では，成人期を，青年期（15 ～ 29 歳），壮年期（30 ～ 44 歳），中年期（45 ～ 64 歳）に分類している。乳児期，幼児期，学童期，思春期と著しい成長・発達段階を終え，成人期は，身体的にも，精神的にも充実し，社会的には自立する時期である。しかし，外食や飲酒の機会が増え，食生活の不摂生，運動不足，ストレスにより生活習慣病を発症しやすい時期でもある。そのため，成人期は，壮年期から生活習慣病の発症が多くなることから，青年期より健康の保持・増進，および生活習慣病の発症予防，重症化予防を目的として適切な栄養と適切な運動を習慣づけることで，壮年期以降，高齢期の健康生活につなげなければならない。

1.1 成人期の生理的変化

青年期は，身体的成長が完成し，体力的に最も充実している時期である。有病者数は小児期についで低くなっている。両親や家族から心理的・精神的に独立し，社会的にも自立への第一歩を歩み出し，精神的成熟，充実を図っていく。

壮年期は，精神的に充実し，社会的には中心的役割を担う。しかし，身体的機能は，30 歳をピークに，その後，細胞レベルでの潜在的な生理的退行性変化が始まる。生理的退行性変化とは，組織の実質細胞数減少による臓器の機能低下のことで，いわゆる老化のことである。30 歳代ではその変化を感ずることなく生活を送ることができるが，40 歳代になると，生理的退行性変化が進行し，体力の低下，疲労感の増加がみられる（図 6－1）。免疫機能は，30 歳より著しく低下する。生活習慣病の発症も多くなる（図 6－2）。

中年期は，生理的退行性変化が，さらに進行し，特に，呼吸器系，循環器系，腎機能で著しい低下を認める。この時期は，特に女性で多くみられる更年期も始まる。更年期障害の一症状でもあるが，うつなどの精神症状もみられる。

（1） 成人期の身体状況

1） 肥　満

肥満について，「健康日本 21（第 2 次）」では，20 歳から 60 歳代男性の肥満者の割

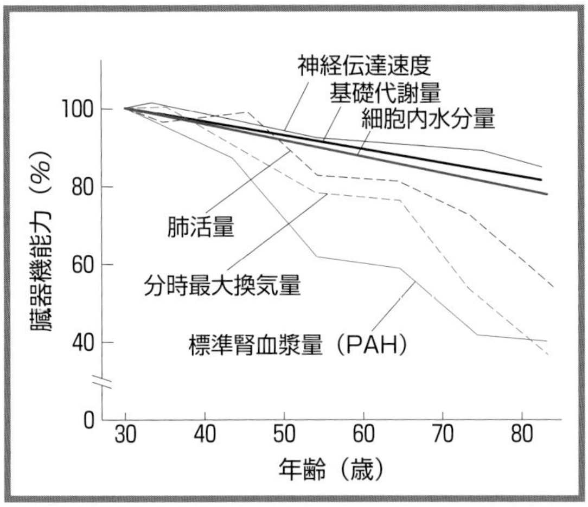

図6－1　諸生理機能の推移（30歳を100%）
出典）細谷・篠原編：老化と栄養，第一出版（1982）改変

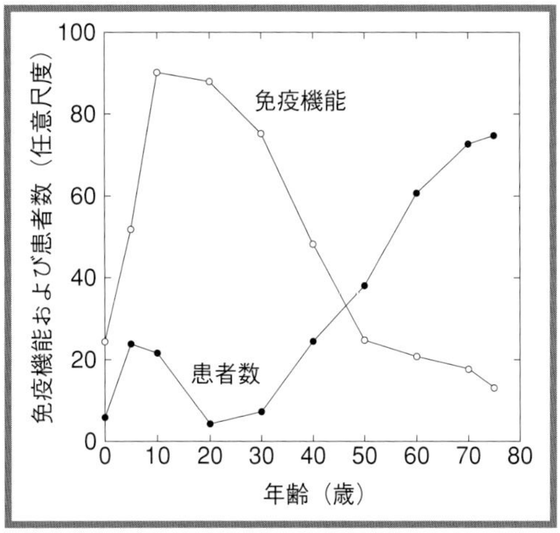

図6－2　免疫機能の低下と患者数
出典）細谷・篠原編：老化と栄養，第一出版（1982）

合28%，40歳から60歳代女性の肥満者の割合19%を目標としている。2019（令和元）年国民健康・栄養調査では，BMIが25.0 kg/m^{2}以上の肥満者の割合は，どの年齢層においても男性が女性に比べ多い。男性では20歳代の23.1%が最も少なく，40～60歳代では30%以上で，40歳代が39.7%と最も多い。一方，女性では20歳代の8.9%が最も少なく，年齢とともに増加し60歳代の28.1%が最も多い（表6－1）。

2）や　　せ

やせについて，「健康日本21（第2次）」では，若年女性のやせは，骨量の減少，低出生体重児出産のリスクであり，20歳代女性のやせの割合20%を目標としている。令和元年国民健康・栄養調査では，BMIが18.5 kg/m^{2}未満のやせの割合は，20歳以上で男性3.9%，女性11.5%であったが，20歳代女性では20.7%であった。

3）糖　尿　病

令和元年国民健康・栄養調査では，「糖尿病が強く疑われる者」の割合は，男女とも0%の20歳代を除き，30歳代では女性が多いが，40歳以降は男性が女性に比べ多い。男性では，30歳代の1.6%から年齢とともに増加し，60歳代が25.3%と最も多い。同様に，女性も30歳代の2.6%から年齢とともに増加し，60歳代の10.7%が最も多い（表6－1）。

4）血　　圧

血圧については，「健康日本21（第2次）」では，20歳以上の収縮期血圧の平均値を男性134 mmHg，女性129 mmHgを目標としている。令和元年国民健康・栄養調査では，20歳以上の収縮期血圧の平均値は，男性132.0 mmHg，女性126.5 mmHgであった。また，収縮期血圧が140 mmHg以上の者の割合は，20歳以上で男性29.9%，女性24.9%であった。この10年間の経年変化では，常に男性が女性に比べ割合は多いが，男女ともに減少傾向にある（表6－2）。

表6－1　肥満者と「糖尿病が強く疑われる者」の割合（20歳以上）

		20～29歳	30～39歳	40～49歳	50～59歳	60～69歳
肥満者（BMI 25.0 kg/m^2 以上）の割合（%）	男性	23.1	29.4	39.7	39.2	35.4
	女性	8.9	15.0	16.6	20.7	28.1
「糖尿病が強く疑われる者」の割合（%）	男性	0	1.6	6.1	17.8	25.3
	女性	0	2.6	2.8	5.9	10.7

表6－2　成人期の身体状況の年次推移（20歳以上）

	年	2009	2011	2013	2015	2017	2019
収縮期血圧が140 mmHg以上の者の割合＊（%）	男性	39.6	38.0	38.3	34.1	37.0	29.9
	女性	27.5	28.1	29.3	25.1	27.8	24.9
血清総コレステロール値が240 mg/dL以上の者の割合（%）	男性	10.4	10.2	10.3	9.8	12.4	12.9
	女性	16.0	16.4	16.8	17.8	19.8	22.4
年齢調整した血清nonHDL-コレステロール値（平均値）（mg/dL）	男性	141.1	143.0	141.9	141.1	143.2	144.1
	女性	136.6	138.3	137.8	138.0	138.0	142.4

＊2019年より，水銀を使用しない血圧計を使用。
出典）表6－1，表6－2ともに厚生労働省：令和元年国民健康・栄養調査

5）血清コレステロール

令和元年国民健康・栄養調査では，血清コレステロール値が240 mg/dL以上の者の割合は，20歳以上で男性12.9%，女性22.4%であった。この10年間の経年変化では，常に女性が男性に比べ血清コレステロール高値者の割合が高く，男性では増減はみられないが，女性は有意に増加している。年齢調整した血清nonHDL-コレステロール値の平均値は，20歳以上で男性144.1 mg/dL，女性142.4 mg/dLであった。この10年間の経年変化では，常に男性が女性に比べ高値であるが，男女ともに増減はみられない（表6－2）。

1.2　成人期の生活習慣の変化

（1）成人期の食生活状況

1）エネルギー，栄養素等摂取状況（表6－3）

エネルギー，栄養素等摂取量について，令和元年国民健康・栄養調査をみてみよう。

エネルギー摂取量の平均値は，50歳代女性以外，どの年齢層においても男女ともに「日本人の食事摂取基準（2020年版）」（以下，食事摂取基準）の身体活動レベルⅠの推定エネルギー必要量を下回っている。

動物性たんぱく質比率は，どの年齢層においても男女ともに目安とされている

表6－3　エネルギー，栄養素等摂取状況（平均値）

		20～29歳	30～39歳	40～49歳	50～59歳	60～69歳
エネルギー（kcal/日）	男性	2,199	2,081	2,172	2,188	2,177
	女性	1,600	1,673	1,729	1,695	1,784
たんぱく質（g/日）	男性	80.1	74.8	79.2	77.5	80.6
	女性	61.1	61.6	65.9	64.1	70.2
動物性たんぱく質比率（%）	男性	58.0	54.3	56.7	53.3	54.1
	女性	56.9	53.7	54.9	52.1	52.0
たんぱく質エネルギー比率(%)	男性	14.7	14.5	14.7	14.3	14.9
	女性	15.5	14.9	15.3	15.2	15.9
脂肪エネルギー比率（%）	男性	29.5	29.0	28.4	28.3	27.1
	女性	30.9	31.1	30.3	29.9	28.9
炭水化物エネルギー比率（%）	男性	55.8	56.5	56.9	57.4	58.0
	女性	53.6	54.0	54.4	54.9	55.2
穀物エネルギー比率（%）	男性	45.6	44.7	42.4	41.6	38.9
	女性	40.6	39.8	40.2	37.8	35.5
食物繊維（g/日）	男性	17.5	18.3	18.3	19.4	20.6
	女性	14.6	15.9	16.0	16.8	19.8
ビタミンA（μgRAE/日）	男性	451	474	555	528	596
	女性	447	409	458	543	604
ビタミンD（μg/日）	男性	5.9	5.5	6.4	6.8	7.9
	女性	4.6	4.9	5.3	5.4	7.1
ビタミンC（mg/日）	男性	62	66	76	82	102
	女性	62	65	74	88	118
カルシウム（mg/日）	男性	462	395	442	471	533
	女性	408	406	441	472	539
鉄（mg/日）	男性	7.4	7.2	7.6	8.1	8.8
	女性	6.2	6.4	6.7	7.2	8.4
食塩相当量（g/日）	男性	10.6	10.4	10.6	10.6	11.5
	女性	8.3	8.5	8.9	9.2	10.0

出典）厚生労働省：令和元年国民健康・栄養調査

50%を超えている。年次推移では，1980（昭和55）年以降，50%を超えている。

エネルギー産生栄養素バランスは，炭水化物エネルギー比率，たんぱく質エネルギー比率については，どの年齢層においても男女ともに食事摂取基準の目標量以内であった。しかし，脂肪エネルギー比率については，男性はどの年齢層においても食事摂取基準の目標量以内であったが，20～50歳代の女性はほぼ上限値か，上限値を超えていた。

食物繊維は，どの年齢層においても男女ともに60歳代女性を除いては，食事摂取基準の目標量に達していない。

ビタミンAは，どの年齢層においても男女ともに60歳代女性を除いては，食事摂

表6－4　食品群別摂取状況（平均値）　(g)

		20～29歳	30～39歳	40～49歳	50～59歳	60～69歳
野菜	男性	233.0	258.9	253.0	278.2	304.3
	女性	212.1	223.2	241.2	260.7	309.8
野菜のうち緑黄色野菜	男性	62.1	71.6	69.2	75.8	88.5
	女性	58.8	74.4	70.4	79.9	100.8
果物	男性	41.2	32.9	49.3	53.4	96.8
	女性	52.7	53.2	60.5	84.7	138.8
乳・乳製品	男性	119.3	59.8	85.2	83.6	105.8
	女性	104.5	92.4	105.7	115.8	127.9
豆・豆製品	男性	45.6	45.5	51.1	65.9	72.5
	女性	48.1	44.2	52.2	63.6	80.7

出典）厚生労働省：令和元年国民健康・栄養調査

取基準の推定平均必要量に達していない。

ビタミンDは，年齢とともに摂取量が増加する傾向にあるが，どの年齢層においても男女ともに食事摂取基準の目安量に達していない。

ビタミンCは，60歳代男女ともに食事摂取基準の推奨量に達している。ほかの年齢層では50歳代女性を除き，推定平均必要量にも達していない。

カルシウムは，どの年齢層においても男女ともに食事摂取基準の推定平均必要量に達していない。

鉄は，男性では，40歳以上は食事摂取基準の推奨量を超えており，20～30歳代においてもそれに近い値である。女性は50歳代以下においては推定平均必要量（月経あり）に達していない。

食塩相当量は，男女どの年齢層においても食事摂取基準の目標量以上であった。

2）食品群別摂取状況（表6－4）

野菜について，「健康日本21（第2次）」では，1日350g以上の摂取を目標としている。令和元年国民健康・栄養調査では，どの年齢層においても女性に比べて男性の摂取量が多いが，男女ともに目標量に達していない。緑黄色野菜は，「健康日本21」では，1日120g以上の摂取を目標としていた。どの年齢層においても男女ともに目標量に達していない。

果物について，「健康日本21（第2次）」では，1日100g未満の者の割合を30％未満にすることを目標としている。令和元年国民健康・栄養調査では，どの年齢層においても女性の摂取量が男性の摂取量に比べ多いが，60歳代を除き男女ともに摂取量の平均値が100g未満である。

乳・乳製品について，「健康日本21」では，1日130g以上の摂取を目標としていた。令和元年国民健康・栄養調査では，20歳代を除いて女性の摂取量が男性の摂取量に比べ多いが，60歳代女性がほぼ目標値に近いほかは，男女ともに目標に達して

表6－5　成人期の生活状況（20歳以上）

		20～29歳	30～39歳	40～49歳	50～59歳	60～69歳
朝食の欠食率（%）	男性	27.9	27.1	28.5	22.0	9.6
	女性	18.1	22.4	17.1	14.4	6.8
生活習慣病のリスクを高める量を飲酒している者の割合（%）	男性	6.4	13.0	21.0	19.9	19.7
	女性	5.3	11.7	13.9	16.8	8.4
運動習慣のある者の割合（%）	男性	28.4	25.9	18.5	21.8	35.5
	女性	12.9	9.4	12.9	24.4	25.3
1日の歩数の平均値	男性	8,301	8,135	7,734	7,752	6,759
	女性	6,641	6,816	6,809	6,841	5,859
1日の平均睡眠時間が6時間未満の者の割合（%）	男性	37.1	47.6	48.9	49.4	33.7
	女性	37.0	37.6	46.4	53.1	39.1
現在習慣的に喫煙している者の割合（%）	男性	25.5	33.2	36.5	31.8	31.1
	女性	7.6	7.4	10.3	12.9	8.6

出典）厚生労働省：令和元年国民健康・栄養調査

いない。

豆・豆製品について，「健康日本21」では，1日100 g以上の摂取を目標としていた。令和元年国民健康・栄養調査では，どの年齢層においても男女ともに目標量に達していない。

3） 朝食の欠食

朝食の欠食率について，「健康日本21」では，20歳代，30歳代の男性の朝食欠食率15%以下を目標としていた。令和元年国民健康・栄養調査では，どの年齢層においても男性が女性に比べ高い。男女とも年齢とともに減少傾向にあるが，60歳代を除き，その他は50歳代女性以外15%以上である（表6－5）。

4） 飲 酒 状 況

飲酒について，「健康日本21（第2次）」では，生活習慣病のリスクを高める量を飲酒している者の割合（1日当たりの純アルコール摂取量が男性40 g以上，女性20 g以上の者）を男性13%，女性6.4%を目標としている。令和元年国民健康・栄養調査では，20歳代男女および30歳代男性を除いて，男女ともに「健康日本21（第2次）」の目標を上回っている（表6－5）。

5） 外食，中食の状況

外食，中食の利用頻度が高くなっている。令和元年国民健康・栄養調査では，週1回以上外食する者の割合は，どの年齢層においても男性が女性に比べ多いが，男女ともに20歳代が男性67.0%，女性56.6%と最も多く，年齢とともに減少傾向にある。一方，週1回以上中食する者の割合は，男性は30歳代が58.3%，女性は20歳代が53.6%と最も多く，どの年齢層においても男性が女性に比べやや多いが，年齢による差はなく，最も少ない60歳代で男性45.7%，女性43.7%である。

（2） 成人期の生活状況

1） 運動習慣

運動習慣のある者の割合について，「健康日本21（第2次）」では，20～64歳の男性36%，女性33%を目標としている。令和元年国民健康・栄養調査では，60歳代男性がほぼ目標の数値であるほかは，どの年齢層においても男女ともに「健康日本21（第2次）」の目標を下回っている。女性は，50歳代以上が多いが，男性は，60歳代で多くなっている（表6-5）。

1日の平均歩数について，「健康日本21（第2次）」では，20～64歳の男性9,000歩，女性8,500歩を目標としている。令和元年国民健康・栄養調査では，どの年齢層においても男女ともに「健康日本21（第2次）」の目標を下回っている。

2） 睡眠の状況

「健康日本21」では，睡眠による休養が十分とれていない者の割合について21%以下を目標としていた。令和元年国民健康・栄養調査では，1日の睡眠時間が平均6時間未満の者の割合は，男女ともにどの年齢層でも30%を超えており，50歳代が最も多い（表6-5）。

3） 喫煙の状況

令和元年国民健康・栄養調査では，習慣的に喫煙している者の割合は，男性は30歳代以上で30%を超えており，女性は50歳代が最も多い（表6-5）。

1.3 更　年　期

更年期を国際閉経期学会では「女性の加齢の過程において，生殖期より非生殖期へ移行する期間」とし，日本産科婦人科学会では「生殖期（性成熟期）と非生殖期（老年期）の間の移行期で，卵巣機能が衰退しはじめ，消失する時期」と定義している。わが国では一般的平均閉経年齢は約50歳であり，その前後10年間（45～55歳）を更年期と呼んでいる（図6-3）。女性のライフサイクルにおいて，更年期は身体の内外において変化が著しく，強いストレス環境下であることも多いため，身体的，精神的，社会的ケアが必要である。

（1） 更年期の特性

1） 内分泌系

性成熟期に達した女性では，卵巣から分泌されるエストロゲン（卵胞ホルモン）とプロゲステロン（黄体ホルモン）により月経周期がコントロールされている（⇨p.48，図3-1，p.49，図3-2）。更年期になるとエストロゲンやプロゲステロンの分泌が減少する。エストロゲンの分泌減少により間脳視床下部，脳下垂体前葉へのエストロゲンの負のフィードバック抑制が失われ，その結果，性腺刺激ホルモンである卵胞刺激ホルモンや黄体形成ホルモンが大量に分泌される。こうしたホルモン分泌のコントロールの乱れは，エストロゲンレセプター（受容体）が存在する大脳辺縁系や中枢神経に

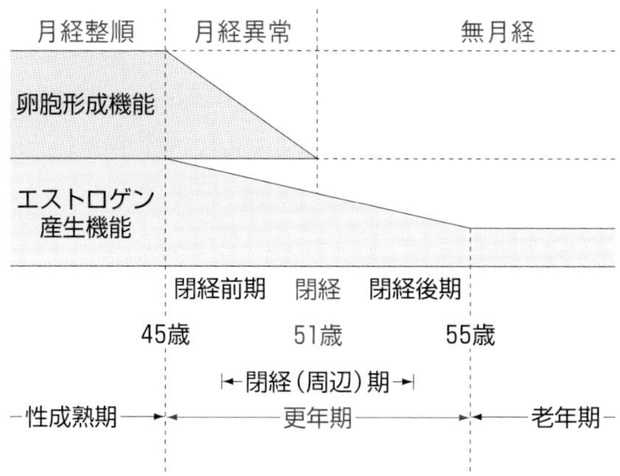

図 6－3　卵巣機能からみた更年期
出典）積田享：新老年学，東京大学出版会（1992）

も影響を及ぼし，更年期特有のさまざまな障害を引き起こす。

2）生　殖　系

エストロゲンの分泌減少により月経異常がみられ，やがて閉経に至る。日本産科婦人科学会では閉経を「卵巣機能の衰退または消失によって起こる月経の永久的停止」と定義している。閉経の診断は，他に原因がないのに 12 か月以上無月経が持続すれば，前回の月経をもって閉経とみなされる。

3）脂 質 代 謝

エストロゲンは，肝臓や末梢組織において LDL レセプターを増加させたり，LDL レセプターの活性を上昇させたりすることで LDL－コレステロールの取り込みを促進する。また，肝臓においてアポ A-1（HDL のアポたんぱく質）の産生を促進することにより，HDL の生成を亢進する。このようにエストロゲンは血中脂質のコントロールを行っている。更年期になるとエストロゲンの分泌が減少し，LDL－コレステロールの取り込みが減少すること，また，エストロゲン合成に利用されていたコレステロールの利用が減少することから，血中 LDL－コレステロール値の増加により血中コレステロール値が上昇する。HDL の生成が抑制され，HDL－コレステロール値は減少する。

エストロゲンは，血管に対する直接的抗動脈硬化作用を有する。血管内皮細胞において血管弛緩因子である一酸化窒素を産生し，LDL の酸化を抑制する。更年期になるとエストロゲンの分泌が減少し，一酸化窒素の産生が減少することで酸化 LDL が上昇する。

更年期では，基礎代謝量の低下と身体活動量の減少によりエネルギー消費量が減少する。しかし，エネルギー摂取量は変わらないため肥満を招き，血中トリグリセライド（中性脂肪）値が上昇する。

こうした脂質代謝異常は動脈硬化のリスクとなることから，動脈硬化性疾患予防ガイドライン 2017 年版では，閉経と動脈硬化について言及している。

4）骨　代　謝

ヒトの骨量は，成長とともに増加し，20 ～ 30 歳代で最大骨量（peak bone mass）に達する。その後男女ともに減りはじめるが，特に女性は閉経後急速に減少する（図 6－4）。骨組織は，骨芽細胞による骨形成と破骨細胞による骨吸収によって常に作り替えられている（骨代謝回転）。エストロゲンは，破骨細胞の活性を抑制し，骨芽細胞の活

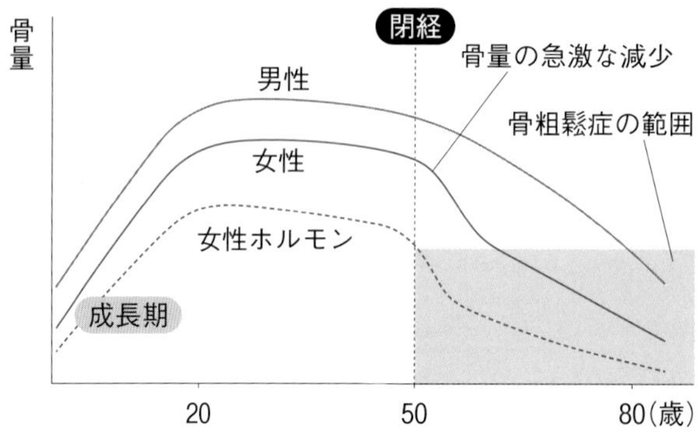

図6－4　年齢と閉経に伴う骨量の変化（概念図）
出典）折茂肇監修：骨粗鬆症　検診・保健指導マニュアル 第2版，p. 3，ライフサイエンス出版（2014）

性を促進する作用がある。更年期になり，エストロゲンの分泌が減少すると，破骨細胞の活性が上昇するために骨量が急速に減少する。

（2）　更年期障害

更年期障害とは，日本産科婦人科学会では「更年期に現れる多種多様な症候群で，器質的変化に相応しない自律神経失調症を中心とした不定愁訴を主訴とした症候群」と定義している。発症要因として，卵巣機能の低下に自律神経系や精神機能の変化が加わり，さらに，子どもの巣立ち，夫の定年，親の介護，経済的不安など社会的・環境的要因，生活習慣病や老化への不安，女性喪失感など精神的・心理的要因が関与して，さまざまな症状を呈する（図6－5）。症状としては，自律神経症状，精神症状，性器外身体症状，性器症状に分けられる（表6－6）。のぼせ感，冷え性，めまい，不眠，肩こり，疲労感は，多く訴えられる。

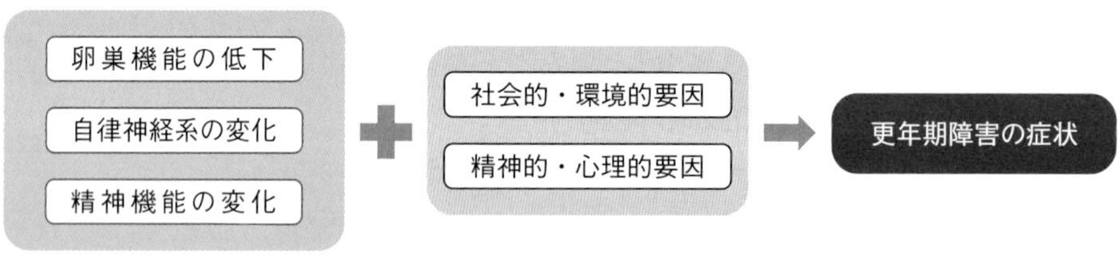

図6－5　更年期障害の発症機序

表6－6　更年期障害（症候群）の症状

症候群区分	不定愁訴の個別症状
Ⅰ　自律神経症状（血管運動神経症状）	のぼせ感（hot flash），冷え性，動悸，発汗，めまい，肩こり，耳鳴り，しびれ感，知覚過敏，知覚鈍麻，蟻走感
Ⅱ　精神症状	憂うつ，あせり感，不安感，疲労感，頭痛・頭重感，不眠，物忘れ，判断力低下
Ⅲ　性器外身体症状	運動器症状―腰痛，背痛，骨盤痛，筋痛，関節痛 消化器症状―悪心・嘔吐，下痢，便秘 泌尿器症状―頻尿，尿失禁
Ⅳ　性器症状	月経異常，性器出血，乳房萎縮，腟乾燥感，腟刺激感

男性にも更年期障害があり，加齢男性性腺機能低下症候群と呼ばれ，男性ホルモンが減少した状態（低アンドロゲン血症）と定義されている。診断は，血中フリーテストステロンが20歳代日本人男性の平均値（YAM）の－2SDである8.5pg/mL以下を低アンドロゲン血症，YAMの70%にあたる11.8pg/mLまでを低下傾向群としている。

2．成人期の食事摂取基準

日本人の食事摂取基準（2020年版）では，成人期を18～29歳，30～49歳，50～64歳の3区分に分けて策定されている。

2.1 エネルギー

エネルギー必要量は，エネルギー摂取量とエネルギー消費量が等しく，体重，BMIが維持されているときのエネルギー量である。成人期では，目標とするBMIの範囲が定められ（表6-7），その範囲内に入っていれば，適正なエネルギー量を摂取していることになる。参考表として，参照体位における基礎代謝基準値と身体活動レベルから算出した推定エネルギー必要量（表6-8）が記載されている。活用にあたっては，食事摂取状況のアセスメント，体重，BMIの把握を行い，エネルギー量の過不足は，体重の変化またはBMIを用いて評価する。

表6-7　18～64歳の目標とするBMIの範囲

年齢（歳）	目標とするBMI（kg/m^2）
18～49	18.5～24.9
50～64	20.0～24.9

表6-8　18～64歳の推定エネルギー必要量（kcal/日）

性別	男性			女性		
身体活動レベル	Ⅰ	Ⅱ	Ⅲ	Ⅰ	Ⅱ	Ⅲ
18～29歳	2,300	2,650	3,050	1,700	2,000	2,300
30～49歳	2,300	2,700	3,050	1,750	2,050	2,350
50～64歳	2,200	2,600	2,950	1,650	1,950	2,250

推定エネルギー必要量＝基礎代謝量×身体活動レベル
基礎代謝量＝基礎代謝基準値×参照体重
身体活動レベル　Ⅰ：1.50，Ⅱ：1.75，Ⅲ：2.00

2.2 たんぱく質

窒素出納実験で得られたたんぱく質維持必要量（0.66g/kg体重/日）に参照体重を乗じ，日常食混合たんぱく質の利用効率（90%）で除して推定平均必要量を算定した。推奨量は，推定平均必要量に推奨量算定係数1.25を乗じて算定した。

目標量の下限は，推奨量以上でなければならない。たんぱく質推奨量を身体活動レベルⅠの推定エネルギー必要量に対するエネルギー比率で示し，上限は，各種代謝変化に好ましくない影響を与えない摂取量として，まだ十分な科学的根拠は得られていないものの1歳以上の全年齢区分において20%エネルギーとした（表6-9）。

表6－9　成人期の食事摂取基準（2020年版）

			男性（歳）			女性（歳）			耐容上限量
			18～29	30～49	50～64	18～29	30～49	50～64	
たんぱく質	推奨量 目標量	(g/日) (%エネルギー)	65 13～20	65 13～20	65 14～20	50 13～20	50 13～20	50 14～20	
脂質	目標量	(%エネルギー)		20～30			20～30		
飽和脂肪酸	目標量	(%エネルギー)	7以下	7以下	7以下	7以下	7以下	7以下	
n-6系脂肪酸	目安量	(g/日)	11	10	10	8	8	8	
n-3系脂肪酸	目安量	(g/日)	2.0	2.0	2.2	1.6	1.6	1.9	
炭水化物	目標量	(%エネルギー)		50～65			50～65		
食物繊維	目標量	(g/日)	21以上	21以上	21以上	18以上	18以上	18以上	
ビタミンA	推奨量	(μgRAE/日)	850	900	900	650	700	700	2,700
ビタミンD	目安量	(μg/日)	8.5	8.5	8.5	8.5	8.5	8.5	100
ビタミンE	目安量 耐用上限量	(mg/日) (mg/日)	6.0 850	6.0 900	7.0 850	5.0 650	5.5 700	6.0 700	4)
ビタミンK	目安量	(μg/日)	150	150	150	150	150	150	
ビタミンB_1	推奨量	(mg/日)	1.4	1.4	1.3	1.1	1.1	1.1	
ビタミンB_2	推奨量	(mg/日)	1.6	1.6	1.5	1.2	1.2	1.2	
ナイアシン	推奨量 耐容上限量	(mgNE/日) (mg/日)	15 300（80）	15 350（85）	14 350（85）	11 250（65）	12 250（65）	11 250（65）	4)，5)
ビタミンB_6	推奨量 耐容上限量	(mg/日) (mg/日)	1.4 55	1.4 60	1.4 55	1.1 45	1.1 45	1.1 45	4)
ビタミンB_{12}	推奨量	(μg/日)	2.4	2.4	2.4	2.4	2.4	2.4	
葉酸	推奨量 耐容上限量	(μg/日) (μg/日)	240 900	240 1,000	240 1,000	240 900	240 1,000	240 1,000	4)
パントテン酸	目安量	(mg/日)	5	5	6	5	5	5	
ビオチン	目安量	(μg/日)	50	50	50	50	50	50	
ビタミンC	推奨量	(mg/日)	100	100	100	100	100	100	
ナトリウム	目標量1)	(g/日)	7.5未満	7.5未満	7.5未満	6.5未満	6.5未満	6.5未満	
カリウム	目安量 目標量	(mg/日) (mg/日)	2,500 3,000以上	2,500 3,000以上	2,500 3,000以上	2,000 2,600以上	2,000 2,600以上	2,000 2,600以上	
カルシウム	推奨量	(mg/日)	800	750	750	650	650	650	2,500
マグネシウム	推奨量	(mg/日)	340	370	370	270	290	290	
リン	目安量	(mg/日)	1,000	1,000	1,000	800	800	800	3,000
鉄	推奨量2) 推奨量3) 耐容上限量	(mg/日) (mg/日) (mg/日)	7.5 — 50	7.5 — 50	7.5 — 50	6.5 10.5 40	6.5 10.5 40	6.5 11.0 40	4)
亜鉛	推奨量 耐容上限量	(mg/日) (mg/日)	11 40	11 45	11 45	8 35	8 35	8 35	4)
銅	推奨量	(mg/日)	0.9	0.9	0.9	0.7	0.7	0.7	7
マンガン	目安量	(mg/日)	4.0	4.0	4.0	3.5	3.5	3.5	11
ヨウ素	推奨量	(μg/日)	130	130	130	130	130	130	3,000
セレン	推奨量 耐容上限量	(μg/日) (μg/日)	30 450	30 450	30 450	25 350	25 350	25 350	4)
クロム	目安量	(μg/日)	10	10	10	10	10	10	500
モリブデン	推奨量 耐容上限量	(μg/日) (μg/日)	30 600	30 600	30 600	25 500	25 500	25 500	4)

1）食塩相当量。
2）女性月経なし。
3）女性月経あり。
4）性別・年齢別に耐容上限量が示されている。
5）ニコチンアミドの重量（mg/日），（　）内はニコチン酸の重量（mg/日）。

2.3 脂　　質

1） 飽和脂肪酸

飽和脂肪酸は，循環器疾患の発症および死亡の危険因子の一つである血中総コレステロールおよびLDL-コレステロールの上昇を招くことから目標量が設定されている。日本人が現在摂取している飽和脂肪酸量を測定し，その中央値を目標量の上限とした。

2） 脂　　質

日本人の代表的な脂質（脂肪酸）摂取量（脂肪酸摂取比率）を考慮し，目標量の下限は，必須脂肪酸の目安量を下回らないよう，上限は，飽和脂肪酸の目標量の上限を超えないよう算定した。

3） *n*－6系脂肪酸，*n*－3系脂肪酸

平成28年国民健康・栄養調査の結果より，*n*－6系脂肪酸摂取量，*n*－3系脂肪酸摂取量の中央値を目安量とした。

2.4 炭水化物，食物繊維

炭水化物の目標量の下限は，たんぱく質の目標量の上限の値と脂質の目標量の上限の値に対応させて算定した。この場合には，食物繊維の摂取量が少なくならないよう配慮が必要である。上限は，たんぱく質の目標量の下限の値と脂質の目標量の下限の値に対応させて算定した。

食物繊維の目標量は，現在の日本人成人（18歳以上）における食物繊維摂取量の中央値（13.7 g/日）と，理想的な摂取量24 g/日との中間値（18.9 g/日）を目標量算出の参照値とし，参照体重比の0.75乗で外挿し算定した。

2.5 エネルギー産生栄養素バランス

生活習慣病の発症予防とその重症化予防を目的として設定されている。たんぱく質，脂質，飽和脂肪酸，炭水化物の各栄養素のエネルギー量の総エネルギー摂取量に占める割合（%エネルギー）で示されている。

2.6 ビタミン

1） ビタミンA

ビタミンA欠乏症状を示さず，肝臓内ビタミンA貯蔵の最低量（20 μg/g）を維持できる必要量（9.3 μgRAE/kg体重/日）を推定平均必要量の参照値とし，参照体重を乗じて推定平均必要量を算定した。推奨量は，推定平均必要量に推奨量算定係数1.4を乗じて算定した。耐容上限量は，肝臓へのビタミンAの過剰蓄積による肝臓障害を指標に，LOAEL（最低健康障害発現量）を13,500 μgRAE/日，UF（不確実性因子）を5として耐容上限量を算定した。

2）ビタミンD

ビタミンDは，摂取量の日間変動が大きく，かつ，総摂取量の8割近くが魚介類に由来するという特殊な栄養素で，習慣的摂取量を把握することが難しい。そこで，健康な成人を対象に行った4季節4日間（合計16日間）の半秤量式食事記録法による調査より得られたビタミンD摂取量の中央値を目安量とした。

ビタミンDを投与して250 μg/日未満では，高カルシウム血症を呈さないことから250 μg/日をNOAEL（健康障害非発現量），UFを2.5として耐容上限量を算定した。

3）ビタミンE

平成28年国民健康・栄養調査の結果より，ビタミンE摂取量の中央値を目安量とした。健康な男性に28日間800 mg/日のα-トコフェロールを摂取させても，非摂取群と血小板凝集能に差はなかったため，NOAELを800 mg/日，UFを1とし，体重比を用いて耐容上限量を算定した。

4）ビタミンK

ビタミンKの摂取量は，日本人では納豆摂取の影響が大きく，納豆非摂取群のビタミンK摂取量は154.1 ± 87.8 μg/日で健康障害がみられないことから150 μg/日を目安量とした。骨粗鬆症治療薬としてメナキノン-4を大量に服用しても安全性に問題はなく，副作用の報告もないため，耐容上限量は策定されていない。

5）ビタミンB_1，ビタミンB_2，ナイアシン

これらは，エネルギー代謝に関与するビタミンであり，また水溶性ビタミンであるため必要量を超えると尿中に排泄される。そこで，エネルギー摂取量当たりの摂取量と尿中への排泄量との関係から推定平均必要量，推奨量を算定した。

ビタミンB_1，ビタミンB_2については，尿中排泄量が増大し始める摂取量からビタミンB_1はチアミン塩酸塩量として，0.45 mg/1,000 kcal，ビタミンB_2は0.50 mg/1,000 kcalを推定平均必要量の参照値とし，推定エネルギー必要量を乗じてビタミンB_1，ビタミンB_2の推定平均必要量とした。推奨量は，推定平均必要量に推奨量算定係数1.2を乗じて算定した。耐容上限量は策定されていない。

ナイアシンは，ナイアシン欠乏実験において欠乏とならない最小ナイアシン摂取量4.8 mgNE/1,000 kcalを推定平均必要量の参照値とし，推定エネルギー必要量を乗じてナイアシンの推定平均必要量とした。推奨量は，推定平均必要量に推奨量算定係数1.2を乗じて算定した。ニコチンアミドは1型糖尿病患者の，ニコチン酸は脂質異常症患者の治療薬として大量投与すると，消化器系や肝臓に障害を起こすことが報告されており，NOAELはニコチンアミド25 mg/kg体重，ニコチン酸6.25 mg/kg体重となる。UFを5としてニコチンアミド5 mg/kg体重，ニコチン酸1.25 mg/kg体重に参照体重を乗じて耐容上限量とした。

6）ビタミンB_6

ビタミンB_6は，補酵素ピリドキサール5-リン酸（PLP）の構成成分として存在し，アミノ酸代謝にかかわっているため，たんぱく質摂取量当たりで算定した。血中

PLP 濃度を神経障害の発症が観察されない 30 nmol/L に維持できるビタミン B_6 量は，ピリドキシン摂取量として 0.014 mg/g たんぱく質であり，相対生体利用率 73％で除して，推定平均必要量の参照値とし，たんぱく質の推定平均必要量を乗じてビタミン B_6 の推定平均必要量を算定した。推奨量は，推奨量算定係数 1.2 を乗じて算定した。ピリドキシン大量摂取時にみられる感覚性ニューロパシーを指標として報告された NOAEL 300 mg/ 日を体重 1 kg 当たりの値にして，UF を 5 とすると 0.86 mg/kg 体重となる。この値に参照体重を乗じて耐容上限量とした。

7）ビタミン B_{12}，葉酸

ビタミン B_{12} は，悪性貧血患者への投与試験結果と吸収率を考慮し，推定平均必要量を算定した。推奨量は，推定平均必要量に推奨量算定係数 1.2 を乗じて算定した。耐容上限量は策定されていない。

葉酸は，赤血球中の葉酸濃度を 305 nmol/L 以上に維持できる最小摂取量 200 μg/ 日を推定平均必要量とした。推奨量は，推定平均必要量に推奨量算定係数 1.2 を乗じて算定した。妊娠可能な女性に対して神経管閉鎖障害予防のために投与するプテロイルモノグルタミン酸の副作用のない量を参照値として，女性の耐容上限量を算定した。男性も女性の値を採用した。

8）ビタミンC

ビタミンＣは，血中ビタミンＣ濃度 50 μmol/L に維持することで抗酸化作用や心臓血管系疾患の予防効果が期待できることから，その際のビタミンＣの摂取量 85 mg/ 日を推定平均必要量とした。推奨量は，推定平均必要量に推奨量算定係数 1.2 を乗じて算定した。耐容上限量は策定されていない。

2.7 ミネラル

1）ナトリウム

ナトリウムの不可避損失量に個人間変動を考慮して，推定平均必要量を算定した。WHO のガイドラインが成人に対して推奨している食塩摂取量 5 g/ 日と平成 28 年国民健康・栄養調査における摂取量の中央値との中間値より目標量を算定した。

2）カリウム

平成 28 年国民健康・栄養調査の結果より，カリウム摂取量の中央値を目安量とした。目標量は，2,839 mg/ 日 ×（参照体重 kg ÷ 58.3 kg)$^{0.75}$ の式で算出した値と，平成 28 年国民健康・栄養調査のカリウム摂取量の中央値を比べ，高いほうの値を目標量としている。

3）カルシウム

要因加算法を用いた。カルシウムの体内蓄積量，尿中排泄量，経皮的損失量の合計を見かけの吸収率で除して推定平均必要量とした。推奨量は，推定平均必要量に推奨量算定係数 1.2 を乗じて算定した。カルシウムアルカリ症候群の症例報告より，LOAEL を 3,000 mg/ 日，UF を 1.2 として耐容上限量を 2,500 mg/ 日とした。

4）マグネシウム

出納実験を行い，マグネシウムの平衡維持量 4.5 mg/kg 体重 / 日に参照体重を乗じて推定平均必要量とした。推奨量は，推定平均必要量に推奨量算定係数 1.2 を乗じて算定した。マグネシウムの過剰摂取により下痢を起こすことが報告されている。通常の食品以外の摂取による LOAEL を 360 mg/日，UF を 1 とし，耐容上限量を 350 mg/日とした。通常の食品からのマグネシウム摂取量の耐容上限量は設定しなかった。

5）リ　ン

平成 28 年国民健康・栄養調査の結果より，18 歳以上については，リン摂取量の中央値で最も少ない摂取量を 18 歳以上全体の目安量とした。血清無機リンが正常上限となる摂取量を NOAEL，UF を 1.2 として耐容上限量を算定した。

6）鉄

要因加算法を用いた。男性，および月経のない女性は，基本的損失量を吸収率（15%）で除して推定平均必要量とした。推奨量は，推定平均必要量に推奨量算定係数 1.2 を乗じて算定した。月経のある女性は，基本的損失量と月経血による鉄損失量の合計を吸収率で除して推定平均必要量とした。推奨量は，推定平均必要量に推奨量算定係数 1.2 を乗じて算定した。過多月経（月経出血量が 80 mL/回以上）の場合，推定平均必要量 13 mg/日以上，推奨量 16 mg/日以上とするが，食品による摂取は難しく，鉄剤等の補給が必要になる。バンツー鉄沈着症を指標にした LOAEL 100 mg/ 日，UF を 2 とし，15 歳以上男性の耐容上限量を一律 50 mg/ 日とした。15 歳以上女性は体重差を考慮して一律 40 mg/ 日とした。

7）亜　鉛

海外の研究報告より得られた参照値を，参照体重に基づき体重比の 0.75 乗を用いて外挿して推定平均必要量とした。推奨量は，推定平均必要量に推奨量算定係数 1.2 を乗じて算定した。耐容上限量は，アメリカの亜鉛投与実験により得られた値 0.66 mg/kg 体重 / 日に参照体重を乗じて算定した。

3．成人期の栄養アセスメントと栄養ケア

3.1　成人期の栄養アセスメント

成人期は，生活習慣病を発症しやすい時期である。生活習慣病とは，「食習慣，運動習慣，休養，喫煙，飲酒など生活習慣が，その発症，進行に関与する症候群」と定義され，具体的には，肥満，2 型糖尿病，脂質異常症，高血圧，虚血性心疾患，脳血管障害，高尿酸血症，アルコール性肝疾患，がん，慢性閉塞性肺疾患などが該当する。成人期は，生活習慣病の発症予防，重症化予防を目的としたアセスメントが必要である。

（1） 臨 床 診 査

1） 問　　診

主訴，現病歴，既往歴，家族歴，栄養歴（嗜好の変化，食欲の変化，体重の変化），家族構成，職業歴，喫煙歴，飲酒歴を把握する。

2） 身 体 所 見

高血圧の診断に血圧を用いるが，診察室血圧と家庭血圧を測定し診断を行う。

（2） 臨 床 検 査

1） 血液学的検査

貧　血：貧血の有無の判定にはヘモグロビン値（Hb）が，貧血の種類の判定には平均赤血球容積（MCV），平均赤血球ヘモグロビン量（MCH），平均赤血球ヘモグロビン濃度（MCHC）が用いられる。小球性低色素性貧血である鉄欠乏性貧血はMCV，MCH，MCHCが低下する。大球性貧血であるビタミン B_{12}，葉酸欠乏による巨赤芽球性貧血はMCVが上昇する。

2） 生化学的検査

たんぱく質代謝：血清総たんぱく質値（TP）はアルブミン（Alb）やγ-グロブリンを含む100種類以上の血清たんぱく質の総量である。したがって，TP値はγ-グロブリン値などの変化にも影響される。栄養状態の評価にはAlb値を利用することが多いが，半減期が2週間と長いので鋭敏さに欠けるため，短期間の栄養状態の評価には適さない。Alb値は，脱水で高値に，肝硬変，ネフローゼ症候群，低栄養，急性感染症で低値になる。

糖質代謝：糖尿病の診断には，空腹時血糖値，食後高血糖を反映する糖負荷試験（75 gOGTT）2時間値，随時血糖値，およびHbA1c値が用いられる。HbA1c値は，検査1～2か月前の血糖コントロールを反映している。血糖値に対してHbA1c値が高値の場合，検査の1～2日前に食事制限を行い，1～2か月前の食事管理ができていなかった可能性がある。

脂質代謝：血清LDL-コレステロール値は，ネフローゼ症候群，糖尿病，甲状腺機能低下症，肥満で高値に，低栄養，甲状腺機能亢進症で低値を示す。血清HDL-コレステロール値は，アルコール，運動で高値に，高中性脂肪血症，肥満，糖尿病，喫煙で低値を示す。血清中性脂肪（トリグリセライド）値は，食事の影響を受けやすく変動が大きい。肥満，糖尿病，アルコールの過飲，お菓子や果物の過剰摂取で高値になる。

肝機能：AST，ALTは，組織内に存在し血清中の値が高値の場合，組織破壊を意味する。ASTは，肝臓，心臓に多く存在することから肝臓疾患，心筋梗塞で血清中の値が高値になる。ALTは，肝臓に多く存在するため肝臓疾患で血清中の値が高値になる。血清γ-GTP値は，アルコールの過飲，肥満，脂肪肝，胆汁うっ滞で高値になる。血清コリンエステラーゼ値は，脂肪肝，肥満，糖尿病で高値に，肝臓疾患，低栄養で低値になる。

腎機能検査：血清クレアチニンは，筋肉量と相関し，腎糸球体で濾過された後に，尿細管でほぼ再吸収されないため腎機能の指標となる。腎疾患，筋肉運動，脱水で高値に，筋ジストロフィ，高齢者は低値になる。慢性腎臓病（CKD）や腎機能の評価の指標として，尿中および血清クレアチニンを用いたクレアチニンクリアランス（Ccr），血清クレアチニン，年齢，性別の3項目より計算される推算糸球体濾過量（eGFR）がある。Ccr や eGFR の低下は腎機能低下を意味する。

核酸代謝：血清尿酸値は，痛風で高値になることが多い。尿酸は，性，年齢により影響を受けるが，思春期以降，男性では上昇し，女性は閉経以降上昇する。

3） 尿 検 査

血糖が糖排出閾値（170 ～ 180 mg/dL）を超えると尿中に糖が排泄される。糖排出閾値は個人差があるため，尿糖で糖尿病を診断することはできない。健常人でも1日に40 ～ 80 mg のたんぱく質（主に血中たんぱく質由来）を尿中に排泄するが，過激な運動や精神的ストレスなどで一過性に増加することがある。病的には，腎疾患，血液疾患などで尿たんぱくが著しく増加する。

4） 生体機能検査

心電図，呼吸機能などがある。心電図は，不整脈，心肥大，狭心症，心筋梗塞，電解質異常の診断に有用である。

5） 画 像 検 査

X 線検査，エコー検査，磁気共鳴画像（MRI）検査などがある。X 線検査は，胸部，腹部などの単純 X 線検査やバリウムなど用いた造影検査，CT 検査などがある。エコー検査は，心臓，頸動脈，腹部の検査を行い，心疾患，肝胆道系疾患，腎疾患，血管壁肥厚の診断に有用である。MRI 検査は，体内の水分子を画像に利用しており，特に脳，脊椎，胆道系，子宮・前立腺などの骨盤腔の疾患の撮像に優れた力を発揮する。

6） 骨 密 度

骨粗鬆症の診断では，腰椎骨密度を二重エネルギー X 線吸収測定法（DXA）によって測定し，同一性の若年平均骨密度の 70％以上 80％未満を骨量減少，70％未満を骨粗鬆症としている。骨代謝の動的状態の評価では血液や尿中の骨代謝マーカー（骨吸収マーカー，骨形成マーカー）の測定により，骨量減少の原因を判断する。女性は閉経後の数年～ 10 年間程度が最も骨量減少が大きい。

（2） 身 体 計 測

身長・体重より BMI を算出し，肥満の判定を行う。体脂肪量の間接的な測定方法としては，生体インピーダンス法，DXA 法，上腕三頭筋部および肩甲骨下端部の皮下脂肪厚などがある。体脂肪の体内分布の測定方法としては，腹部 CT，MRI，ウエスト周囲長がある。腹部 CT では内臓脂肪面積を測定し，100 cm^2 以上を内臓脂肪型肥満と判定する。腹部 CT は時間と費用がかかるため，内臓脂肪型肥満を簡便に判定する方法としてウエスト周囲長がある。ウエスト周囲長の測定部位は臍周囲で特定健診の必須項目となっている。男性 85 cm 以上，女性 90 cm 以上を内臓脂肪型肥満としている。

3.2　成人期の栄養ケア

（1）　肥満とメタボリックシンドローム

肥満は，体構成成分の中で体脂肪量が相対的および絶対的に増大した状態をいう。エネルギー消費量よりエネルギー摂取量が多いことが原因であるが，遺伝因子の影響もある。また，欠食，夜食，遅い夕食，早食いなど食事のリズムの乱れも原因となっている。日本肥満学会では，BMI 25 以上を肥満と判定している（表 6－10）。肥満は，脂肪の体内分布によって皮下脂肪型肥満と内臓脂肪型肥満に分けられる。皮下脂肪型肥満は，皮下組織に脂肪が蓄積する肥満で，下半身に多く脂肪がつき，女性に多い。内臓脂肪型肥満は，腹腔内に脂肪が蓄積する肥満で，上半身に脂肪がつき，中高年以降の男性に多い。内臓脂肪蓄積は，アディポサイトカインの分泌異常をきたし，インスリン抵抗性が生じる。その結果，血糖値，血中コレステロール値，血中中性脂肪（トリグリセライド）値，血圧が上昇し，動脈硬化を招く。内臓脂肪肥満に加えて，高血糖，高血圧，脂質異常のうち２つ以上を併せもった病態をメタボリックシンドロームといい，2005（平成 17）年に診断基準が示された（表 6－11）。

表 6-10　日本肥満学会による肥満度分類（2006）

BMI	判　定	WHO 基準
＜18.5	低体重（やせ）	Underweight
18.5 ≦～＜25.0	普通体重	Nomal range
25.0 ≦～＜30.0	肥満（1 度）	Pre-obese
30.0 ≦～＜35.0	肥満（2 度）	Obese Class Ⅰ
35.0 ≦～＜40.0	肥満（3 度）	Obese Class Ⅱ
40.0 ≦	肥満（4 度）	Obese Class Ⅲ

表 6－11　メタボリックシンドロームの診断基準

必須項目		選択項目　これらの項目のうち２項目以上
内臓脂肪蓄積 ウエスト周囲長　男性≧ 85 cm 女性≧ 90 cm （内臓脂肪面積　男女とも≧ 100 cm^2 に相当）	＋	高トリグリセライド血症　≧ 150 mg/dL かつ／または 低 HDL-コレステロール血症＜ 40 mg/dL
		収縮期（最大）血圧　≧ 130 mmHg かつ／または 拡張期（最小）血圧　≧ 85 mmHg
		空腹時高血糖　≧ 110 mg/dL

＊CT スキャンなどで内臓脂肪量測定を行うことが望ましい。
＊ウエスト周囲長は立ったまま，軽く息をはいた状態で臍周りを測定する。
＊高トリグリセライド血症，低 HDL-コレステロール血症，高血圧，糖尿病に対する薬剤治療を受けている場合は，それぞれの項目に含める。

出典）日本内科学会雑誌，94（4），p. 188（2005）

（2）　インスリン抵抗性と糖尿病

インスリンは，肝臓や骨格筋，脂肪組織などに存在するインスリンレセプターと結合することにより作用する。肥満や脂質の過剰摂取，運動不足，ストレス，加齢は，インスリンに対する感受性を低下させ，各組織へのグルコースの取り込みが低下する。この状態をインスリン抵抗性という。インスリン抵抗性により，各組織でのグルコース取り込みが低下するため血糖値は上昇する。また，エネルギー源であるグルコースが取り込めないことにより，組織はエネルギー不足となり，肝臓において糖新生が促進し，肝臓からのグルコースの放出が増加するため，さらに血糖値の上昇を招く。血糖値を減少させるために，膵臓からのインスリン分泌量が増加するが，グルコースの処理ができず，次第にインスリンの分泌機能が低下し，糖尿病の悪化を招く。

（3）　生活習慣病の食事療法と予防

1）　肥　　満

肥満の食事療法の基本は，エネルギーおよび各栄養素の適正な摂取である。極端なエネルギー制限は，除脂肪体重の減少や貧血を招くので，月１～２kg の減量を目標とし，体重，BMI だけでなく，体組成のアセスメントを行いながら摂取エネルギー量をコントロールする。たんぱく質は，エネルギー制限下では利用効率が悪くなるので多めに摂取し，炭水化物（糖質）は，脳のエネルギー源であることやケトアシドーシス予防のために制限しすぎないようにする。脂質は，脂溶性ビタミンの吸収率を高めたり，必須脂肪酸の確保や，また腹持ちをよくするために一定量を摂取する。食物繊維は，咀嚼回数を増し，胃内で膨潤して，満腹感を得て食事量を減らすことができるため積極的に摂取する。１日３食規則的に摂取し，夜食，間食は避ける。食事療法のみの減量は，基礎代謝が低下し，リバウンドしやすく，やせにくくなるので運動療法を併用する。

2）　高　血　圧

高血圧の食事療法の基本は，エネルギーの適正な摂取，および減塩である。また，降圧効果のあるカリウム，カルシウム，マグネシウム，n－３系脂肪酸，ナトリウムを排泄する水溶性食物繊維を摂取する。ただし，腎機能低下がある場合や高齢者は高カリウム血症を呈することがあるので，血中カリウム値をモニタリングしながらカリウム摂取量を調整する。アルコールについては，摂取直後は血管拡張作用により血圧が低下するが，長期大量摂取すると血圧が上昇するのでアルコールは控えるべきである。肥満は，高血圧の発症要因となるため，減量し肥満を解消することは高血圧発症予防に有効である。

3）　脂質異常症

脂質異常症には，高 LDL-コレステロール血症，高トリグリセライド血症，低 HDL-コレステロール血症があるが，エネルギー摂取によって体重増加ならびに肥満が進行すると，いずれの脂質異常症のリスクは上昇する。

脂質異常症の食事療法の基本は，第一段階では，エネルギー，各栄養素，およびコレステロールの適正な摂取である。糖尿病の食事療法とほぼ同様であるが，たんぱく質は獣鳥肉より魚肉，豆・豆製品で，脂質は獣鳥性脂質より魚油や植物性脂質で摂取し，コレステロール（300 mg/日以下）やアルコールは制限する。動脈硬化を引き起こす酸化 LDL の生成を抑制するために，抗酸化物質やポリフェノールを含む野菜や果物を積極的に摂取する。ただし，果物はフルクトースが多いので 80 ～ 100 kcal/日以内にする。

第一段階で血清脂質が目標値に達しない場合は第二段階へ進み，病型別の食事療法になる。高 LDL-コレステロール血症では，脂質およびコレステロール（200 mg/日以下）摂取の制限を強化し，飽和脂肪酸，一価不飽和脂肪酸，多価不飽和脂肪酸を適正な比率で摂取しなければならない。コレステロールの吸収阻害，糞便中への胆汁排泄により血中コレステロール値の上昇を抑制する食物繊維を十分摂取する。高トリグリセライド血症では，炭水化物の摂取制限を強化し，特に単糖類は 80 ～ 100 kcal/日の果物以外は可能な限り制限し，アルコールは禁酒とする。高カイロミクロン血症では，脂質（15%エネルギー比率以下）を極力制限する。低 HDL-コレステロール血症は，減量が安定するまではエネルギー制限下では LPL 活性が低下し，血中 HDL-コレステロール値がさらに減少することに注意が必要である。トランス脂肪酸は血中 HDL-コレステロール値を減少させるので，トランス脂肪酸を含む食品の摂取を控える。

4）糖　尿　病

糖尿病の食事療法の基本は，エネルギーおよび各栄養素の適正な摂取である。2 型糖尿病の予防には，肥満の是正が重要な意義をもつ。食事療法による摂取エネルギー量の制限だけでなく，運動療法を併用し，身体活動レベルをあげ，消費エネルギー量を増やすことで肥満が是正されインスリン抵抗性は改善する。内臓脂肪が減少し，体重減少率 7 ～ 10%程度の軽度の体重減少で血糖，インスリン抵抗性，血中脂質，血圧への改善効果が認められる。

炭水化物摂取については，フルクトースやスクロースなどの単純糖質を控え，穀類やいも類などの複合多糖類での摂取が望ましい。グリセミックインデックス（⇨ p. 228）の低い食品は，食後過血糖を抑制し，糖尿病合併症である細小血管障害（腎症，網膜症，神経障害）の予防につながると考えられているが，長期摂取のエビデンスは得られていない。食物繊維は，糖や脂質の消化・吸収を遅延させ，食後の血糖上昇を抑制したり，血中脂質を是正するので，積極的に摂取する。脂質異常症予防のため，脂肪酸の摂取比率を適正にし，血中 LDL- コレステロール値が高い場合は，飽和脂肪酸，コレステロールの摂取を制限する。高血圧予防のため，食塩の摂取は控える。

5）慢性腎臓病（CKD）

CKD の食事療法の基本は，たんぱく質，食塩，カリウム，リンの制限と肥満の是正である。たんぱく質は，個々の病態，リスクに応じて制限を行う。エネルギーは，体たんぱく質の異化作用を防ぐため十分なエネルギーの補給が必要である。食塩は，尿たんぱく，腎機能低下，末期腎不全，心血管疾患の死亡のリスクを抑制することから６g/日未満が推奨されている。血清カリウム値が4.0～5.4 mEq/L，血清リン値が2.5～4.5 mg/dLを保つように摂取するカリウムやリンの管理を行う。

CKDの進行抑制（重症化予防）には，たんぱく質制限が有効である。たんぱく質制限は，中等度のステージから重度のステージへの進行を遅れさせる。糖尿病腎症では，腎機能悪化速度が速いことから，早期ステージからのたんぱく質制限が望ましい。

６）高尿酸血症・痛風

高尿酸血症・痛風の食事療法の基本は，適正なエネルギーの摂取である。特に肥満は，高尿酸血症の発症要因となるため，摂取エネルギーを適正にして減量する。また，尿酸に変換されるプリン体を含む食品や血中尿酸値を上昇させるアルコールは制限する。尿中への尿酸排泄を促すため十分な水分摂取，尿のpH（水素イオン指数）をアルカリ性に保つためアルカリ性食品の摂取が必要である。

７）脳血管疾患

脳血管疾患には，出血性の脳出血と虚血性の脳梗塞がある。食塩の過剰摂取と動物性たんぱく質の摂取不足が発症要因となる脳出血は，近年，減塩指導と食生活の欧米化により減少傾向にあるが，脳の血管の動脈硬化が要因となる脳梗塞の発症は増加傾向にある。脳梗塞のリスクファクターは，動脈硬化を引き起こす肥満，糖尿病，脂質異常症，高血圧などである。脳梗塞予防のためには，食事内容の改善，禁煙，有酸素運動の実践など生活習慣を改善することが重要である。食事内容の改善では，適正なエネルギーの摂取で肥満の予防や是正を図る。血中のLDL-コレステロール値やトリグリセライド値の上昇を抑制するために，飽和脂肪酸，トランス脂肪酸，糖質の摂取を控え，DHA，EPA，オレイン酸，水溶性食物繊維を摂取する。また，LDL-コレステロールの酸化を防ぐため，抗酸化作用を有するビタミンC，β-カロテン，ポリフェノールを摂取する。高血圧を予防するために，食塩摂取量を適正にするとともにナトリウムを排泄するカリウムを摂取する。アルコールは，先に述べた基礎疾患の発症につながるので控える。

８）虚血性心疾患

虚血性心疾患には，狭心症と心筋梗塞がある。狭心症は，心筋に栄養や酸素を送る冠状動脈の内側にコレステロールなどからなる粥状の塊り（粥状硬化）ができ，冠状動脈の血流量が減少し，心筋が一過性に酸素不足に陥った状態をいう。心筋梗塞は，粥状硬化により冠状動脈に血栓が形成され血流が停止し，心筋が壊死に陥った状態をいう。主な要因は動脈硬化で，リスクファクターとして，高血圧，糖尿病，脂質異常症，喫煙，肥満，加齢，運動不足，ストレス，遺伝などがあげられる。これらのリスクファクターを回避することで虚血性心疾患の予防を図る。

９）骨粗鬆症

骨粗鬆症の食事療法の基本は，適正なエネルギー，および骨の構成成分であるカルシウムとその吸収を促すビタミンD，骨量の増加を促すビタミンKの摂取である。たんぱく質は，骨の構成成分であるとともに，カルシウムの吸収にもかかわり，摂取不足はカルシウムの吸収不良を招く。また，過剰に摂取すると尿中へのカルシウム排泄を促すため，たんぱく質は目標量の摂取を心がける。一方，リンは過剰摂取によりカルシウムの吸収障害を起こすため，リン酸化合物による食品添加物が多く使用されている加工食品やインスタント食品の摂取は控える。過剰に摂取すると尿中へのカルシウム排泄を促す食塩や，カルシウムの吸収を抑制する食物繊維は適切に摂取する。

10） アルコール性肝疾患

長期にわたる過剰の飲酒（エタノール60 g/日以上，女性では40 g/日以上）が原因で起こる肝障害だが，飲酒に伴う栄養障害や遺伝・体質的素因なども原因として考えられている。食事療法は，禁酒により肝臓の安静をはかるのが第一である。肥満を呈する場合は，摂取エネルギーを制限し，消化器症状や黄疸が強いときは，脂質を制限する。低たんぱく質血症を呈している場合は，分枝鎖アミノ酸（BCAA）製剤でたんぱく質を補う。アルコールの代謝過程においてビタミン，ミネラルを消費するので，十分なビタミン（特にビタミンB_1），ミネラルの摂取が必要である。禁酒と栄養バランスのとれた食生活が予防につながる。アルコール性肝疾患は以下に分類される。

- ・アルコール性脂肪肝（常習飲酒により最初に起こる疾患）
- ・アルコール性肝炎（過剰飲酒を契機に発症し，重症化することもある）
- ・アルコール性肝線維症（肝細胞周囲が線維化する）
- ・アルコール性肝硬変（アルコール性肝線維症を経てアルコール性肝硬変に進展する。アルコール性肝がんを発症することがある）

（4） 更年期障害

更年期障害の診断は，エストロゲンや卵胞刺激ホルモンの分泌状態を調べ，更年期であることを確認する。また，内診，超音波検査，血液・尿検査により器質的疾患を除外し，不定愁訴であることを確認する。閉経の有無，閉経年齢，閉経形態（自然閉経か否か），子宮や卵巣の摘出手術歴について問診する。さらに諸症状の把握方法として，クッパーマン（Kupperman）更年期指数，SMI簡略更年期指数（表6－12），日本人女性の更年期症状評価法がある。これらの評価指標は，指数の値をもって症状の分布を知り，重症度の判断，治療効果判定に用いられる。また，心理テストによりうつや神経症状のチェックも行う。

更年期障害の治療は，バランスのとれた食事，適度な運動，十分な睡眠など基本的なことが重要である。運動は，のぼせ，肩こり，睡眠障害などの症状を軽くし，ストレスの解消や自信の回復にもつながる。薬物療法には，減少したエストロゲンを補うホルモン補充療法がある。即効性があり，ホットフラッシュに効果がある。しかし，乳がん，子宮がん，重症肝機能障害，血栓症を治療している場合はホルモン療法は受けられない。他には，漢方療法，アロマセラピーなどがある。精神症状がある場合は，カウンセリングも行う。

表6－12　SMI簡略更年期指数

症　　状	症状の程度（点数）				あなたの点数
	強	中	弱	無	
①顔がほてる。	10	6	3	0	
②汗をかきやすい。	10	6	3	0	
③手足や腰が冷えやすい。	10	6	3	0	
④息切れ，動悸がする。	10	6	3	0	
⑤寝つきが悪い，または眠りが浅い。	10	6	3	0	
⑥怒りやすく，すぐイライラする。	10	6	3	0	
⑦くよくよしたり，憂うつになることがある。	10	6	3	0	
⑧頭痛，めまい，吐き気がよくある。	10	6	3	0	
⑨疲れやすい。	10	6	3	0	
⑩肩こり，腰痛，手足の痛みがある。	10	6	3	0	
					合計点（　　　　）

〈更年期指数の自己採点の評価法〉

0～25点……上手に更年期を過ごしています。

26～50点……食事や運動に注意しましょう。

51～65点……更年期外来などを受診しましょう。

66～80点……長期間の計画的な治療が必要でしょう。

81～100点……各科の精密検査を受け，長期の計画的な治療が必要でしょう。

（小山崇夫，簡略更年期指数より一部改変）

（5）厚生労働省の政策

厚生労働省では，健康寿命の延伸のため，生活習慣病の発症予防，重症化予防を目的とした各種政策を展開している。

1）健康日本21

生活習慣病の一次予防を重視し，21世紀における国民健康づくり運動として，2000（平成12）年に「健康日本21」が発表された。栄養・食生活，身体活動・運動，休養・こころの健康，たばこ，アルコール，歯の健康，糖尿病，循環器病，がんの9つの項目について2010（平成22）年に向けての具体的な数値目標を設定した。途中，期間が2012（平成24）年度まで延長され，2011（平成23）年に最終評価が公表された。それを受け，2012年に「健康日本21（第2次）」が策定され，2013（平成25）年度より開始されている。疾患としてCOPD（慢性閉塞性肺疾患）を新たに項目として加え，健康寿命の延伸・健康格差の縮小などを柱として，5分野53項目の具体的数値目標を掲げている。2018（平成30）年には，中間評価がなされている。

2）特定健康診査，特定保健指導

2008（平成20）年に医療保険者に対し，特定健康診査（特定健診），特定保健指導が義務づけられた（40～74歳の被保険者対象）。特定健診では，検査項目の一つに血清クレアチニンがあり，CKDの早期発見によって脳血管疾患，虚血性心疾患の発症予防，糖尿病腎症の透析導入予防を目的としている。また，メタボリックシンドロームの概

念が導入され，ウエスト周囲長が男性 85 cm 以上，女性 90 cm 以上の内臓脂肪型肥満の者に対し，高血糖，高血圧，脂質異常，喫煙など生活習慣病のリスクファクターをいくつ保有しているかによって，「情報提供」「動機づけ支援」「積極的支援」の3グループに分類し，医師，保健師，管理栄養士が保健指導を行う。情報提供は，リスク0が対象者で，生活習慣病や生活習慣の改善に関する情報を提供する。動機づけ支援は，リスク1つが対象者で，支援期間は6か月間，個別に生活習慣の改善目標を設定し，自分で行動変容できるよう動機づけに関する支援を行う。積極的支援は，リスク2つ以上が対象者で，支援期間は6か月間，個別に生活習慣の改善目標を設定し，月1回以上の支援，実施状況の確認を，対面，電話，電子メール，ファクスで行う。動機づけ支援は6か月以上経過後に，積極的支援は支援期間の中間と6か月以上経過後に，支援改善目標の達成状況，身体状況，生活習慣改善状況を評価する。

3） 食生活指針と食事バランスガイド

国民の健康づくり対策の一つとして1985（昭和60）年に国民の食生活を改善し，健康を保持・増進するための目標として厚生省（現厚生労働省）は「健康づくりのための食生活指針」を策定した。1990（平成2）年には個人の特性に見合った対象特性別（成長期，成人病予防，母性を含む女性，高齢者）のための食生活指針を発表し，「1日30品目食べましょう」「主食，主菜，副菜をそろえて」などの標語が健康意識を高める役割を果たしてきた。しかし，人々の意識の改革は一朝一夕にはならず，2000（平成12）年，厚生省，文部省，農林水産省は新しい「食生活指針」（表6－13）を発表した（2016（平成28）年改定）。

一方で，食生活指針では何をどれだけ食べたらよいかという具体的な情報が示されておらず，また，生活習慣病予防対策としての具体的なツールの開発や，食料自給率の向上に役立つ健全な食生活実現のためにもわかりやすい情報提供の必要性があった。そこで，何をどれだけ食べたらよいかが目で見てわかり，国際的に最も活用されている栄養教育教材であるフードガイドに匹敵するものとして2005（平成17）年，厚生労働省，農林水産省は「食事バランスガイド」（図6－6）を作成した。「食事バランスガイド」の特徴は，食事バランスを“こま”に見立て，外食や中食の利用が増加していることから，何をどれだけ食べたらよいかを食品ではなく料理で示した。食べる量についてはサービング（SV）という単位を用い，食べる量の多い順に上から，主食，副菜，主菜，牛乳・乳製品，果物と示し，水分は食事のなかで欠かせない存在であるため“こま”の軸に位置づけた。また，運動と食事の両方が大切であることも表現されている。活用対象層は成人，特に30～60歳代の肥満男性，単身者，子育てを担う世代とされているが，栄養士・管理栄養士の専門知識をもって子どもから高齢者までの幅広い活用が望まれる。

4） 健康づくりのための身体活動基準2013・身体活動指針

健康づくりのための身体活動基準2013・身体活動指針は，身体活動量を増やすことで，生活習慣病予防のみならず，運動器障害や認知症など，より幅広い疾患の予防

表6-13　食生活指針

○食事を楽しみましょう。
- 毎日の食事で，健康寿命をのばしましょう。
- おいしい食事を，味わいながらゆっくりよく噛んで食べましょう。
- 家族の団らんや人との交流を大切に，また，食事づくりに参加しましょう。

○1日の食事のリズムから，健やかな生活リズムを。
- 朝食で，いきいきした1日を始めましょう。
- 夜食や間食はとりすぎないようにしましょう。
- 飲酒はほどほどにしましょう。

○適度な運動とバランスのよい食事で，適正体重の維持を。
- 普段から体重を量り，食事量に気をつけましょう。
- 普段から意識して身体を動かすようにしましょう。
- 無理な減量はやめましょう。
- 特に若年女性のやせ，高齢者の低栄養にも気をつけましょう。

○主食，主菜，副菜を基本に，食事のバランスを。
- 多様な食品を組み合わせましょう。
- 調理方法が偏らないようにしましょう。
- 手作りと外食や加工食品・調理食品を上手に組み合わせましょう。

○ごはんなどの穀類をしっかりと。
- 穀類を毎食とって，糖質からのエネルギー摂取を適正に保ちましょう。
- 日本の気候・風土に適している米などの穀類を利用しましょう。

○野菜・果物，牛乳・乳製品，豆類，魚なども組み合わせて。
- たっぷり野菜と毎日の果物で，ビタミン，ミネラル，食物繊維をとりましょう。
- 牛乳・乳製品，緑黄色野菜，豆類，小魚などで，カルシウムを十分にとりましょう。

○食塩は控えめに，脂肪は質と量を考えて。
- 食塩の多い食品や料理を控えめにしましょう。食塩摂取量の目標値は，男性で1日8g未満，女性で7g未満とされています。
- 動物，植物，魚由来の脂肪をバランスよくとりましょう。
- 栄養成分表示を見て，食品や外食を選ぶ習慣を身につけましょう。

○日本の食文化や地域の産物を活かし，郷土の味の継承を。
- 「和食」をはじめとした日本の食文化を大切にして，日々の食生活に活かしましょう。
- 地域の産物や旬の素材を使うとともに，行事食を取り入れながら，自然の恵みや四季の変化を楽しみましょう。
- 食材に関する知識や調理技術を身につけましょう。
- 地域や家庭で受け継がれてきた料理や作法を伝えていきましょう。

○食料資源を大切に，無駄や廃棄の少ない食生活を。
- まだ食べられるのに廃棄されている食品ロスを減らしましょう。
- 調理や保存を上手にして，食べ残しのない適量を心がけましょう。
- 賞味期限や消費期限を考えて利用しましょう。

○「食」に関する理解を深め，食生活を見直してみましょう。
- 子供のころから，食生活を大切にしましょう。
- 家庭や学校，地域で，食品の安全性を含めた「食」に関する知識や理解を深め，望ましい習慣を身につけましょう。
- 家族や仲間と，食生活を考えたり，話し合ったりしてみましょう。
- 自分たちの健康目標をつくり，よりよい食生活を目指しましょう。

(平成12年3月　文部省・厚生省・農林水産省決定，平成28年一部改定)

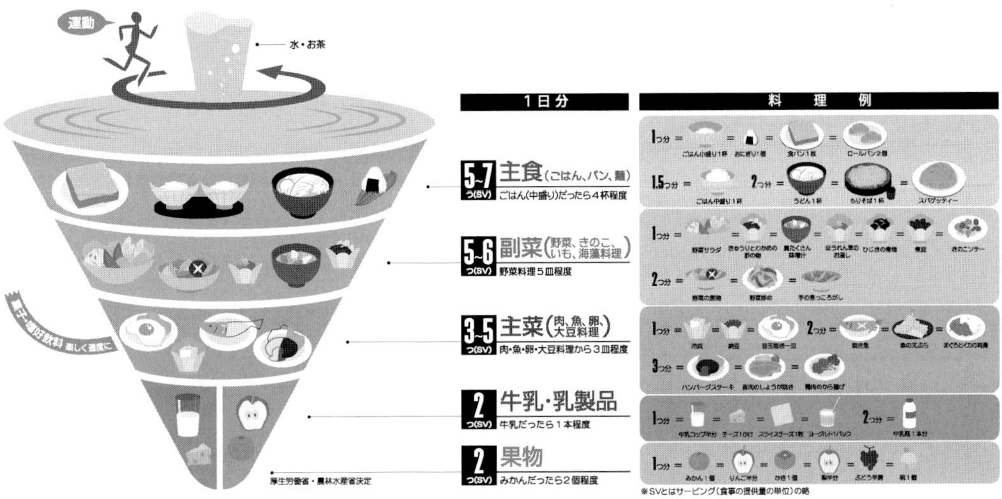

図6-6　食事バランスガイド
出典）厚生労働省，農林水産省（2005）

を目的としている。身体活動基準は，18～64歳と65歳以上とで分けて策定されており，18～64歳では，1日当たりの身体活動時間は，毎日，歩行または同等以上の強度で60分以上体を動かす。1日当たりの歩数にすると8,000歩，1週間当たりの身体活動量では23メッツ・時/週になる。一方，身体活動指針は，日々実行しやすい身体活動の目安として，今よりも10分長く動くことが健康維持の第一歩であるとして「＋プラス10！」を掲げ，健康寿命を延ばすことをめざしている（⇨第8章）。

文　献

●参考文献
・細谷憲政・篠原恒樹・森内幸子：老化と栄養，第一出版（1982）
・大中政治：応用栄養学，化学同人（2005）
・厚生労働省：令和元年国民健康・栄養調査
・厚生労働省：「日本人の食事摂取基準（2020年版）」策定検討会報告書（2019）
・木元幸一・鈴木和春編著：三訂基礎栄養学，建帛社（2019）
・中村丁次：栄養食事療法必携，医歯薬出版（2016）

第 7 章

高齢期の栄養

1．高齢期の生理的特徴

1.1 老化とは

老化は高齢期に特異的な現象ではない。狭義には，老化は成熟期以降，次第に各臓器の機能あるいはそれらを統合する機能が低下し，心身が衰えていく現象のことをさす。一方，広義には，受精卵に始まり，誕生，成長期，成熟期，衰退期を経て死に至る不可逆的な一連の形態的・機能的変化の過程をさし，これを加齢あるいは老化（エイジング，aging）という。人によって老化の程度にはかなり大きな差があり，高齢になるほど個人差が大きくなる傾向がある。

現在わが国では，世界保健機関（WHO：World Health Organization）の定義に従って，65 歳以上を高齢者とし，65 ～ 74 歳の者を前期高齢者，75 歳以上の者を後期高齢者と呼んでいる。しかし，65 ～ 74 歳の前期高齢者では，心身の健康が保たれており，社会的に活躍できる人が大多数を占めている。

（1） 老化学説

老化には，遺伝因子と遺伝外因子（環境要因）の両方が関与し，互いに関連しながら老化が進むと考えられている。遺伝因子，遺伝外因子を支持する多くの現象が報告されている。

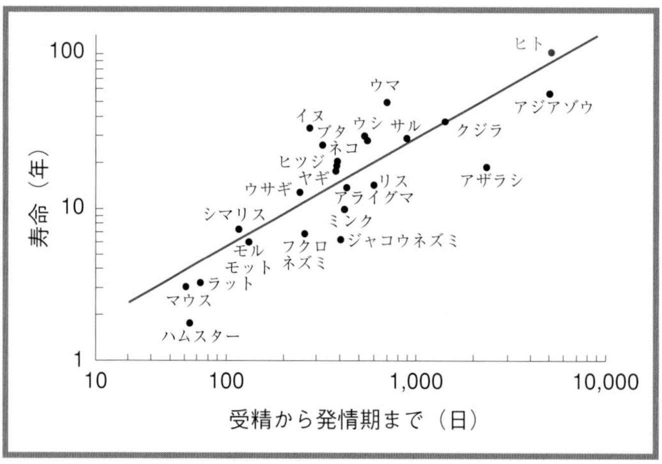

図 7－1 哺乳動物の寿命の長さと，受精から発情期までの長さの関係（Altman and Dittmer, 1964）

1） 遺伝因子を支持する現象

遺伝子によって寿命は規定されており，老化は遺伝子にプログラムされているとする。これを支持する現象としては，①各動物の最大寿命は種によってそれぞれ決まっている（図 7－1），また老年者と若年者の線維芽細胞を比較すると老年者の細胞寿命が短くなっている，②ヒトの遺伝的早老症の原因遺伝子の産物が，DNA（デオキシリボ核酸）の複製・転写・修復に関与するヘリカーゼドメインをもつたんぱく質である，③真核細胞の染色体の両末端に存在するテロメアの長さが細胞の寿命と関連する，などがあげられる。

2） 遺伝外因子を支持する現象

フリーラジカルなどによる障害や，老廃物の蓄積がDNAやたんぱく質に発生し，最終的には致命的な障害となる。

①フリーラジカル説：酸素による呼吸は効率よいエネルギー獲得を可能としたが，他方で，活性酸素（酸素フリーラジカル：スーパーオキシド，過酸化水素など）による分子レベルでの絶え間ない細胞の損傷をもたらした。この障害の蓄積が生体の恒常性を保つシステムの破綻を引き起こし，老化の原因になるとする説である。動物実験では，食事制限をしたラットが普通に食事を与えた群よりも寿命が長いことが観察されている（図7－2）が，このような栄養制限や節食による延命効果には，代謝率の低下や活性酸素の産生の減少が関係しているとされている。②クロスリンキング説：加齢に伴いたんぱく質分子間に化学的結合が起こり，細胞機能が障害される。

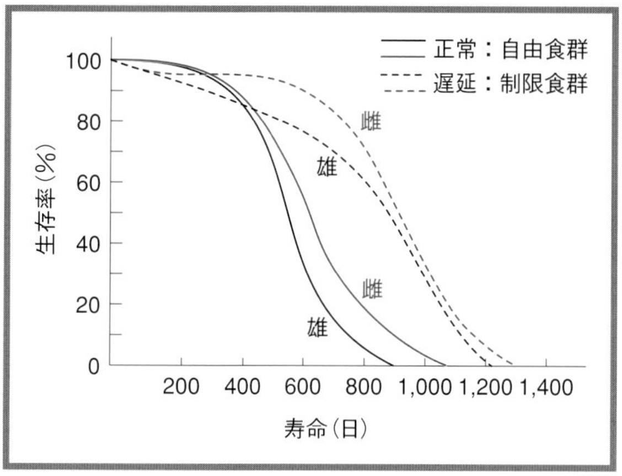

図7－2 食事制限の寿命に及ぼす影響
（Mckay，1938）

（2） 人口の高齢化

わが国では急速に高齢化が進展しており，65歳以上の老年人口の総人口に占める割合（高齢化率）は2020（令和2）年の28.9％から，2065年には38.4％に達し，依然として人口の高齢化は進むと見込まれている（図7－3）。また，75歳以上の後期高齢者の人口割合は2020（令和2）年には14.9％であり，要介護高齢者の割合も約30％と前期高齢者の5％未満に比べて大きな差を認める。このような加速化する人口の高齢化は，わが国の社会に深刻な影響を及ぼすものと思われる。例えば，高齢者の増加による医療費の増大，企業における労働力の減少，家庭での寝たきり高齢者などの要介護者の増加と，介護を行える成人した子どもの減少などがあげられる。これらの社会問題の影響を少しでも小さくするには，高齢者の生活の質（QOL：quality of life）を障害する老年疾患の発症を予防し，健康寿命を延伸することが必要である。

1.2 高齢期の身体的特性

（1） 臓器の加齢変化

1） 組織重量と体組成の変化

高齢期には加齢に伴い，ほとんどの生体組織で実質細胞数が減少して組織が萎縮

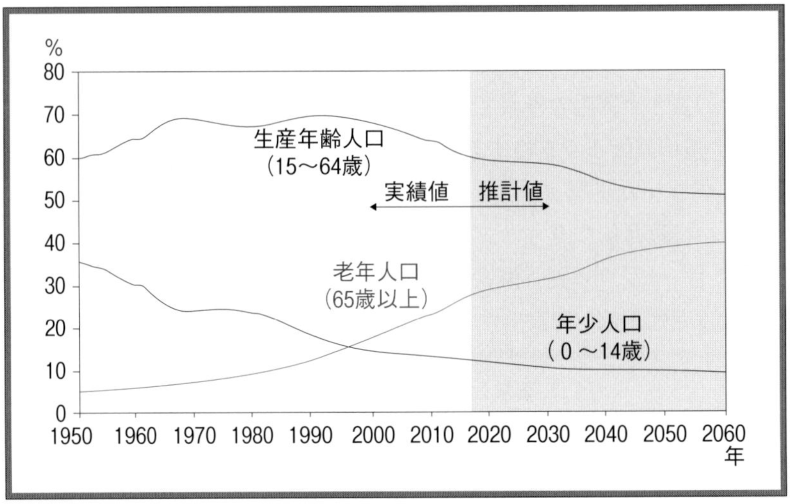

図7－3　年齢3区分別人口構成割合の推移

資料）平成29年版厚生労働白書（総務省統計局「国勢調査報告」,「人口推計」, 2016年以降は国立社会保障・人口問題研究所「日本の将来推計人口」（平成29年推計））

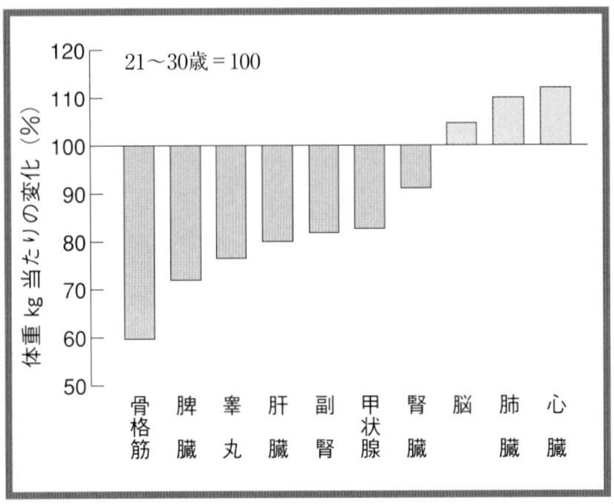

図7－4　老齢期（71歳以上）における臓器重量の変化（Korenchevsky, 1961）

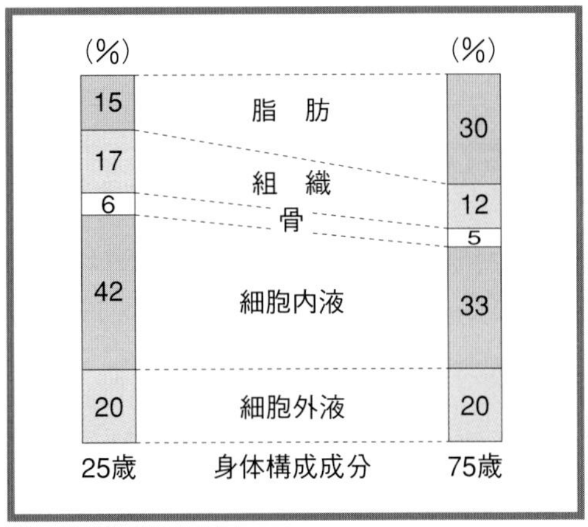

図7－5　加齢による身体構成成分の分布変化（Goldman）

し，その結果，組織重量が減少する。この組織の萎縮の進行程度は組織によって異なり，骨格筋，脾臓，肝臓などで顕著だが，脳，腎臓では穏やかである（図7－4）。このように全身性に組織が萎縮するため，加齢とともに身長，体重が減少していく。

細胞外液量は加齢によって変化しないが，実質細胞数が減少するために細胞内液量が減少し，高齢者の体水分量は若年者に比べて減少する。一方，高齢者の脂肪の割合は若年者の約2倍に増加する（図7－5）。

2）口　　腔

加齢により口腔粘膜が萎縮し，舌の表面が平滑となり味蕾が萎縮して味覚は鈍くなる。特に，塩味（えんみ）と甘味（かんみ）の識別能の低下が著しいが，酸味（さんみ）と苦味（くみ）の識別能は高齢になるまで比較的保たれている。唾液腺も萎縮し，唾液の分泌量が減少する。歯根の萎縮により，歯牙が抜けやすくなる。う歯（むし歯），歯周病の発症頻度が高くなることも歯牙の喪失の原因となる。唾液の減少や歯牙の喪失は咀嚼力の低下を招くが，食物を口腔から胃に送り込む嚥下機能も加齢とともに低下する。咀嚼・嚥下機能の低下は，栄養状態の悪化の原因となる。

3）消化管

食道では粘膜の萎縮と自律神経の働きの低下によって運動機能の低下が生じ，食物の停滞のため誤嚥の原因ともなる。また，下部食道括約筋の機能も低下し，胃食道逆流症をきたしやすい。

胃の粘膜は萎縮し，胃酸の分泌能は加齢とともに低下する。ヘリコバクター・ピロリ菌の持続感染による萎縮性胃炎が進行すると，胃酸分泌の低下は著明となる。

小腸粘膜の表面積は加齢とともに減少するが，栄養素の吸収能力の低下はそれほど著しくなく，臨床上の問題となるレベルの変化ではない。高齢者では大腸の運動機能が低下し，また，便意を催すのに必要な通常の直腸内圧が上昇するため，便意が起こりにくくなり，便秘になりやすい。

4）肝臓

加齢に伴い肝臓の重量は急激に減少していく（図7－4）。しかし，肝臓には機能的予備能力が備わっているため，加齢によって肝機能検査成績に大きな変動をみることはない。ただし，肝臓での薬物の代謝が遅れるため，薬物の血中濃度が上昇することがあり，投与量に注意する必要が生じる。

5）腎臓・尿路系

腎臓は加齢に伴い全体に萎縮し，腎重量は減少していく（図7－4）。腎糸球体の濾過機能が低下するため，老廃物や薬物の排泄能が低下する。尿細管の尿濃縮能も低下するため多尿をきたし，高齢者では脱水が起こりやすい。また，膀胱の容積の減少，残尿の増加，膀胱括約筋の機能低下などは，高齢者で尿失禁が多い原因となっている。

6）循環器系

心筋細胞は加齢とともに減少するが，血管の動脈硬化による末梢循環抵抗に拮抗するため心筋細胞が代償性に肥大する。したがって高齢者では組織の萎縮にもかかわらず心臓の重量の増加はそれほど著しくない（図7－4）。加齢によって心筋の収縮能自体は変化しないが，負荷に対する心機能の予備能が低下しており高齢者では若年時に比べて心不全になりやすい。

血管の動脈硬化性変化は加齢とともに出現し，進行していく。これに伴い収縮期血圧は上昇するが，拡張期血圧は高齢期ではむしろ低下し，脈圧（収縮期血圧と拡張期血圧の差）は加齢とともに上昇する。また，圧受容体の反射機能が低下するため，高齢者では起立性低血圧を起こしやすい。

7）呼吸器系

加齢とともに肺は呼気を吐き出しにくくなるため，運動時に呼吸数が増えると，息切れが生じ，十分な酸素をまかなえないようになる。このことが，高齢者の運動耐容能（最大酸素摂取量）が低下する一因となっている。また，呼気を吐き出しにくくなることで生じる軽度の肺気腫様変化を老人肺と呼ぶ。

8）脳・神経系

脳の神経細胞は加齢とともに減少，萎縮するが，神経細胞の減少は脳の部位によって差があり，大脳皮質や小脳皮質で著しいとされる。神経細胞の細胞質内にはリポフスチンなどの異物の沈着が観察される。老人斑や神経原繊維変化と呼ばれる病的変化は健常者でも若干認められるが，アルツハイマー病患者では顕著である。

視覚や聴覚などの感覚機能の低下は，最も明らかな老化の徴候である。加齢に伴う視力の低下の原因としては，遠近調節力の低下（いわゆる老眼）と，水晶体の濁り（老人性白内障）があげられる。高齢者では，低音域の聴覚は保たれているが，高音域の聴覚は著しく低下する（老人性難聴）。

9）筋肉，骨格，運動機能

加齢に伴う臓器重量減少のなかで最も著しいのは骨格筋量の減少である（図7－4）。減少の割合は女性に比べて男性のほうが著明といわれている。骨格筋の筋肉量の減少に伴い，筋力が低下し，身体機能も低下する。これをサルコペニア（sarcopenia）というが，進行するとフレイル（frailty），転倒，骨折などをきたす。

女性では，閉経後のエストロゲンの減少に伴って著しい骨量減少が起こる（⇨ p. 164，図6－4）。骨量の減少は骨粗鬆症を引き起こし，筋力の低下とあいまって骨折の原因となる。また，関節の老化は変形性関節症を引き起こし，関節の運動制限と疼痛が出現してくる。したがって，筋肉・骨・関節の加齢変化は，高齢者の日常生活動作（ADL : activities of daily living）を低下させる。

10）免　疫　系

加齢に伴って，液性免疫能，細胞性免疫能の両方が低下していく。生体防御機構の減弱は，高齢者が感染症にかかりやすく，また高齢者の感染症が治りにくいことの一因となっている。また，悪性腫瘍の排除機構の破綻を引き起こし，高齢者では悪性腫瘍の発生頻度が高くなる。

（2）代謝の加齢変化

1）エネルギー代謝

加齢に伴う実質細胞数の減少，特に除脂肪量（骨格筋量）の減少は基礎代謝の低下をもたらす。縦断調査の結果から，おおよそ10年の経過により基礎代謝は1～3％程度減少し，特に男性での減少率が大きいことが報告されている。健康状態や生活環境による個人差が大きいが，大部分の高齢者では日常の生活活動強度が低下し，エネルギー消費量が低下している。

2）たんぱく質代謝

最大のたんぱく質の貯蔵庫である骨格筋量の減少により，高齢者では骨格筋たんぱ

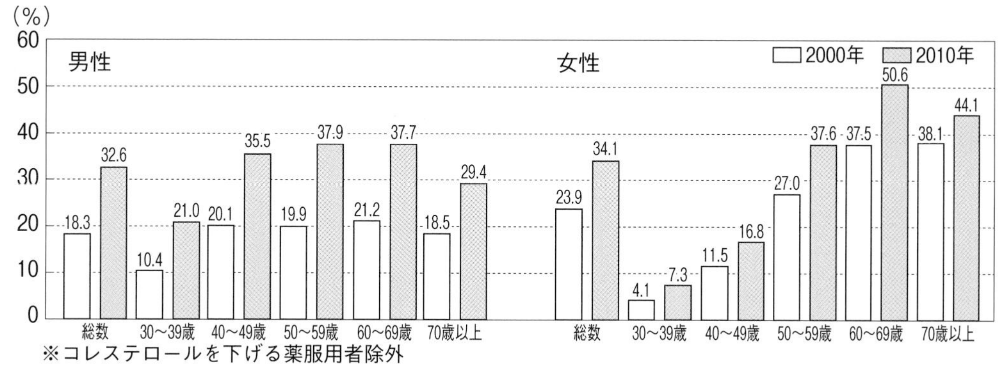

図7－6　血中コレステロールが高いといわれたことがある者の割合（30歳以上）

資料）健康・栄養情報研究会編：国民栄養の現状，平成22年国民健康・栄養調査結果，第一出版（2013）

く質代謝は低下するが，内臓たんぱく質代謝はほとんど変化しない。食事（たんぱく質）摂取により骨格筋のたんぱく質合成（同化）が増加し，たんぱく質異化は減少するが，高齢者では，食後に誘導される骨格筋でのたんぱく質合成が成人に比較して低下しており，同化抵抗性（anabolic resistance）が存在すると報告されている。一方，運動，特にレジスタント運動によっても筋肉でのたんぱく質合成が誘導されることが知られている。

3）脂質代謝

加齢とともに，血清総コレステロール値は上昇する傾向がある（図7－6）。特に，女性では40歳代から50歳代の閉経期に一致して血清総コレステロール高値者の割合が増加しているが，これには閉経期以降のエストロゲンの減少が関与すると考えられている。男女ともに，2000（平成12）年に比べて2010（平成22）年の血清総コレステロール高値者の割合が著しく増加している。

4）糖質代謝

加齢とともに耐糖能は低下するが，糖負荷後の膵臓からのインスリン分泌量の低下や末梢組織のインスリン感受性の低下などが関係すると考えられている。高齢者での糖質代謝は軽症糖尿病にきわめて類似しており，糖尿病の準備状態となっているともいえる。2019（令和元）年国民健康・栄養調査では，「糖尿病が強く疑われる者」の割合は高年齢層で高く，60歳以上の男性の約25%，女性の10～20%を占めている。

5）水・電解質代謝

高齢者では高頻度に水・電解質異常が認められる。これには，加齢に伴う細胞内液量の減少（図7－5）と腎機能の低下が関係している。水・電解質代謝の急激な変化に対応する能力が低下しているため，容易に浮腫や脱水を起こしやすい。また，食物摂取不足，消化管からの喪失，不適切な利尿薬の投与などにより低ナトリウム血症，低カリウム血症などの電解質異常が出現しやすい。

1.3　高齢期の社会的特性

（1）　高齢者世帯の増加

人口の高齢化に伴い，家族の中に65歳以上の者（高齢者）のいる世帯数が急速に増加し，2019（令和元）年には全世帯数の49.4％を占めている。これを世帯構造別にみてみると，最も多いのは夫婦のみの世帯で，65歳以上の者のいる世帯総数の32.3％を占めており，単独世帯の28.8％と合わせると，高齢者の6割が夫婦ふたりまたはひとり暮らしという状況である（令和元年国民生活基礎調査）。ひとり暮らし高齢者の場合，食事作りがめんどうになり食物摂取量が低下する結果，低栄養や体力低下につながる傾向がある。

（2）　高齢者介護

急速に高齢化が進行する中で，寝たきり，認知症，虚弱の高齢者が急速に増加する一方，核家族化の進行，介護する家族の高齢化など，要介護高齢者を支えてきた家族をめぐる状況も変化してきた。そこで，高齢者の介護を社会全体で支え合う仕組み（介護保険）が創設され，2000（平成12）年4月から介護保険法が施行された。介護保険制度では，被保険者は40歳以上の者とし，65歳以上の第1号被保険者と40歳以上65歳未満の医療保険加入者である第2号被保険者に区分される。要介護者の状態に応じて居宅サービス，地域密着型サービス，施設サービスを選択できるようになっている。

介護保険制度がスタートして20年以上が経過し，65歳以上の第1号被保険者数は，制度創設当初の2,165万人から2021（令和3）年4月には3,581万人に増加している。また，要介護認定者の数も創設当初の218万人から684.2万人に増加し，受給者の内訳は，居宅サービスが394.1万人と最も多く，地域密着型サービスが86.7万人，施設サービスが95.5万人であった（図7－7）。受給者数の大幅な増加に伴い，介護保険に係る費用も，創設当初の3.6兆円から2021（令和3）年度（予算ベース）では12.8兆円と4倍の伸びとなっている。2005（平成17）年の介護保険法改正では予防重視型システムへの転換が図られ，2011（平成23）年の改正では高齢者が住みなれた地域で自立した生活を営めるよう，医療，介護，予防，住まい，生

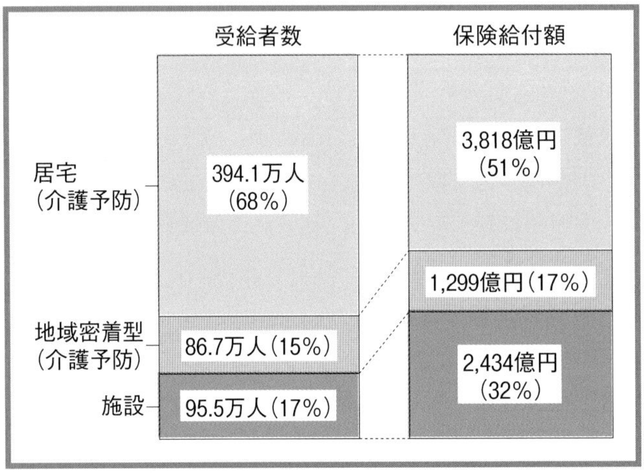

図7－7　受給者数と保険給付額の状況
（現物給付2021年2月サービス分，償還給付同年3月支出決定分）
出典）厚生労働省「介護保険事業状況報告月報（令和3年4月暫定版）」

活支援サービスが切れ目なく提供される地域包括ケアシステムの実現に向けた取り組みが図られた。団塊の世代が75歳以上となる2025（令和7）年を目途に地域包括ケアシステムの構築が進められている。

2．高齢者の食事摂取基準

高齢者を対象とした年齢区分としては，65～74歳（前期高齢者）（表7-1），75歳以上（後期高齢者）（表7-2）の2区分が設けられている。高齢者においては健康な個人および集団に加えて，フレイルに関する危険因子を有していたりしても，おおむね自立した日常生活を営んでいる者およびこのような者を中心として構成された集団も対象としている。栄養素の指標のうち「目標量」については，生活習慣病の発症予防を目的として当面の目標とすべき摂取量とは区別して，生活習慣病の重症化予防およびフレイル予防を目的とした摂取量の基準も設定されている。

2.1 エネルギー

成人と同じく，エネルギー摂取量および消費量のバランス（エネルギー収支バランス）の指標としてBMIを採用している。観察疫学研究において報告された総死亡率が最も低かったBMIをもとに総合的に判断して，目標とするBMIの範囲を前期高齢者，後期高齢者ともに21.5～24.9としている。

また，参考資料として，推定エネルギー必要量は，成人と同じく，

基礎代謝量（kcal/日）×身体活動レベル

として算定している。基礎代謝基準値（kg体重当たりの基礎代謝量の代表値）は，わが国で測定された成人の基礎代謝測定値を踏まえて決定している。健康で自立した高齢者の身体活動レベルを測定した数多くの報告から，前期高齢者の身体活動レベルの代表値を1.70とし，レベルI（1.45），レベルII（1.70），レベルIII（1.95）と，いずれも成人より若干低値となっている。後期高齢者については，自立している者と外出できない者に大別され，身体活動レベルが「高い」に相当する者が想定しづらいため，レベルI（1.40），レベルII（1.65）のみを想定している。推定エネルギー必要量は，身体活動レベル別に算定される。

2.2 たんぱく質

健康な高齢者が通常の食事を摂取している条件下で観察された窒素平衡維持値の平均値（0.85 g/kg体重/日）に，基準体重を乗じて推定平均必要量としている。推奨量は，これに推奨量算定係数（1.25）を乗じた値であり，男性では60 g/日，女性では50 g/日となっている。たんぱく質の目標量（%エネルギー：総エネルギーに占める割合）は，フレイルおよびサルコペニアの発症予防も考慮して，1～64歳に比べて下限値

表7－1　高齢者（65～74歳）の食事摂取基準（2020年版）

	男性			女性		
身体活動レベル[1]	I	II	III	I	II	III
推定エネルギー必要量（kcal/日）	2,050	2,400	2,750	1,550	1,850	2,100

1　レベルI（1.45），レベルII（1.70），レベルIII（1.95）

栄養素			男性					女性				
			推定平均必要量	推奨量	目安量	耐容上限量	目標量	推定平均必要量	推奨量	目安量	耐容上限量	目標量
たんぱく質（g/日）			50	60	—	—	—	40	50	—	—	—
		（%エネルギー）	—	—	—	—	15～20	—	—	—	—	15～20
脂質		脂質（%エネルギー）	—	—	—	—	20～30	—	—	—	—	20～30
		飽和脂肪酸（%エネルギー）	—	—	—	—	7以下	—	—	—	—	7以下
		n－6系脂肪酸（g/日）	—	—	9	—	—	—	—	8	—	—
		n－3系脂肪酸（g/日）	—	—	2.2	—	—	—	—	2.0	—	—
炭水化物		炭水化物（%エネルギー）	—	—	—	—	50～65	—	—	—	—	50～65
		食物繊維（g/日）	—	—	—	—	20以上	—	—	—	—	17以上
ビタミン	脂溶性	ビタミンA（μgRAE/日）	600	850	—	2,700	—	500	700	—	2,700	—
		ビタミンD（μg/日）	—	—	8.5	100	—	—	—	8.5	100	—
		ビタミンE（mg/日）	—	—	7.0	850	—	—	—	6.5	650	—
		ビタミンK（μg/日）	—	—	150	—	—	—	—	150	—	—
	水溶性	ビタミンB_1（mg/日）	1.1	1.3	—	—	—	0.9	1.1	—	—	—
		ビタミンB_2（mg/日）	1.2	1.5	—	—	—	1.0	1.2	—	—	—
		ナイアシン（mgNE/日）	12	14	—	300 (80)[1]	—	9	11	—	250 (65)[1]	—
		ビタミンB_6（mg/日）	1.1	1.4	—	50	—	1.0	1.1	—	40	—
		ビタミンB_{12}（μg/日）	2.0	2.4	—	—	—	2.0	2.4	—	—	—
		葉酸（μg/日）	200	240	—	900[2]	—	200	240	—	900[2]	—
		パントテン酸（mg/日）	—	—	6	—	—	—	—	5	—	—
		ビオチン（μg/日）	—	—	50	—	—	—	—	50	—	—
		ビタミンC（mg/日）	80	100	—	—	—	80	100	—	—	—
ミネラル	多量	ナトリウム（mg/日）	600	—	—	—	—	600	—	—	—	—
		（食塩相当量）（g/日）	1.5	—	—	—	7.5未満	1.5	—	—	—	6.5未満
		カリウム（mg/日）	—	—	2,500	—	3,000以上	—	—	2,000	—	2,600以上
		カルシウム（mg/日）	600	750	—	2,500	—	550	650	—	2,500	—
		マグネシウム（mg/日）	290	350	—	—	—	230	280	—	—	—
		リン（mg/日）	—	—	1,000	3,000	—	—	—	800	3,000	—
	微量	鉄（mg/日）	6.0	7.5	—	50	—	5.0	6.0	—	40	—
		亜鉛（mg/日）	9	11	—	40	—	7	8	—	35	—
		銅（mg/日）	0.7	0.9	—	7	—	0.6	0.7	—	7	—
		マンガン（mg/日）	—	—	4.0	11	—	—	—	3.5	11	—
		ヨウ素（μg/日）	95	130	—	3,000	—	95	130	—	3,000	—
		セレン（μg/日）	25	30	—	450	—	20	25	—	350	—
		クロム（μg/日）	—	—	10	500	—	—	—	10	500	—
		モリブデン（μg/日）	20	30	—	600	—	20	25	—	500	—

1　ニコチンアミドの重量（mg/日），（　）内はニコチン酸の重量（mg/日）。
2　サプリメントや強化食品に含まれる葉酸（プテロイルモノグルタミン酸）の量である。

を高めて，前期高齢者，後期高齢者ともに15～20%としている。ただし，身長・体重が参照体位に比べて小さい者や，特に後期高齢者で加齢に伴い身体活動量が大きく低下した者など，必要エネルギー摂取量が低い者では，目標量の加減が推奨量を下回る場合があり得る。この場合でも，下限は推奨量以上とすることが望ましい。

表7－2　高齢者（75歳以上）の食事摂取基準（2020年版）

	男性			女性		
身体活動レベル[1]	I	II	III	I	II	III
推定エネルギー必要量（kcal/日）	1,800	2,100	—	1,400	1,650	—

1　レベルII（1.65）は自立している者，レベルI（1.40）は自宅にいてほとんど外出しない者に相当する。レベルIは高齢者施設で自立に近い状態で過ごしている者にも適用できる値である。

栄養素			男性					女性				
			推定平均必要量	推奨量	目安量	耐容上限量	目標量	推定平均必要量	推奨量	目安量	耐容上限量	目標量
たんぱく質（g/日）			50	60	—	—	—	40	50	—	—	—
（%エネルギー）			—	—	—	—	15～20	—	—	—	—	15～20
脂質		脂質（%エネルギー）	—	—	—	—	20～30	—	—	—	—	20～30
		飽和脂肪酸（%エネルギー）	—	—	—	—	7以下	—	—	—	—	7以下
		n－6系脂肪酸（g/日）	—	—	8	—	—	—	—	7	—	—
		n－3系脂肪酸（g/日）	—	—	2.1	—	—	—	—	1.8	—	—
炭水化物		炭水化物（%エネルギー）	—	—	—	—	50～65	—	—	—	—	50～65
		食物繊維（g/日）	—	—	—	—	20以上	—	—	—	—	17以上
ビタミン	脂溶性	ビタミンA（μgRAE/日）	550	800	—	2,700	—	450	650	—	2,700	—
		ビタミンD（μg/日）	—	—	8.5	100	—	—	—	8.5	100	—
		ビタミンE（mg/日）	—	—	6.5	750	—	—	—	6.5	650	—
		ビタミンK（μg/日）	—	—	150	—	—	—	—	150	—	—
	水溶性	ビタミンB_1（mg/日）	1.0	1.2	—	—	—	0.8	0.9	—	—	—
		ビタミンB_2（mg/日）	1.1	1.3	—	—	—	0.9	1.0	—	—	—
		ナイアシン（mgNE/日）	11	13	—	300（75）[1]	—	9	10	—	250（60）[1]	—
		ビタミンB_6（mg/日）	1.1	1.4	—	50	—	1.0	1.1	—	40	—
		ビタミンB_{12}（μg/日）	2.0	2.4	—	—	—	2.0	2.4	—	—	—
		葉酸（μg/日）	200	240	—	900[2]	—	200	240	—	900[2]	—
		パントテン酸（mg/日）	—	—	6	—	—	—	—	5	—	—
		ビオチン（μg/日）	—	—	50	—	—	—	—	50	—	—
		ビタミンC（mg/日）	80	100	—	—	—	80	100	—	—	—
ミネラル	多量	ナトリウム（mg/日）	600	—	—	—	—	600	—	—	—	—
		（食塩相当量）（g/日）	1.5	—	—	—	7.5未満	1.5	—	—	—	6.5未満
		カリウム（mg/日）	—	—	2,500	—	3,000以上	—	—	2,000	—	2,600以上
		カルシウム（mg/日）	600	700	—	2,500	—	500	600	—	2,500	—
		マグネシウム（mg/日）	270	320	—	—	—	220	260	—	—	—
		リン（mg/日）	—	—	1,000	3,000	—	—	—	800	3,000	—
	微量	鉄（mg/日）	6.0	7.0	—	50	—	5.0	6.0	—	40	—
		亜鉛（mg/日）	9	10	—	40	—	6	8	—	30	—
		銅（mg/日）	0.7	0.8	—	7	—	0.6	0.7	—	7	—
		マンガン（mg/日）	—	—	4.0	11	—	—	—	3.5	11	—
		ヨウ素（μg/日）	95	130	—	3,000	—	95	130	—	3,000	—
		セレン（μg/日）	25	30	—	400	—	20	25	—	350	—
		クロム（μg/日）	—	—	10	500	—	—	—	10	500	—
		モリブデン（μg/日）	20	25	—	600	—	20	25	—	500	—

1　ニコチンアミドの重量（mg/日），（　）内はニコチン酸の重量（mg/日）。

2　サプリメントや強化食品に含まれる葉酸（プテロイルモノグルタミン酸）の量である。

2.3　脂　　質

脂質および飽和脂肪酸の目標量（%エネルギー）は，1～64歳と同じく，それぞれ20～30%，7%以下である。*n*－6系脂肪酸，*n*－3系脂肪酸については欠乏症を回避するため，2016（平成28）年国民健康・栄養調査結果における摂取量中央値をもとに目安量を設定している。なお，一価不飽和脂肪酸，トランス脂肪酸，食事性コレステロールの食事摂取基準は示されていない。

2.4　炭水化物，食物繊維

炭水化物の目標量（%エネルギー）は，エネルギー産生栄養素バランスの観点から設定され，1～64歳と同じく50～65%である。

食物繊維の摂取不足が生活習慣病の発症に関連するという報告が多いことから，目標量が定められている。食物繊維の目標量は，前期高齢者，後期高齢者ともに男性では20 g/日以上，女性では17 g/日以上である。

2.5　脂溶性ビタミン

ビタミンAの推定平均必要量は，成人と同じく基準値の9.3 μgRAE/kg体重/日に参照体重を乗じて求めている。これに推奨量算定係数1.4を乗じて推奨量を算定し，前期高齢者では男性850 mgRAE/日，女性700 mgRAE/日，後期高齢者では男性800 mgRAE/日，女性650 mgRAE/日である。ビタミンDの目安量は高齢者を対象とした調査報告が乏しいので，18～64歳と同じく前期高齢者，後期高齢者ともに男女とも8.5 μg/日である。ビタミンEの目安量は，成人と同じく平成28年国民健康・栄養調査における摂取量中央値をもとに目安量を設定しており，前期高齢者では男性7.0 mg/日，女性6.5 mg/日，後期高齢者では男女ともに6.5 mg/日である。ビタミンKの目安量は高齢者に対してはさらに引き上げる必要があると思われるが，この点に関する報告が未だ十分に蓄積されていないので，18～64歳と同じく男女ともに150 mg/日としている。成人と同様にビタミンA，ビタミンD，ビタミンEでは耐容上限量が設定されている。

ビタミンDは骨・骨格筋の両方に作用して，骨折予防に寄与している可能性が考えられる。フレイル予防を目的とした摂取量の設定は見送ったが，日照により皮膚でビタミンDが産生されることを踏まえ，日常生活において可能な範囲での適度な日照を心がけるとともに，ビタミンDの摂取については，日照時間を考慮に入れることが重要である。

2.6　水溶性ビタミン

ビタミンB_1，ビタミンB_2，ナイアシンの1,000 kcal当たりの推定平均必要量，推奨量は，高齢者についても18～64歳と同じ算定方法を用いた。1日当たりの値にするには，これらに身体活動レベルIIの推定エネルギー必要量を乗じている。ビタミンB_6，ビタミンB_{12}，葉酸，ビタミンCの推定平均必要量，推奨量は18～64歳と同じ値である。高齢者は萎縮性胃炎などで胃酸分泌量が低い人が多く，食品中に含まれるたんぱく質と結合したビタミンB_{12}の吸収率が減少しているが，高齢者の吸収率に関するデータがないことから，成人と同じ値となっている。高齢者では同じ血漿ビタミンC濃度に達するために必要な摂取量が成人に比べて高いとされているが，値の決定が困難であったため65歳未満の成人と同じ推奨量としている。パントテン酸の目安量は平成28年国民健康・栄養調査における摂取量中央値をもとに設定している。ビオチンの目安量は成人と同じ値である。成人と同様にナイアシン，ビタミンB_6，葉酸では耐容上限量が設定されている。

2.7　多量ミネラル

ナトリウムの不可避損失量600 mg/日（食塩相当量1.5 g/日）が男女共通の推定平均必要量となっている。しかし実際には，通常の食事では日本人の食塩摂取量が1.5 g/日を下回ることはない。平成28年国民健康・栄養調査における成人の食塩摂取量中央値を考慮し，目標量（食塩相当量）は18～64歳と同じく前期高齢者，後期高齢者ともに男性では7.5 g/日未満，女性では6.5 g/日未満となっている。

カリウムの目安量は，18～64歳と同じく前期高齢者，後期高齢者ともに男性では2,500 mg/日，女性では2,000 mg/日である。WHOのガイドラインでは，カリウム摂取量3,510 mg/日以上を推奨している。この値と平成28年国民健康・栄養調査におけるカリウム摂取量中央値を参考にして，目標量は18～64歳と同じく，前期高齢者，後期高齢者ともに男性では3,000 mg/日以上，女性では2,600 mg/日以上となっている。

カルシウムの推定平均必要量は，体内カルシウム蓄積量，尿中排泄量，経皮的損失量と見かけのカルシウム吸収率を用いて算出し，これに推奨量算定係数1.2を乗じて推奨量を算定している。高齢者のカルシウムの推奨量は，前期高齢者では男性750 mg/日，女性650 mg/日，後期高齢者では男性700 mg/日，女性600 mg/日である。カルシウムは骨の健康を通してフレイルに関係すると考えられるが，現時点でフレイル予防のための量を設定するには科学的根拠が不足している。

マグネシウムの推定平均必要量は，18～64歳と同じく平衡維持量の4.5 mg/kg体重/日に参照体重を乗じて算定し，これに推奨量算定係数1.2を乗じて推奨量としている。高齢者のマグネシウムの推奨量は，前期高齢者では男性350 mg/日，女性280 mg/日，後期高齢者では男性320 mg/日，女性260 mg/日である。

リンの目安量は，平成28年国民健康・栄養調査における摂取量中央値を参考にして，18～64歳と同じく前期高齢者，後期高齢者ともに男性では1,000 mg/日，女性では800 mg/日である。

成人と同様にカルシウム，リンでは耐容上限量が設定されている。

2.8　微量ミネラル

鉄の推定平均必要量は，成人の男性または月経のない女性と同じく，基本的鉄損失を吸収率で除して算定している。これに推奨量算定係数1.2を乗じて推奨量とし，前期高齢者では男性 7.5 mg/ 日，女性 6.0 mg/ 日，後期高齢者では男性 7.0 mg/ 日，女性 6.0 mg/ 日である。

亜鉛の推定平均必要量は，日本人の成人における亜鉛代謝に関する研究報告がないためアメリカ・カナダの食事摂取基準を参考にして算定されている。亜鉛の推奨量は，前期高齢者では男性 11 mg/ 日，女性 8 mg/ 日，後期高齢者では男性 10 mg/ 日，女性 8 mg/ 日である。

わが国に銅必要量を検討した研究がないため，銅の推定平均必要量はアメリカ・カナダの食事摂取基準を参考にして算定されている。銅の推奨量は，前期高齢者では男性では 0.9 mg/日，女性では 0.7 mg/日，後期高齢者では男性では 0.8 mg/日，女性では 0.7 mg/日である。銅サプリメントの過剰な使用による健康被害の可能性があるため耐容上限量が設定されている。

マンガンの目安量は，18 ～ 64 歳と同じく前期高齢者，後期高齢者ともに男性では 4.0 mg/日，女性では 3.5 mg/日である。日本人を対象としたヨウ素の推定平均必要量算定に有用な報告がないため，欧米の研究結果に基づいて算定されている。ヨウ素の推定平均必要量は前期高齢者，後期高齢者ともに男女とも 95 μg/日である。これに推奨量算定係数 1.4 を乗じて推奨量とし，男女ともに 130 μg/日となっている。セレンの推定平均必要量は，WHO の推奨する必要量に基づいて求めている。セレンの推奨量は，18 ～ 64 歳と同じく前期高齢者，後期高齢者ともに男性では 30 μg/日，女性では 25 μg/日である。クロムの推定平均必要量算定の根拠となる科学的根拠がないことから，目安量を算定している。クロムの目安量は 18 ～ 64 歳と同じく前期高齢者，後期高齢者ともに男女とも 10 μg/日である。モリブデンの推定平均必要量，推奨量はアメリカ人男性 4 名を被験者として得られた出納実験の結果に基づいて設定されている。

微量ミネラルには，18 ～ 64 歳と同様に耐容上限量が設定されている。

3．高齢期の栄養アセスメントと栄養ケア

3.1　高齢期特有の疾患・病態

高齢者に比較的特有で，発症頻度の高い疾患を老年病と総称する。老年病には，重篤な経過をとり高齢者の主要な死因となるものとして，悪性新生物，脳血管疾患，心疾患，呼吸器疾患などがある。また，高齢者の QOL を脅かすものとしては，白内障，便秘症，変形性関節症，骨粗鬆症などがあげられる。若年・成人期の疾患と異なり，老年病では完全な治癒を望めないことが多く，老化による機能低下が存在する状況で疾患が発症するため，機能障害（後遺症）が現れやすい。

一方，高齢者に多くみられ，原因はさまざまであるが治療と同時に介護・ケアが重要である一連の症状や徴候を老年症候群という。老年症候群は，①めまい，息切れな

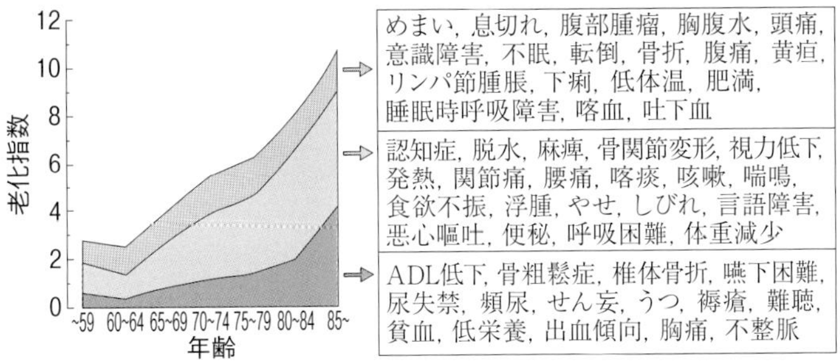

図7－8　3つの老年症候群

資料）日本老年医学会編：老年医学テキスト（改訂第3版），p. 69，メジカルビュー社（2008）を一部改変

どのように急性疾患に付随する症候で加齢変化がないもの，②認知症，脱水などのように前期高齢者から徐々に増加するもの，③骨折，嚥下困難，尿失禁などのように後期高齢者に急増する症候でADL低下と密接な関連をもち介護が重要なもの，の3群に分類される（図7－8）。1人の高齢者が有する老年症候群の数は加齢とともに急速に増加し，85歳では平均8個以上の老年症候群をもつことが報告されている。

老年病や老年症候群は，高齢者のQOLを著しく損ない，自立を困難にし，要介護状態へ移行させる。その発症を未然に防ぐには，医療に従事する多領域の専門家の連携が重要であり，栄養や食生活の面からも予防対策を推進することが望まれる。

（1） たんぱく質・エネルギー低栄養状態

高齢者は，慢性的なエネルギーやたんぱく質の補給不足，疾患や外傷などの侵襲によって，たんぱく質・エネルギー低栄養状態（PEM：protein energy malnutrition）に陥りやすい。エネルギーとたんぱく質が欠乏すると，ビタミン，ミネラルも不足状態となり，免疫機能，呼吸機能，筋力などさまざまな身体機能が低下して疾患にかかりやすい状態になり，生命予後が悪くなる。PEMの発症には，老化や疾病に伴う咀嚼・嚥下障害や食欲の低下などの身体的要因，貧困や社会的孤立などの社会的な要因，認知機能障害やうつなどの精神的心理的要因などさまざまな要因が関与している（表7－3）。

PEMの評価には，疾病状況や食生活歴などに関する臨床診査，身長，体重などの身体計測，血清アルブミン値や血清総コレステロール値などの臨床検査，食物摂取状況調査や喫食率調査などの食事調査を行い，PEMの重症度を判定して治療方針を決定する。体重減少率（表7－4）や血清アルブミン値は，簡便なPEMの指標として重要である。

わが国のPEMの実態調査では，PEMリスク者（血清アルブミン値3.5 g/dL以下）

表７－３　高齢者のさまざまな低栄養の要因

１．社会的要因	４．疾病要因
独居	臓器不全
介護力不足・ネグレクト	炎症・悪性腫瘍
孤独感	疼痛
貧困	義歯など口腔内の問題
２．精神的心理的要因	薬物副作用
認知機能障害	咀嚼・嚥下障害
うつ	日常生活動作障害
誤嚥・窒息の恐怖	消化管の問題（下痢・便秘）
３．加齢の関与	５．その他
嗅覚，味覚障害	不適切な食形態の問題
食欲低下	栄養に関する誤認識
	医療者の誤った指導

出典）葛谷雅文：日本老年医学会雑誌，46，279-85（2009）

表７－４　体重減少率の評価　（％）

期　間	明らかな体重減少	重度の体重減少
１週	１～２	＞２
１か月	５	＞５
３か月	7.5	＞7.5
６か月	10	＞10

（Gibson，1990）

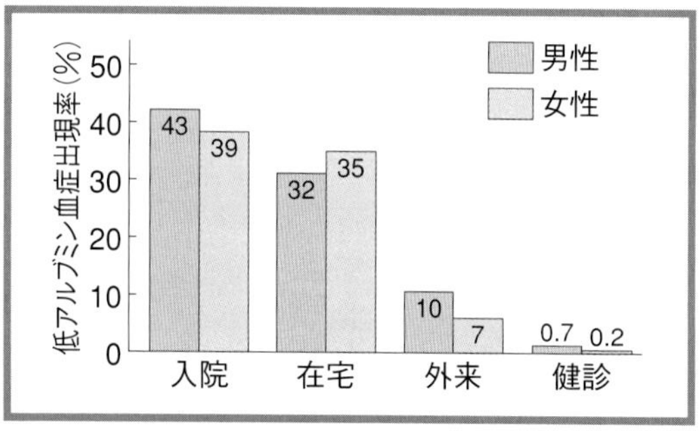

図７－９　低アルブミン血症（≦ 3.5 g/dL）の出現状況

資料）老人保健事業推進等補助金研究「高齢者の栄養管理サービスに関する研究」報告書（主任研究者松田朗）（1999）

が入院高齢者（調査当時の介護力強化病院）の約 40％，在宅訪問看護対象者の約 35％を占めていることが明らかとなっている（図７－9）。一方，自立高齢者では PEM リスク者は１％にも満たない。

（２）　フレイルとサルコペニア

介護や支援が必要となった主な要因として，75 歳以上になると「認知症」「脳血管疾患」「骨折・転倒」と並んで「高齢による衰弱」が増えてくる（図７－10）。これが，いわゆるフレイルであり，2014（平成 26）年に日本老年医学会が提唱した概念である。フレイルとは，「加齢によるさまざまな生理的予備能の衰えにより，外的なストレスに対する脆弱性が高まり，感染症，手術，事故などを契機として元の生活機能を維持することができなくなってくる状態」を意味する。ストレスに対して十分な回復力を有する健常な状態と自立した生活が困難である要介護状態との中間的な状態であり，適切な介入により再び健康な状態に戻るという可逆性が含まれている（図７－11）。フレイルには身体的要因のみならず，精神的心理的要因，社会的要因があり，それぞれが負のスパイラルを形成し，自立性の喪失へとつながっていく。

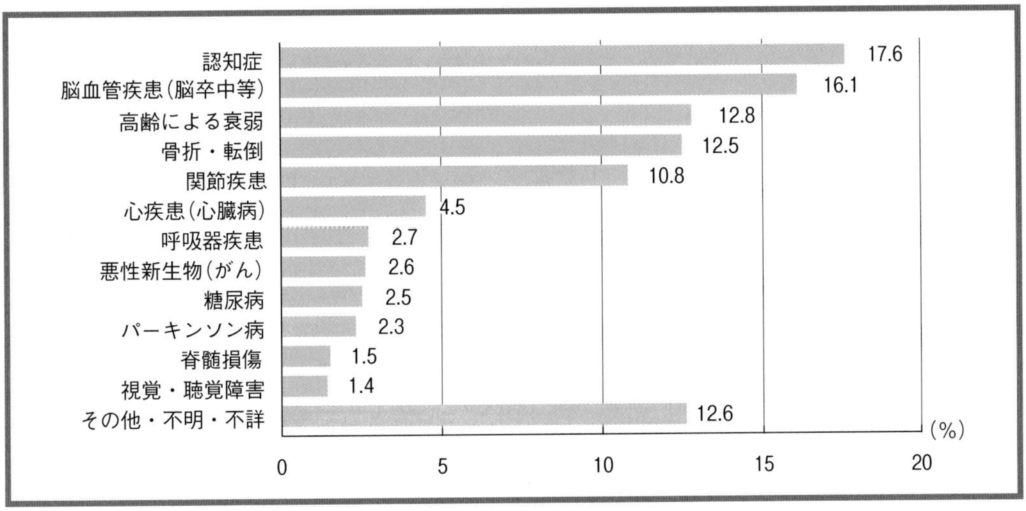

図7－10　介護や支援が必要となった主な原因
資料）　令和元年国民生活基礎調査

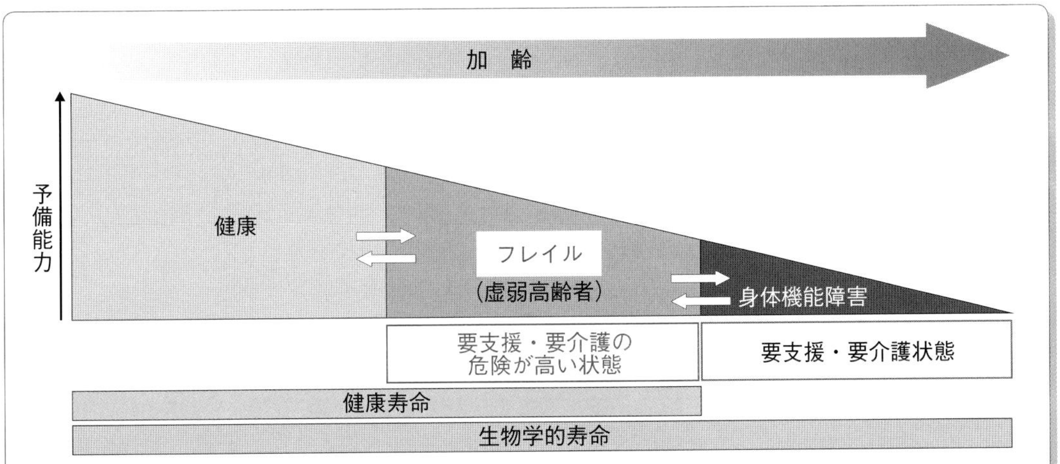

図7－11　フレイルの概念図
出典）葛谷雅文：日本老年医学会雑誌（2009）一部改変

フレイルの3要素のうち，身体的要因としてサルコペニアの関与が注目されている。サルコペニアは1989年にローゼンバーグ（Rosenberg, I）によって提唱された概念で，加齢に伴う骨格筋量の減少，筋力の低下，身体機能の低下と定義される。高齢者において筋肉量の減少がある一定レベル以上に進行すると身体機能が低下しADL低下，転倒，入院，死亡などのリスクが高まる。骨格筋量の評価には，二重エネルギーX線吸収測定法（DXA）ないし生体インピーダンス法（BIA）を用いた四肢骨格筋量の測定が必要になる（⇨第1章，身体計測）。一方，筋力は握力で，身体機能は歩行速度で評価する。

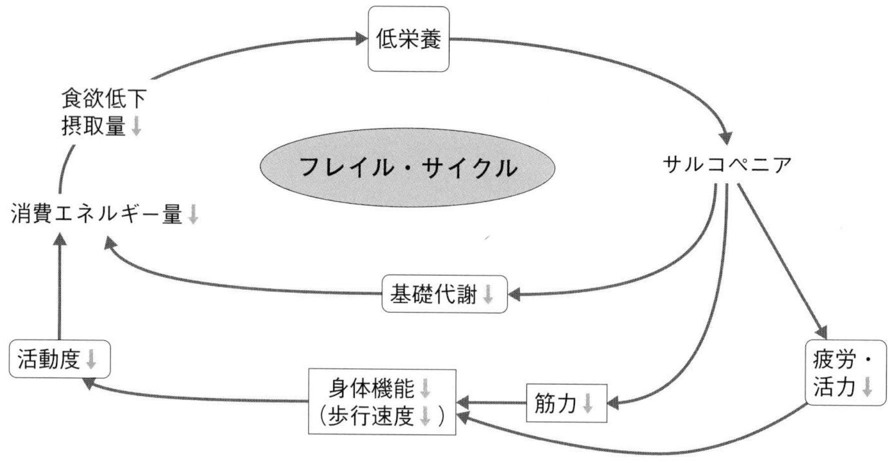

図7－12　フレイル・サイクル
資料）厚生労働省：「日本人の食事摂取基準（2020年版）」策定検討会報告書，p. 415（2019）

低栄養が存在すると，サルコペニアにつながり，活力低下，筋力低下・身体機能低下を誘導し，活動度，消費エネルギー量の減少，食欲低下をもたらし，さらに栄養不良状態を促進させるというフレイル・サイクルが構築される（図7－12）。したがって，健康寿命の延伸において，このフレイル・サイクルの予防と阻止が重要である。最近，低栄養との関連で，咬合状態・咀嚼・舌・嚥下を含む口腔機能の低下に着目したオーラルフレイルという概念が新たに提唱されている。

（3） 変形性関節症

進行性の関節の痛みと運動障害を生じる関節疾患で，炎症によらないものを変形性関節症という。関節軟骨は加齢によってもほとんど変化しないが，過剰な運動負荷がかかったり負荷が局所的に集中すると変性，摩耗して，骨が露出してくる。このように関節が変形すると運動時の疼痛と運動制限が次第に強くなり，関節は拘縮をきたすようになる。膝関節や股関節に好発し，高齢者の転倒，歩行障害の原因となる（図7－10）。

変形性膝関節症は60歳以上の女性に多く，肥満は重要な危険因子である。変形性股関節症は小児期の股関節疾患に由来する場合が多い。下肢の関節症の予防には，肥満を避け，大腿四頭筋の筋力強化が有効である。治療としては，関節痛に対して非ステロイド性抗炎症鎮痛剤が用いられるが，進行して運動制限が強くなった変形性関節症に対しては手術療法が必要となる。

（4） 骨粗鬆症

骨粗鬆症は，骨吸収が骨形成を上回ることで骨強度が低下して骨折しやすくなる代謝性疾患であり，原発性骨粗鬆症と続発性骨粗鬆症に分類される。原発性骨粗鬆症の大部分は閉経後女性および高齢男性に発症し，わが国では高齢者の増加とともに急速に増加している。女性では，70 歳代では約 45%，80 歳代では約 55%が本症と診断され，わずかな外力で脊椎椎体骨折，大腿骨近位部骨折，橈骨遠位端骨折，上腕骨近位部骨折などが多発し（脆弱性骨折），その結果 QOL が著しく損なわれ，寝たきりや死亡の原因となる（図 7 - 10）。

骨粗鬆症の診断は，臨床症状，X 線撮影による骨折の証明と DXA による骨密度（骨量）低下の確認によってなされる。骨形成や骨吸収の程度を反映する血中の骨代謝マーカーは，将来の骨折リスクの評価や骨粗鬆症治療剤の選択や治療効果判定に用いられている。

骨粗鬆症を予防するためには，骨量の減少をくいとめるために危険因子を回避するような生活習慣の改善が求められる。運動不足を避けて日常活動性を高め，カルシウムやビタミン D の多い食品の摂取や日光浴を心がけることなどがあげられる。

（5） ロコモティブシンドローム（運動器症候群）

わが国では高齢者の増加とともに要介護者も増え続けているが，主要な要因の一つとして筋肉，関節，骨などの運動器の働きが衰えて自立度が低下する病態がある。運動器疾患としては，サルコペニア，変形性関節症，変形性腰椎症，骨粗鬆症などが含まれるが，これらの疾患は自覚症状がないままに長い時間をかけて進行し，相互に関連しながら増悪し，転倒・骨折や関節の障害により運動機能が低下する。そこで，2007（平成 19）年に日本整形外科学会は，これらの運動器疾患を包括的にとらえた概念としてロコモティブシンドローム（運動器症候群）を提唱した。ロコモティブシンドロームは「運動器の障害のため移動機能の低下をきたした状態」であり，進行すると要介護状態になるリスクが高くなる。2013（平成 25）年度から開始された健康日本 21（第 2 次）では，国民がロコモティブシンドロームを認知している割合を，2012（平成 24）年の 17.3%から，10 年後の 2022（令和 4）年度に 80%に上げることを目標に掲げている。

ロコモティブシンドロームの予防，改善のためには，①運動習慣の獲得，②適切な栄養摂取，③運動器疾患に対する治療が重要である。日本整形外科学会では，予防，改善のために，特に，スクワットと開眼片脚起立を予防のための中心的な運動として推奨している。栄養に関しては，バランスのとれた食事と十分なたんぱく質の摂取が重要である。

（6） 転倒・骨折

高齢者では，さまざまな身体機能，認知機能の低下や脳血管障害，神経疾患，運動器疾患などの疾患の増加，それに対する薬物の使用などが転倒の誘因となる。また，転倒に伴う骨折の要因として骨粗鬆症も増加している。転倒とそれに伴う骨折は，要介護状態をきたす主要な要因の一つである（図 7 - 10）。転倒を予防するためには，体力を維持・増進し，転倒を起こしやすい状況や行動を避けることが重要である。

(7) 認　知　症

認知症とは，一度正常に発達した認知機能が後天的な脳の障害によって持続性に低下し，日常生活や社会生活に支障をきたすようになった状態をいう。病的な記憶障害を中核として，抽象的思考能力の障害，判断力の低下，失語や失行，性格変化など多彩な知的機能の障害を伴う。人口の急速な高齢化により認知症は激増しており，2012（平成24）年時点で65歳以上高齢者の認知症有病率は15％（約40万人），軽度認知障害の高齢者は約400万人である。認知症の原因疾患としては，中枢神経の変性疾患であるアルツハイマー病（Alzheimer病）が50％以上を占め，多発性の脳梗塞によって起こる血管性認知症が約20％，神経変性疾患のレビー小体型認知症が約10％である。

認知症が進行すると，食事をしたり，服を着るといった日常の動作ができなくなり，食べられるものと食べられないものが区別できなくなったりするため，低栄養状態に陥りやすく，要介護状態にいたる場合が多い（図７－10）。認知症を確実に予防したり治療する方法はまだないが，積極的に日常の生活活動を行うなどの非薬物療法が病気の進行を遅らせるのに有効であると考えられている。

(8) 誤　　嚥

嚥下障害は食物や口腔内の常在菌などの気道系への吸引（誤嚥）を引き起こす。高齢者では，誤嚥に引き続く肺炎（誤嚥性（嚥下性）肺炎）は重症化し，QOLを低下させるのでその予防が重要である。誤嚥をきたしやすい病態としては，脳血管障害，認知症，パーキンソン病，悪性新生物などによる長期臥床などさまざまである。

誤嚥性肺炎が疑われたら経口摂取を中止し，経静脈栄養に変更する必要がある。低栄養の改善，嚥下運動の練習，口腔ケア，嚥下しやすい食事の工夫などは，誤嚥性肺炎の予防に重要である。

(9) 脱　　水

高齢者の脱水では，若年者と異なり水分の経口摂取低下によるものが70％近くを占める。感染症，悪性腫瘍，脳血管障害などがきっかけとなって経口摂取不能となり，脱水になる場合が多い。脱水に陥ると，舌や皮膚の乾燥，頻脈，起立性低血圧などが認められるが，高齢者では口渇中枢機能が低下しているため口渇はあまり訴えない。そのため，水分摂取が不十分でやや高張性脱水となり，高ナトリウム血症を認めることが多い。脱水が出現した場合，水分と電解質を経静脈的に徐々に補給するが，高齢者では心機能が低下していることも多く，浮腫や心不全の併発に十分注意する必要がある。高齢者では脱水を予防するために，口渇感がなくても水分の補給に努めることが重要である。

(10) 褥　　瘡

褥瘡とは，局所の循環障害によって生じる皮膚や皮下組織の壊死をさす。全身的に低栄養状態，貧血・知覚・運動麻痺などがあり，身体の一部の皮膚や皮下組織が強く圧迫されたときに褥瘡が出現する。したがって，寝たきりの低栄養状態の高齢者に好発する。褥瘡の予防には，体位交換や清潔を保ち血行をよくするなどの局所管理だけでなく，栄養状態の改善が重要である。

(11) 排尿障害（頻尿・尿失禁）

高齢者では，尿路や排尿機構の機能低下に加えて，尿路や神経系の疾患も好発するため排尿障害，特に頻尿や尿失禁が起こりやすい。排尿障害は生命に直接関係することは少ないが，自尊心を傷つけ，社会的活動を制約し，介護する者の負担を増大する。高齢在宅住民では 5 ～15%，施設入所者では 30 ～ 80%に尿失禁がみられ，80 歳以上では在宅住民でも 5 人に 1 人はおむつをしている。高齢者では下部尿路に前立腺肥大などの器質障害がない機能性尿失禁が多く，ADL 低下や認知症との関連が強い。したがって，適切に対処するためには病態の正確な把握が重要である。

(12) 便　　秘

高齢者では，加齢に伴う食事量や ADL の低下，腸の蠕動運動の低下，器質的疾患の増加などが原因となって便秘になりやすい。腸の蠕動運動低下に伴う弛緩性便秘が多くみられるため，食物繊維の多い食品を多くとり，胃・腸に刺激をあたえて糞便の増量を図ることが大切である。毎日排便がなくても数日おきに規則正しい排便があれば病的ではないので，規則正しい生活を心がけ，安易な薬物療法は避ける。

(13) 白内障・糖尿病網膜症

白内障とは水晶体が濁った状態をいう。高齢者に発症する老人性白内障は，高齢者の視力障害の原因として極めて頻度が高い疾患である。老人性白内障は 40 歳代後半に始まり加齢につれて増加するが，80 歳以上ではほぼ全員が罹患する。白内障の治療には，薬物療法と手術療法があるが，進行した白内障には手術療法が適応となる。手術療法では，混濁した水晶体内容物を取り出し，嚢内に眼内レンズを挿入する方法が一般的である。老人性白内障の発症に関与する最も重要な因子として，フリーラジカルがあげられる。喫煙，抗酸化ビタミン（ビタミン E，ビタミン C，カロテンなど）の不足，過度の日光への曝露，糖尿病などは危険因子と考えられている。

糖尿病網膜症は，慢性的な高血糖による網膜血管の異常である。目がかすむ，目の前に黒い斑点が見えるといった症状を自覚することが多いが，時に突然視力が強く障害されることがある。現在，糖尿病網膜症は中高年者の中途失明の第一の原因となっている。糖尿病網膜症の予防・治療には血糖コントロールが重要である。また，眼科的治療としては，網膜光凝固療法（いわゆるレーザー治療）と硝子体手術などがある。

3.2　高齢期の栄養アセスメントと栄養ケアの特徴

高齢者の栄養アセスメントと栄養ケアでは，身体的な老化の程度や社会的環境に大きな個人差が存在し，また多くの人が何らかの疾患を有していることに注意しなければならない。自立して社会的活動を行っている高齢者から，フレイルの状態にある高齢者，低栄養，認知症，転倒，寝たきり，誤嚥，褥瘡などの老年症候群が発症して要介護状態となった高齢者までさまざまである。したがって，対象者の栄養状態について身体的，精神的心理的，社会的側面からきめ細かく評価（栄養アセスメント）し，適切な栄養ケアを実施することが望まれる。

高齢者のQOL改善に栄養管理が非常に有用であることから，2021（令和3）年の介護報酬改定では，自立支援・重症化防止の取り組み推進に向けて，栄養ケア・マネジメントの取り組みが強化された。施設系サービスでは入所者全員を対象とした栄養強化マネジメント加算が新設され，通所系サービスや居宅介護では栄養改善が必要な利用者を的確に把握し適切なサービスにつなげていく観点から栄養アセスメント加算が新設された。

（1）　個　人　差

高齢者では，身体機能の個人差が若年者に比べて大きく，生理的年齢の個人差としては，25歳では4年の開き，85歳では20年の開きがあるといわれている。また，高齢者では，個々の人を取り巻く食環境や社会環境の個人差が若年者に比べて大きい。例えば，自立し地域社会などで活動している元気な人から，要介護状態の前段階であるフレイルの人，寝たきりや認知症などで要介護状態の人まで幅広く存在している（図7－11）。要介護状態でも，居宅介護なのか施設や病院にいるかで介護の程度が異なる。一方，栄養素の摂取量にも大きな個人差があり，過栄養の高齢者では生活習慣病の予防が重要となり，低栄養の高齢者では要介護状態への移行の予防が重要となる。しかし，過栄養の存在が，後期高齢者に対して成人と同様に動脈硬化性疾患を誘導するのかは議論のあるところであり，一方で低栄養と同様にフレイルに関連することが報告されている。このように，それぞれの高齢者の老化の程度，社会環境，栄養状態によって栄養管理の方針が異なる。

（2）　食事摂取量の低下

1）　咀嚼・嚥下障害

咀嚼機能や嚥下機能の障害は食事摂取量の低下を引き起こすので，障害の程度に応じて食品の選択や調理形態に注意が必要となる。咀嚼困難のある場合は，刻み食やミキサー食などのように，噛みやすいような調理，噛まなくても歯ぐきや舌で押しつぶして飲み込めるような調理にする。また，嚥下障害がある場合は，食物が気道系へ吸引（誤嚥）しないような注意が必要である。特に液体のものはむせることが多いので，増粘剤（化工でん粉，デキストリン，増粘多糖など）でとろみをつける。また，口腔内でばらばらになりにくく，口腔内に付着しにくいような調理の工夫が必要である。

2） 食欲の低下

高齢者は味覚や嗅覚の低下によって味や臭いに対する感覚が鈍くなり，食欲の低下につながる。特に塩味に対する感じ方が低下するため濃い味を好むようになるが，食塩の過剰摂取に注意する必要がある。食事に対する関心の低下や身体活動量の低下によっても食欲が減少しやすい。したがって，食欲をそそるために高齢者の食物嗜好に配慮し，食事の間隔や量，調理形態を工夫するだけでなく，食器への盛りつけや食事の環境などにも配慮する必要がある。

3） 口渇中枢機能の低下

咀嚼・嚥下障害のため水分摂取が減少するが，口渇を訴える力が弱く，しばしば脱水に陥る。したがって，口渇感がなくても定期的に水分を補給するように配慮しなければならないが，水分の過剰摂取は心臓や腎臓の機能低下などで浮腫を招くことがあるので注意する。

（3） フレイル・サイクルの進展

フレイルの高齢者では，日常生活機能障害，転倒・骨折，施設入所，入院，認知症などの健康障害を認めやすく，死亡リスクも高くなることが知られている。フレイルの進展には，糖尿病などの生活習慣病や脳血管疾患，がん，薬剤の多剤服用などが影響を及ぼしているが，慢性炎症，低栄養状態，運動不足，サルコペニアもまた重要な要因である（図7－12）。このような身体的な要因に加えて，精神的心理的な要因と社会的な要因がある。フレイルは適切な介入により再び健康な状態に戻り得るという可逆性もあるので，予防とともに早期発見・早期介入が重要である。

（4） 有病率の上昇

高齢者は加齢に伴い疾病に対する抵抗力が弱まるため，単一疾患でなく２種類以上の疾患をもつ者が多い。特に後期高齢者では老年病や老年症候群を発症することも多く，例えば一人の高齢者が糖尿病，高血圧症，腎臓病などに罹患し，複数の老年症候群を有している場合，画一的な対応ができなくなる（図7－8）。高齢者の栄養管理では，対象者の栄養状態を的確に評価し，それぞれの対象者に最も適切な栄養管理の方針を作成し実施していくことが求められる。

3.3 高齢期の栄養アセスメント

栄養アセスメントでは，①臨床診査，②身体計測，③臨床検査，④食事調査が一般に行われる（⇨第１章）。特に後期高齢者では，たんぱく質・エネルギー低栄養状態（PEM）やフレイル，サルコペニアに陥っている場合が多いので，その早期発見に重点をおく。それぞれの調査結果から得られる情報を分析し，総合的に評価して対象者の栄養状態を判定することが大切である。2021（令和3）年の介護報酬改定で新設された栄養アセスメント加算や栄養マネジメント強化加算では，対象者ごとの栄養状態等の評価とそれに基づいた栄養管理の実施が求められている。

（１）　臨床診査（問診，身体所見）

高齢者の問診では，認知症などにより対象者から必ずしも十分な情報を聴取できるとは限らない。その場合は，家族などの付き添い者から情報を補足する必要がある。以下の項目について，系統的に評価する。

①　現病歴：体重減少の有無，咀嚼・嚥下状況，下痢や下剤の使用，便秘

②　既往歴：入院歴，薬剤の服用の有無

③　生活活動の自立：日常生活動作（ADL）の評価
　食事，排泄，入浴，更衣，移動など
　手段的日常生活動作（IADL：Instrumental ADL）の評価
　買い物，洗濯，掃除などの家事全般，金銭管理，服薬管理など

④　身体活動：サルコペニアの診断（図７－13）では，身体機能低下は歩行速度により評価する

⑤　精神・心理状態：うつ，認知症の評価

⑥　食行動・食態度・食知識・食スキル：食事回数，食事摂取に関する意欲・知識・技能など

⑦　食環境：孤食の有無，経済状況，社会支援の有無など

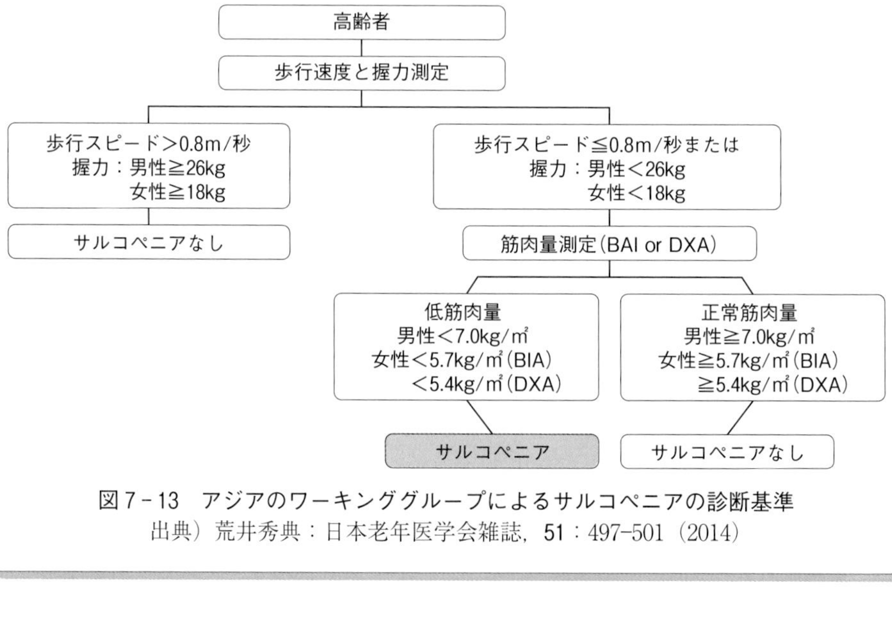

図７－13　アジアのワーキンググループによるサルコペニアの診断基準
出典）荒井秀典：日本老年医学会雑誌，51：497-501（2014）

（2） 身体計測

① 身長：円背や四肢の屈曲拘縮のために立位で計測できない場合，膝高から身長を推定する方法が試みられている。立位で測定できた場合でも，椎体骨折や関節腔の狭小化のため，成人のときに比べて身長の短縮が起こっていることに注意する。

② 体重：要介護高齢者では体重計に乗れない場合が多いので，車椅子に乗ったままや寝たきりのままで測定できる体重計を利用する。体重減少がどのくらいの期間にどれほどあったかを把握することは必須である（表7－5）。

③ BMI：身長・体重よりBMIを算出し，低栄養状態のリスクレベル評価（表7－5）などに用いる。しかし，前述のように高齢者では身体計測値が得られにくく，たとえ得られたとしても成人と同一の解釈でいいかどうかの判断が難しいという問題がある。

④ 体脂肪量：上腕三頭筋部皮下脂肪厚（TSF）が頻用される。

⑤ 骨格筋量：上腕筋囲（AMC），上腕筋面積（AMA）が頻用される。

サルコペニアの診断では，DXAないしBIAを用いて四肢骨格筋量を測定し，四肢骨格筋量（kg）を身長（m）の2乗で除した骨格筋指数（SMI：skeletal muscle index）を算定し，骨格筋量減少の程度を評価する。筋力の低下は握力により評価する（図7－13）。

⑥ 嚥下機能の評価：嚥下造影検査（VF：video fluorography）や嚥下内視鏡検査（VE：video endoscopy）は，嚥下障害の発症機転の鑑別に有用である。

表7－5　低栄養状態のリスクレベル評価基準

リスク分類	低リスク	中リスク	高リスク
BMI	18.5～29.9	18.5未満	
体重減少率	変化なし （減少3％未満）	1か月に3～5％未満 3か月に3～7.5％未満 6か月に3～10％未満	1か月に5％以上 3か月に7.5％以上 6か月に10％以上
血清アルブミン値	3.6 g/dL以上	3.0～3.5 g/dL	3.0 g/dL未満
食事摂取量	76～100％	75％以下	
栄養補給法		経腸栄養法 静脈栄養法	
褥　瘡			褥瘡

資料）厚生労働省：栄養スクリーニング・アセスメント・モニタリング（施設）（様式例）

フレイド（Fried, LP）ら（2001）のフレイルの定義では，体重減少，易疲労感，日常生活活動量の減少，身体機能の減弱（歩行速度の低下），筋力の低下（握力の低下），のうち3項目が当てはまればフレイルとし，1～2項目が当てはまる場合はフレイル前段階と定義している（表7－6）。

表７−６　フレイドらのフレイルの定義

1．体重減少
2．疲労感
3．活動度の減少
4．身体機能の減弱（歩行速度の低下）
5．筋力の低下（握力の低下）

＊上記の５項目中３項目以上該当すればフレイルと診断される。
出典）厚生労働省:「日本人の食事摂取基準（2020 年版）」策定検討会報告書，p. 414（2019）

（3） 臨 床 検 査

低栄養の指標とされている生化学マーカーと判定基準を以下に示す。

① 血清アルブミン（半減期 20 日）：3. 5 g/dL 以下
② 血清トランスフェリン（半減期 10 日）：200 mg/dL 以下
③ 血清トランスサイレチン（プレアルブミン，半減期３～４日）：11 mg/dL 以下
④ 血清レチノール結合たんぱく質（半減期 12 ～ 16 時間）：2. 9 mg/dL 以下
⑤ 血清総コレステロール：100 mg/dL 以下
⑥ 総リンパ球数：1, 500 /mm^3 以下

（4） 食 事 調 査

食事調査には 24 時間思い出し法，食事記録法，食物摂取頻度法などがあるが，高齢者では記憶障害をきたしている場合が多いので，記憶に頼らずに実施できる方法が望ましい。エネルギーとたんぱく質の主たる供給源である主食と主菜の喫食率を，簡便かつ正確に評価できる方法を用いる。少なくとも，食事を十分摂取できているか，不十分なのか，また平常時と比較して摂取量が低下しているか否かなどの判断は最低限必要である。

3.4 高齢期の栄養ケア

栄養アセスメントによる対象者の栄養状態の判定結果に基づいて，①栄養補給，②栄養教育（指導），③多領域からの栄養ケアの３項目から構成される栄養ケア計画を栄養ケアにかかわる関係者が協議して作成し，実施する（⇨第１章）。栄養ケア開始後は，定期的に効果を評価し，改善を加えていくことが重要である（⇨ p. 20，表１−６）。

（1） 栄 養 補 給

個々人の栄養状態から栄養補給量を算定し，栄養補給方法を決定し実施する。

１） 栄養補給量の算定

PEM およびフレイル，サルコペニアの予防・治療では，十分なエネルギー摂取に加えて，たんぱく質の適切な摂取が必要である。推定エネルギー必要量は，基礎代謝量に身体活動レベルを乗じて求める。基礎代謝量の算出には，低栄養状態の予防・回

復のため，基礎代謝基準値に参照体重を乗じる。身体活動レベルは，前期高齢者の場合は，レベルⅠ（低い）1.45，レベルⅡ（ふつう）1.70，レベルⅢ（高い）1.95である。後期高齢者については，外出できない者はレベルⅠ（1.40），自立している者はレベルⅡ（1.65）であり，身体活動レベルが「高い」に相当する者は想定していない。レベルⅠは，高齢者施設で自立に近い状態で過ごしている者にも適用できる値である。エネルギー収支バランスの観点から高齢者の目標とするBMIを21.5～24.9としているが，要介護状態の高齢者ではBMIの正確な評価が困難な場合が多いことに注意する。

たんぱく質の推奨量は前期高齢者，後期高齢者ともに男性では60 g/日，女性では50 g/日となっているが，加齢が進む高齢者における長期間の健康維持を保証するものではない。一方，たんぱく質の目標量は男女ともに15～20%エネルギーとなっているが，生活習慣病だけでなくフレイル，サルコペニアの発症予防も視野に入れて設定されている。また，必須アミノ酸の中でも，筋肉の3～4割を構成している分枝鎖アミノ酸が注目されている。特に，ロイシンは，筋たんぱく質合成を促進する作用が強いので，積極的な摂取を心がける。

ビタミンDの摂取も重要であるが，日照により皮膚においても産生されるため，適度な日照を心がける必要がある。また，高齢者ではカルシウムの吸収が低下しており，摂取量を増加させることで骨量を維持することが期待される。ビタミンKやビタミンCも不足が起きやすく，低栄養が長期になると微量ミネラルにも欠乏がみられる。クロム，モリブデン，マンガン，鉄，銅，亜鉛，セレンなどは，細胞の分化や増殖，免疫細胞の機能維持，抗酸化物質の誘導，脂質代謝や糖代謝などに深くかかわっており，欠乏に注意が必要である。

2） 栄養補給方法の決定

基礎疾患，咀嚼・嚥下機能，消化・吸収機能，施行期間，合併症のリスク，費用などに基づいて，経口栄養，経腸栄養，経静脈栄養のいずれかの栄養補給方法を選択する。口から食事を摂取することが最も理想的な栄養補給法であるが，経口摂取が不可能な場合は，可能な限り早期から経腸栄養を試みる。経腸栄養療法が長期化する場合には，内視鏡下経皮的胃瘻造設術（PEG：percutaneous endoscopic gastrostomy）を行う。経腸栄養の実施が困難な場合や消化管の安静が必要な場合には，末梢静脈からの栄養補給を行う。経静脈栄養が長期化する場合は，中心静脈栄養を行うが，高カロリー輸液による高血糖や高浸透圧利尿による高張性脱水に注意が必要である。

（2） 栄 養 教 育

対象者および家族などの介護者に対して，低栄養状態を認識し栄養に関心をもってもらうようにカウンセリングを試みる。

（3）　多領域からの栄養ケア

管理栄養士・栄養士，医師，歯科医師，看護師，薬剤師，臨床検査技師，介護福祉士，理学療法士，作業療法士，言語聴覚士，ソーシャルワーカーなど多領域の専門家が栄養ケア計画策定に参画する必要がある。

1）　日常生活動作（ADL），手段的日常生活動作（IADL）の支援

ADL および IADL 改善を目的として，筋力増強や関節可動域改善のための運動療法，日常生活の諸動作の改善のための作業療法を実施する。運動は，身体機能を高めるだけでなく，食欲の増進や精神的・社会的健康の獲得にも貢献する。フレイル，サルコペニアの予防・治療では，たんぱく質合成を直接促進させるレジスタンス運動と歩行能力を向上させる有酸素運動を組み合わせることが望ましい。低栄養状態の高齢者では骨粗鬆症を発症している場合が多く，ADL および IADL 改善は転倒，骨折の予防にも有効である。

また，PEM およびフレイル，サルコペニアには，独居や貧困などの社会的要因もあるので，老人クラブやボランティア活動などの社会参加の促進などの取り組みも重要である。

2）　嚥下障害の支援

嚥下障害がある場合には誤嚥やそれに伴う嚥下性肺炎を予防するために，食事形態を工夫し，口腔ケアや嚥下体操を実施する。

①　嚥下しやすい食事

液体のものはむせることが多いので，性状が均一で，適度な粘性があり，口腔や

表７－７　嚥下障害がある場合の調理のポイント

1．性状が均一であること（みそ汁など液体と固体の混在する汁物は避ける）。	7．甘い，辛いなどはっきりした味であること（味のはっきりした食品は嚥下反射を誘発する。ただし，味つけの濃いものや酸味の強いものはむせやすいので避ける）。
2．ペースト状であること（例：カスタードクリーム，市販のベビーフード）。	8．温度は体温程度のものより，熱いか冷たいかはっきりしたものであること（熱いか冷たいほうが嚥下反射を誘発する。ただし，60℃以下とし，口腔内熱傷を避ける）。
3．表面が滑らかで，口腔内に付着しにくいこと（のりは付着しやすい。また，パン，カステラなど唾液を吸収する素材は避ける）。	9．軽量のものより重量感のある食品であること（重量感のある食品は嚥下反射を誘発する。例：いもや野菜類のペースト）。
4．適度な粘性をもち，口腔内でばらばらになりにくいこと（例：白身魚，野菜，果物のゼラチン寄せ。刻み食は不適当である）。	10．対象者の食生活歴や嗜好を重視すること（好物は上手に食べることができる）。
5．硬さが少なく，凝集性があり，粘度が少ないこと（例：プリン，ババロア）。	
6．弾性や可逆性が高い食材は避けること（餅，かまぼこ，こんにゃくなどは窒息の危険がある）。	

資料）堤ちはる：経口栄養法 - 栄養食品の利用，これからの高齢者の栄養管理サービス―栄養ケアとマネジメント（細谷憲政・松田朗監修，小山秀夫・杉山みち子編），p. 138－153，第一出版（1998）を一部改変

咽頭を通過するときにばらばらになりにくく，付着しにくいなどの条件を満たすものにする（表7-7）。

② 口腔ケア

口腔内細菌の常在化を防ぐために食前食後に実施する。食前の口腔ケアは，口腔粘膜を湿らせることで唾液の分泌を促進させ味覚を鋭敏にし，食後の口腔ケアは，口腔内に残った食物の誤嚥と口腔内の細菌繁殖を抑制する効果がある。

③ 嚥下体操

誤嚥が起こりやすいことを対象者に理解してもらい，嚥下を意識的に行わせることも有効である。座位保持が可能な場合には，食後2時間座位を保つことにより，寝たきり高齢者における発熱回数が減少することが報告されている。

3） 合併症の予防

低栄養状態になると，筋力低下，創傷の治癒遅延，異常行動，呼吸機能低下，免疫機能低下が起こり，さらに貧血・感染症・冠動脈疾患などのリスクを高め，生命予後が非常に悪くなる。したがって，これらの合併症を予防することが重要となる。

文　献

●参考文献

- 日本老年医学会編：老年医学テキスト改訂第3版，メジカルビュー社（2008）
- 日本老年医学会編：健康長寿診療ハンドブック：実地医家のための老年医学のエッセンス，メジカルビュー社（2011）
- 日本栄養士会監修：生活習慣病予防と高齢者ケアのための栄養指導マニュアル，第一出版（2002）
- 高齢者診療のトピック：日本内科学会雑誌，107（12）（2018）
- 矢崎義雄総編集：内科学第11版，朝倉書店（2017）
- 健康・栄養情報研究会編：国民健康・栄養の現状―平成28年国民健康・栄養調査報告より―，第一出版（2018）
- 厚生労働統計協会：国民衛生の動向 2021／2022（2021）
- 厚生労働統計協会：国民の福祉と介護の動向 2021／2022（2021）
- 厚生労働省：「日本人の食事摂取基準（2020年版）」策定検討会報告書（2019）

第 8 章

運動・スポーツと栄養

1．運動・スポーツ時の代謝特性

1.1　運動・スポーツ時の生理的特性

（1）　身体活動と骨格筋

運動を含む身体活動のすべては，骨格筋の収縮と伸展によって行われる。骨格筋はたんぱく質を主成分とする筋線維の集合体で，機能性の差によって白筋（速筋線維）と赤筋（遅筋線維）に大別される。筋線維は，さらに細い筋原線維によって構成されている。筋収縮は，筋原線維を構成するミオシンフィラメントとアクチンフィラメントが互いに滑り合って重なることで起こる。速筋線維の収縮速度は速く，発揮する力が大きいが疲労しやすい。遅筋線維はミオグロビン含量が多く，ミトコンドリア数も多く持久性に優れているが，反応性は緩やかである。競技種目特性との関係性が知られており，例えば，筋持久力が求められる競技の競技者の筋は遅筋線維が多い。

（2）　身体活動と呼吸，循環応答

身体活動（運動）を行う場合，その活動強度の上昇，活動量の増加に伴い，呼吸・循環応答は亢進する。すなわち，呼吸数の増加，心拍数の増加，心拍出量の増加などが起こる。これは，活動亢進に伴う必要エネルギー量の増加，体温調節機構の亢進（上昇した体温を低下させる）などへの適応である。トレーニングによって，身体活動に伴う呼吸・循環応答機能は高まる。

1.2　運動・スポーツ時のエネルギー代謝

（1）　エネルギー供給機構

運動（活動）時のエネルギー供給機構には，無酸素性のATP–CrP系（非乳酸性エネルギー供給機構）と乳酸系，および有酸素系がある。

1）　ATP–CrP系（非乳酸性エネルギー供給機構）

筋中には常にわずかにATP（アデノシン5'–三リン酸）が含まれており，まず，このATPが活動のエネルギーとして利用される。その後は，筋中にあるクレアチンリン酸という高エネルギーリン酸化合物がクレアチニンとリン酸に分解されることによって生じるATPを活動エネルギーとして利用する。最大運動を行う場合，このATP–

CrP 系により供給されるエネルギーは 10 秒以内でなくなる。ただし，このエネルギー供給は酸素がない状態で極めて速やかにエネルギーを供給できるため，瞬発的な運動や高い強度の運動の開始直後のエネルギー供給に重要な役割を果たしているといえる。

2）乳酸系（乳酸性エネルギー供給機構）

ATP–CrP 系に続くエネルギー供給は，グリコーゲンおよびグルコースを嫌気的解糖によりピルビン酸を経て乳酸に変化することで生成される ATP による。乳酸系では 1 分子のグルコースから ATP を 2 分子しかつくることができず，有酸素性エネルギー供給機構に比べて効率が悪いが，酸素なしでエネルギーを供給することができる。ATP–CrP 系と乳酸系とを合わせた無酸素性エネルギー供給時間の限界は，最大運動時では 1 分以内である。乳酸系によるエネルギー供給は筋肉中への乳酸蓄積によりストップする。

3）有酸素系（有酸素性エネルギー供給機構）

比較的長時間継続して行うことができる強度の運動（活動）の場合，運動開始数分後には酸素取り込み量が，運動に必要なエネルギー供給に必要な酸素量をまかなうことが可能となり，有酸素系によるエネルギー供給が，エネルギー源がある限り無限に続けられるようになる。ただし，エネルギー産生速度は遅い。

なお，運動時間の観点からみると，継続可能な運動時間が長くなるにつれて，ATP–CrP 系，乳酸系，有酸素系へとエネルギー供給機構が変わる。ただし，運動時間の経過とともに，エネルギー供給機構が変化するわけではない。短時間の運動であっても，強度が非常に低い活動であれば，ATP–CrP 系や乳酸系は動員されない。また，運動の強度とその継続時間によって，供給されるエネルギー量に対する ATP–CrP 系，乳酸系，有酸素系のそれぞれが寄与する割合は異なる（図 8－1）。

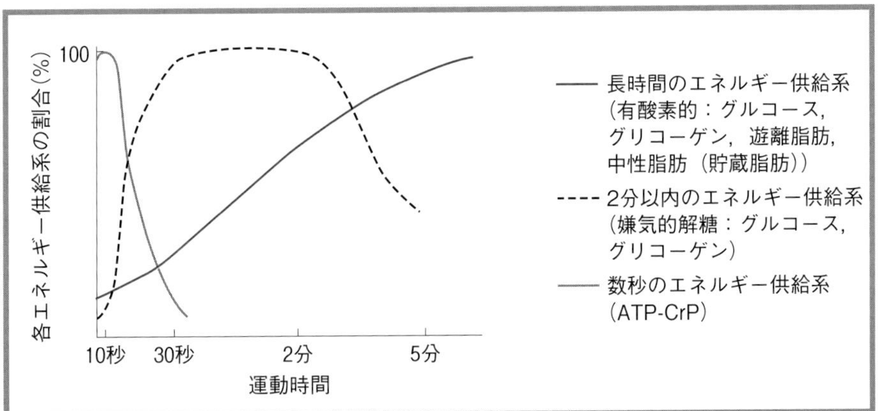

図 8－1　運動時間の違いにおける 3 つのエネルギー供給系の働き

出典）細谷憲政編著：今なぜエネルギー代謝か—生活習慣病予防のために，第一出版（2000）より一部改変

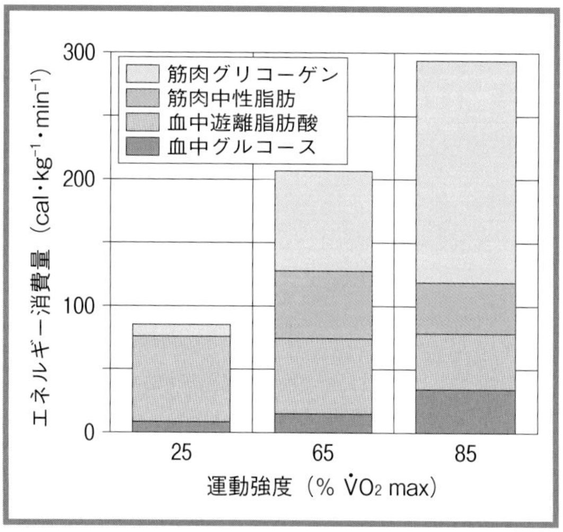

図8－2　運動強度と運動中に利用されるエネルギー基質との関係
（Romijiら　1993）

（2）　運動・スポーツにおけるエネルギー供給源

運動・スポーツにおけるエネルギー供給源は，エネルギー供給系によって異なる。

ATP-CrP系では，すでにあるATPとクレアチンリン酸がエネルギー供給源となる。すぐに使えるエネルギー供給源であることから，瞬発系競技のエネルギー源とか，数秒から数十秒程度で終わる，極めて高強度の運動のエネルギー源などと表現されることがある。

乳酸系のエネルギー供給源は，筋肉グリコーゲンや血中グルコースである。活動開始後の初期段階ではグリコーゲンおよびグルコースを，嫌気的解糖によりピルビン酸を経て乳酸に変化することでATPを生成する。数分程度持続可能な強度の運動のエネルギー供給源とされる。

有酸素系においては，糖質系の筋肉グリコーゲン，血中グルコース，肝グリコーゲン，および脂質系の血中遊離脂肪酸，中性脂肪（トリグリセライド），体脂肪などをエネルギー源として利用する（図8－2）。活動の強度は，酸素供給が間に合う程度の持続可能な運動で，長時間継続できる。糖質系，脂質系エネルギー源の利用割合は運動強度によって異なる。例えば，2時間くらい持続可能な強度の運動では，運動開始の早い時期には糖質系の利用が比較的多く，その後徐々に脂質系の利用の割合が増加する傾向にある。運動強度，その運動の継続可能時間によって，ATP-CrP系，乳酸系，有酸素系の寄与の割合が変化することに伴い，エネルギー源となる体内成分（糖質系，脂質系）の利用割合が変わるためである（図8－3）。

（3）　EPOC（excess post-exercise oxgen consumption：身体活動後の代謝亢進によるエネルギー消費量）

身体活動の強度が高まると，活動に要するエネルギー産生のために，その活動を担っている筋における酸素需要量が増加する。そのため，心臓や筋の循環機能および肺における呼吸機能が亢進する。活動に応じた酸素が供給される定常状態に達するまでの時間は活動の強度によって異なり，強度が高い活動になるほど時間がかかる。また，活動時間が長いほどその割合は大きくなる。活動停止により筋運動が止まっても，心臓や肺の機能はすぐには戻らず，しばらくの間その機能が亢進した状態が続き，この間のエネルギー消費も亢進したままとなる。この運動を終了した後も，酸素消費量が増加した状態，すなわち，エネルギー産生量・消費量が亢進した状態が続くこと，およびその期間がEPOCである（図8－4）。

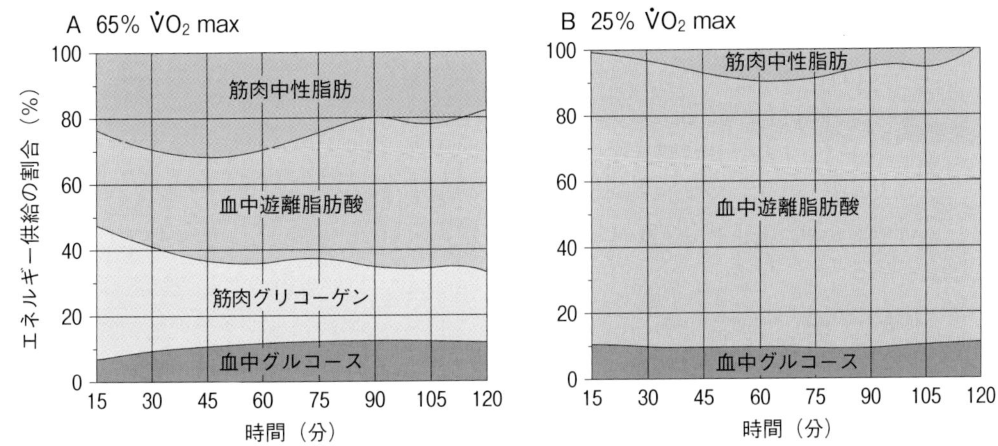

図8－3　長時間運動中の総エネルギーに占めるエネルギー基質の割合の変化
（Romijiら　1993）

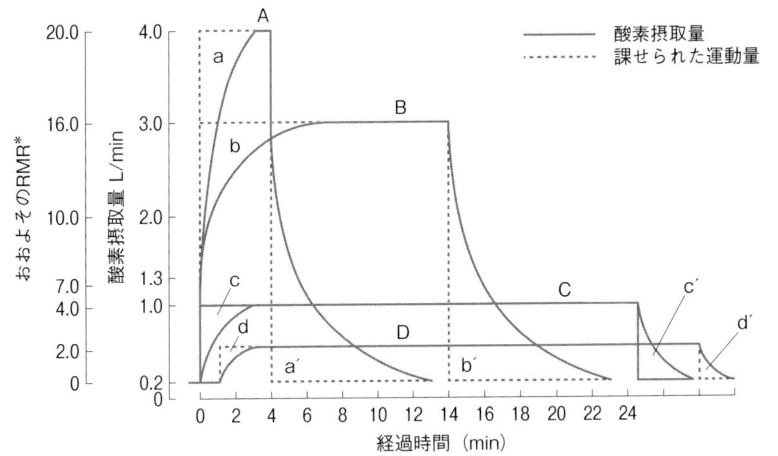

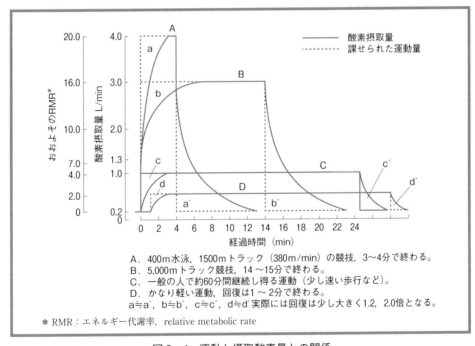

A．400m水泳，1500mトラック（380m/min）の競技，3～4分で終わる。
B．5,000mトラック競技，14～15分で終わる。
C．一般の人で約60分間継続し得る運動（少し速い歩行など）。
D．かなり軽い運動，回復は1～2分で終わる。
a≒a′，b≒b′，c≒c′，d≒d′実際には回復は少し大きく1.2，2.0倍となる。

＊RMR：エネルギー代謝率，relative metabolic rate

図8－4　運動と摂取酸素量との関係
出典）高木和男：労働栄養学総説，第一出版（1979）

1.3　運動・スポーツ時の栄養素の代謝特性

運動・スポーツ時はエネルギー消費量の増加に伴うエネルギー代謝亢進のほか，種々の代謝亢進が起こる。身体活動の増加に伴う代謝亢進の代表例を記す。

（1）　エネルギー代謝亢進とビタミンB群

運動・スポーツ時にはエネルギー代謝が亢進する。すなわち，糖代謝，脂質代謝，エネルギー産生に寄与するビタミンB群の代謝が亢進する。

ビタミンB群は，エネルギー代謝の補酵素として必須である。例えば，ビタミンB_1は糖質からのエネルギー産生過程に，ビタミンB_2はミトコンドリアにおけるエネルギー代謝に深く関与していることから，エネルギー産生量が増加すればビタミンB_1やB_2はその分多く使われる。ほかのビタミンB群においても同様である。

（2）　筋の代謝と，たんぱく質代謝，ビタミンB群

筋中のたんぱく質は常に異化（分解）と同化（合成）を繰り返している。運動刺激は，異化・同化ともに亢進させる。年齢，栄養状態，運動（身体活動）を含む生活状況によって，筋量が維持されるか，より異化が亢進し筋萎縮が起こるか，より同化が亢進して筋肥大が起こるかが左右される。

たんぱく質代謝が亢進するとたんぱく合成に関与するビタミンB_6，B_{12}も多く必要となる。

（3）　骨　代　謝

運動（身体活動）の物理的刺激は一般的には骨代謝を活性化する。硬い骨組織も骨吸収（骨破壊）と骨形成が常に繰り返している。適切な運動刺激は骨代謝を活性化し，骨形成をより亢進することで骨量の増加をもたらす。骨代謝の亢進に伴い，骨の材料となる栄養素，例えば，たんぱく質，カルシウム，カルシウム吸収に関与するビタミンDなどの体内利用が増加する。

1.4　運動トレーニング

トレーニング（同じ運動を繰り返すこと）の基本的な原則は過負荷を与えることである。強度・時間・頻度を工夫することで，トレーニングに対する生体の適応反応によって，同じ運動であれば，持続可能な時間が延長したり疲労感が減少する。また，最大酸素摂取量（$\dot{V}O_2max$）は増加し，運動能力が向上する。超回復の原理も同様で，トレーニング後の回復において生体はトレーニング前より，例えば，エネルギー源であるグリコーゲン蓄積量が高まるなどの適応を起こす。

1.5　体　　力

さまざまな概念があるが，しばしば，外部環境からのストレスなどへの適応力を示

す防衛体力と，身体活動を実行する力を示す行動体力に大別される。防衛体力には免疫力等が関係する。筋力や持久力，スピードは，行動体力の一部である。いずれも上位であること，すなわち，筋力は強いこと，持久力は長く持続できること，スポーツとは速いことがよい状況（望ましい状況）で，体力があると表現される。体力の向上はトレーニングの成果といえる。

2．運動（身体活動）の健康への影響：メリット・デメリット

2.1 運動（身体活動）の健康への効果（メリット）

周知のごとく，運動は肥満解消や体力増進に効果的である。運動の継続により筋肉量が増大すると，基礎代謝が亢進する。基礎代謝の亢進は，消費エネルギー量の増加につながり肥満解消につながる。老化やさまざまな疾患の発症にも関与する酸化ストレスに対する抗酸化能力が，習慣的に運動・トレーニングを行っている者は，行っていない者と比べて向上しているという報告もある。また，運動は心にもよい影響を与える。すなわち，日常的な緊張からの解放，欲求不満の解消，葛藤の解消，心理的ストレスへの抵抗力の向上に効果があると考えられている。運動を行うと，気分が爽快になることで，人は心への運動の効果をも感じている。さらに，さまざまな身体機能の亢進，改善により寿命の延長をももたらす。

（1） 運動と糖質代謝（糖尿病）

運動により糖質代謝が改善される。その効果は有酸素運動，無酸素運動のどちらにもあるが，有酸素運動がよりインスリン感受性を高め，グルコースの利用効率を向上させ，その結果，血糖値を下げる効果が期待されている。

（2） 運動と脂質代謝異常

運動は血中LDL-コレステロールおよびトリグリセライド（中性脂肪）を低下させ，HDL-コレステロールを増加させる。これによる動脈硬化予防が注目されている。この効果は中強度以下の有酸素運動でより顕著にみられる。

（3） 運動と高血圧

一般に運動を行うと血液の循環が増すために一時的に血圧の上昇が観察されるが，その後（運動後），血圧は低下することが知られている。特に，息が軽くはずむ程度の運動では，運動時の血圧上昇はほとんどみられず，運動停止後の血圧低下により血圧降下作用が発揮される。これを長期間規則的に継続することにより，血圧を下げる効果が観察される。このことは，有酸素運動中に，血圧低下作用のあるタウリンの血中量が増加することに関係すると考えられている。

（4）運動と骨（骨粗鬆症）

骨代謝には，荷重や運動による骨への刺激が重要である。適度な運動による骨量増加作用は，年齢を問わず認められ，骨の発育・充実期には最大骨量の増加をもたらし，閉経および加齢に伴う骨量減少に対しては，その骨量減少を抑制する効果がある。高齢者においても，運動習慣をもつことで減少した骨量を改善（増加）する効果がある。高齢者の場合，腰背痛などにより体を動かすことが困難な場合もあるが，水中で歩くなどのような身体に痛みの負担のない活動でも，運動による骨への効果は期待される。

（5）運動と骨格筋

運動は筋たんぱく質の異化（分解）と同化（合成）を刺激し活性化する。サルコペニア（⇨ p. 197）の予防・改善に運動（身体活動）は有効である。運動刺激による筋たんぱく質同化の亢進は年齢を問わず認められるが，その反応性は加齢とともに低下する。なお，適切な栄養状態であることは欠かせない。低栄養状態での運動は，むしろ異化を亢進する。特にエネルギーおよびたんぱく質の不足は逆効果となる。一般的には筋量の増加の前に筋力の増強が観察される。筋量の増加は，運動による心臓への負担軽減にも有効である。

（6）運動とQOL

運動の実施は，動きの軽快さ，食欲増進，疲労感の軽減などの自覚的効果も大きい。高齢者の場合，ADL（⇨ p. 186）向上に結びつき，結果としてQOL（⇨ p. 1）を高める。

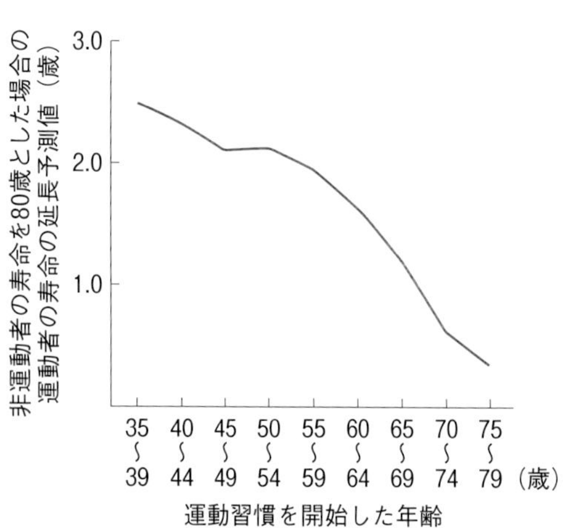

※運動者とは歩行以上の運動を1週間当たり2,000 kcal以上行っている者。喫煙，高血圧，体重増加，短命の家族歴といった諸因子については訂正ずみ。

図8−5　運動習慣による寿命延長予測値

出典）バッフェンバーガーらによるデータから作図

（7）運動と寿命

図8−5に，運動習慣による寿命延長予測値を示したが，最終的な健康指標である寿命が，早期からの運動習慣の継続により，より延長する。

2.2　運動（身体活動）の健康への害（悪影響）

運動のメリット・デメリットは表裏の関係にある。適切な運動は前述したような多くの健康効果をもたらすが，運動不足は効果がないばかりか，種々の機能低下を引き起こすほか，生活習慣病の原因にもなる。

（1） 不適切な運動の害（悪影響・デメリット）

適切な運動の量・質は，個人によって異なる。また，過度の運動は予期せぬ障害などの原因となる。

各人にあった運動実施のためには，医師によるメディカルチェックを受けるなど，身体状況を把握することが推奨される。行う運動については，健康運動指導士などの専門家に相談することも重要である。徐々に運動強度を上げたり，少しずつ運動時間を延長するなど，過度の運動にならないよう注意する。その他，極端な暑熱下，寒冷下での運動による悪影響にも注意すべきである。

（2） 酸化ストレス

運動中は酸素消費が増加するため，体内での活性酸素産生も多い。屋外競技においては，紫外線に曝露されることも活性酸素の増大につながる。

生体は，活性酸素生成の増大に対する消去機構を備えているが，活性酸素生成がそれを上回った場合に酸化ストレスを生じる。酸化ストレスの増大によって，たんぱく質，脂質，DNA（デオキシリボ核酸）などの種々の細胞成分が酸化され，細胞障害を引き起こす。このことが，がん，動脈硬化症，糖尿病，免疫系の機能低下などに関連することが知られている。

（3） 運動と食物アレルギー

特定の食品を摂取した後の運動によりアナフィラキシー症状を起こすことがあり，これを運動誘発性アナフィラキシーという。中学・高校生から青年期に多く，食後2時間以内の運動負荷の場合が多い。原因食物は小麦製品と甲殻類が大部分で，運動に加えて，アスピリン摂取などの増強因子が関連する。発症を防ぐためには，運動前に原因食品を摂取しないこと，摂取した場合は，最低2時間は運動を避けること，万が一運動時に皮膚の違和感やじんま疹などの症状が出現した場合には，運動をただちに中止して休憩するようにする。

3．運動者・スポーツ競技者における栄養アセスメント

3.1 健康づくりのための身体活動基準および指針

生活環境の機械化や健康問題の増加などを背景に，さまざまな運動実施，身体活動量増加に向けた指針などが示されてきた。

（1） 推奨される身体活動（運動）の量

例えば，望ましい運動の強さは，各自の年齢，体力，健康状態によって異なるが，一般に息切れせずに汗ばむくらいの活動量（最大酸素摂取量の50～70%）を目安とし

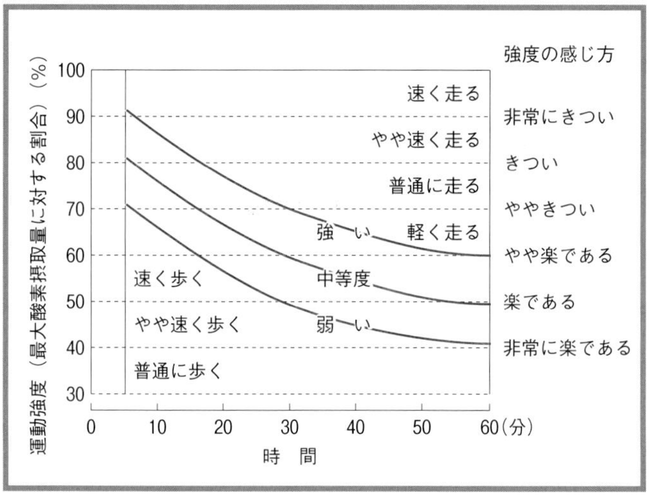

図8－6　健康持続のための運動強度と時間の組み合わせ
出典）飯尾雅嘉・小林修平編：栄養と運動と休養―その科学と最近の進歩，p. 109，光生館（1999）

て，それを30分間以上継続することが好ましいなどとされる。なお，継続して行えない場合でも10分程度を繰り返すことによっても効果がある（図8－6）。運動による消費エネルギー量の観点からは，300 kcal程度の消費を伴う運動が効果的であるとされる。この運動量に匹敵するのが約1万歩の歩行である。運動頻度は週3回程度が目安とされる。

（2）　運動指針等

「健康日本21」（2000～2012年）と，それに続く「健康日本21（第2次）」（2013年～）において，国民の健康増進の総合的な推進を図るための具体的改善目標が示されているが，「身体活動・運動」も取り上げられており，歩数の増加や運動習慣ありの者の増加を目標に掲げている。

2006（平成18）年には健康づくりのために，どのような運動（身体活動）を，どの程度，どのように行ったらよいかを示した「健康づくりのための運動指針2006（エクササイズガイド2006）」が発表された。生活習慣病の予防を念頭におき，現状の身体活動量や体力の評価と，それを踏まえた目標設定の方法，運動内容の選択，達成のための具体的方法が記載されている。身体活動の強さは「METs：メッツ（安静時の何倍の強さかを表す）」で表し，身体活動の量は，メッツに時間を乗じた「エクササイズ」という単位で表す。目標を「週23エクササイズ（メッツ·時）の活発な身体活動（運動と生活活動）をすること。そのうち4エクササイズは活発な運動をすること」としている。

その後2011（平成23）年に厚生労働省より「“ながらエクササイズ”はじめませんか」とスポーツだけが運動ではないこと，体を動かすことを意識すると，毎日の生活にも健康になるチャンスがたくさんあることが示された。ここでは例えば，買い物をしながら，子どもをだっこしながら，歯磨きをしながら，通勤しながらの運動をすすめている。さらに高齢者から生活習慣病患者までをも対象にした「プラス・テン（+10）」で，身体活動の増加を促す「健康づくりのための身体活動基準2013」および「健康づくりのための身体活動指針（アクティブガイド）」が発表され，ライフステージに応じた健康づくりのための身体活動の推進が示され，身体活動（生活活動＋運動）と運動の両面からの目標が示されている。

3.2 運動・スポーツ時の食事摂取基準の活用

（1） 運動時の食事摂取基準の活用

日本人の食事摂取基準を最大限に活用する。運動（身体活動）量は運動指針を参照し，食事は食事摂取基準に示される身体活動レベル（PAL）Ⅱ（1.75），Ⅲ（2.00）に準拠したものとし，エネルギー摂取量の不足が生じないよう十分に配慮する。また，食事摂取基準には身体活動レベル別にみたたんぱく質摂取の目標量も示されているので活用する。他の栄養素等についても不足がないよう十分量の摂取を心がける。

（2） 競技スポーツ実施時における食事摂取基準の活用

1） スポーツ選手（アスリート）の食事摂取基準例

日本人の食事摂取基準に準ずるスポーツ選手（アスリート）のための食事摂取基準はない。現在，しばしば参照されるのは，日本体育協会スポーツ医・科学専門委員会「アスリートのための栄養・食事ガイド 第2版」（第一出版，2008）に示されているスポーツ選手（アスリート）の食事摂取基準例である（表8－1）。運動による代謝亢進の考慮，エネルギー量の増加に伴って必要量が増加する栄養素への配慮がなされた基準例となっており，いずれの栄養素も，通常の身体活動時と比べて多い基準となっている。国際オリンピック委員会（IOC）のスポーツ栄養に関する声明には，「普通に入手できる多くの種類の食べ物から適切なエネルギーを補給していれば，トレーニングや競技に必要な炭水化物，たんぱく質，脂肪，そして微量栄養素（ビタミン，ミネラル）の必要量を取ることができる」と示されている。このことからも，身体活動量に見合った（競技活動に見合った）エネルギー量を摂取できる食事を，さまざまな食品の組み合わせで準備することが食事の基本であり，重要であるといえる。

2） スポーツ選手の推定エネルギー必要量

スポーツ選手の望ましいエネルギー摂取量は，個々の選手の体格によって変化するだけでなく，練習（運動）量や競技スポーツ活動の期分けなどによっても変化する。常に望ましい量の食事が摂取できるように個別に配慮する必要がある。スポーツ選手の推定エネルギー必要量は，以下の式で求めることができる。また，競技の特性，期分けごとのPALの参考値も示されているので，それを活用するとよい（表8－2）。可能であれば，生活時間調査を行ったり，活動量計や心拍計などを活用して，より精度よくPALを算出するとなおよい。

推定エネルギー必要量＝スポーツ選手の推定基礎代謝量*×身体活動レベル

＊スポーツ選手の推定基礎代謝量＝28.5(kcal)÷除脂肪体重(kg/日)×体重(kg)

3） スポーツ選手のたんぱく質摂取量の基準の考え方

たんぱく質は身体構成成分として重要な栄養素であり，骨格筋量は運動パフォーマンスに大きく影響する。運動の負荷による筋の発達はたんぱく質の摂取に依存する。たんぱく質不足の状態で運動を継続すると，筋は肥大しようとするものの，その材料

表8－1　アスリートの栄養素等摂取基準例（1日当たり）

エネルギー（kcal）	4,500	3,500	2,500	1,600	備考
たんぱく質（g） （エネルギー比率）	150 （13％）	130 （15％）	95 （15％）	80 （20％）	
脂質（g） （エネルギー比率）	150 （30％）	105 （27％）	70 （25％）	45 （25％）	
糖質（g） （エネルギー比率）	640 （57％）	500 （58％）	370 （60％）	220 （55％）	
カルシウム（mg）	1,000～1,500	1,000～1,200	900～1,000	700～900	
鉄（mg）	15～20	10～15	10～15	10～15	推奨量の15～20％増
ビタミンA（μgRAE）※	1,000	900	900	700	推奨量の20％増
ビタミンB_1（mg）	2.7～3.6	2.1～2.8	1.5～2.0	1.0～1.3	0.6～0.8 mg/1,000 kcal
ビタミンB_2（mg）	2.7～3.6	2.1～2.8	1.5～2.0	1.0～1.3	0.6～0.8 mg/1,000 kcal
ビタミンC（mg）	100～200	100～200	100～200	100～200	
食物繊維（g）	36～45	28～35	20～25	13～16	8～10 g/1,000 kcal
スポーツ種目	ボート スキー レスリング 柔道（重量級） ラグビー アメフト 陸上（マラソン，投てき） など	陸上（短・中距離，跳躍） 野球 テニス サッカー バレー バスケット など	体操 卓球 バドミントン ヨット スキージャンプ など	主に減量中	

※ RAE：レチノール活性当量

出典）日本体育協会スポーツ医・科学専門委員会監修：アスリートのための栄養・食事ガイド 第2版，第一出版（2008）に加筆

表8－2　アスリートの身体活動レベル（PAL）の目安

種目カテゴリー	身体活動レベル（PAL）	
	オフトレーニング期	通常練習期
持久系 （陸上長距離など）	1.75	2.50
瞬発系 （陸上短距離・柔道・体操など）	1.75	2.00
球技系 （サッカー・バレーボールなど）	1.75	2.00
その他	1.50	1.75

出典）体育の科学，52（6）（2002）

となるアミノ酸が不足しているため，筋肥大が起こりにくくなる。時にはほかの，例えば，赤血球などの体たんぱく質を破壊して筋肉につくり変えようという生体反応が起き，そのため運動性貧血を生じることもある。したがって，筋肥大を伴うようなトレーニングの初期や，筋力トレーニング時，長時間にわたる持久性運動時には，たんぱく質必要量は増加すると考えられることから，通常約1.0～1.2 g/kg体重のたんぱく質摂取量を，筋力トレーニング時は1.7～1.8 g/kg体重，持久性運動時には1.2～1.4 g/kg体重に増加させるのが望ましいという報告もある。このほか，たんぱく質エネルギー比を15～18％にすることが好ましいと表現される場合もある。

たんぱく質の摂取に関して注意が必要なことは，たんぱく質もエネルギー源となる栄養素であることから，エネルギー摂取量が不足傾向にある場合では，せっかく多く

摂取したたんぱく質も筋肥大に利用されず，エネルギー源として利用されてしまう点である。したがって，エネルギー摂取が充足されているか否かが重要となる。現状の食生活では，減量や極端に偏った食事以外ではたんぱく質摂取の不足の心配は少ない。

4）スポーツ選手のミネラル類摂取の基準の考え方

① カルシウムの摂取

体内のカルシウムは骨強化のための骨へのカルシウム蓄積以外の役割を優先するため，カルシウム摂取が不足の場合は，運動しても骨量増加効果は現れない。スポーツによる強い刺激に十分耐え得る健康な骨を維持するためにも，十分なカルシウムの摂取は必須である。また，運動・スポーツよる多量の発汗に伴う汗へのカルシウムの損失がある。通常の生活での汗中へのカルシウムの喪失量は3 mg/日程度だが，運動時には汗中に約100 mg/Lもの割合で失われ，発汗量の多いときなどには300 mgにも損失量が達することがあるといわれている。したがって，運動・スポーツ時には汗への損失も考慮して，カルシウムを補充することが必要となる。これらのことから，スポーツ選手に対しては1,000～1,500 mg/日が推奨されている。

② 鉄の摂取

激しい運動では，運動性貧血を引き起こすことがある。競技パフォーマンスを低下させないために，貧血を予防することは極めて重要な課題である。筋肥大時など，体が大きくなるときも貧血を引き起こしやすい。鉄の汗への損失もある。鉄は，ミネラルの中でカルシウムに次いで不足しやすい栄養素であり，特に有経の女性は鉄不足への注意が必要である。このためアスリートでは15～20 mg/日が推奨されている。

③ ナトリウム

ナトリウムの摂取が問題となるのは，汗への食塩の損失量が3～10 g/Lにもなるからで，激しいスポーツを行う場合，発汗量が2～5 L/日に達することもあるので，想像以上のナトリウムを発汗により喪失しているからである。したがって，発汗時には，汗中に失われた量のナトリウムを補給する必要がある。一般には，食塩摂取量は過剰であるが，多量に発汗した場合の食塩の補給は重要となる。

④ カリウム

カリウムは体内のイオンバランス維持機能を果たすミネラルで，細胞内外においてナトリウムとのバランスをとることにより浸透圧の維持にかかわっている。また，カリウムは筋肉中にも貯蔵されており，情報伝達に寄与している。発汗時には汗中にナトリウムとともに失われている。運動時における筋痙攣の原因の一つにはカリウム不足も考えられる。また，カリウムは，運動後，尿中に多量に排泄されることが知られている。これら損失量が多いことから，多めの摂取が望まれる。

⑤ 塩素

一般的には欠乏はほとんどみられないが，塩素は尿や汗として排泄されやすい栄養素であるため，スポーツ選手の減量中や高強度運動時には不足する可能性も考えられ，不足すると食欲低下がみられる。そのため，特に発汗量の多い夏場には注意が必要である。

⑥　競技力とミネラル

パフォーマンスの向上を期待するミネラルに，クロム，亜鉛，マグネシウムなどがあるが，その効果はいまだよくわかっていない。もちろん，各種ミネラルの不足はパフォーマンスの低下につながることから，まずは，必要量をきちんと充足することが重要である。スポーツ活動に伴い，損失量が通常より増加することが多いことから，いずれの摂取も不足しないように摂取するよう心がけることが大切である。

5）　スポーツ選手のビタミン類摂取の基準の考え方

①　ビタミンB群

ビタミンB群は，エネルギー代謝の補酵素などとして必須であるため，運動量増加に伴うエネルギー摂取量の増加に合わせて摂取量が増加する。例えば，ビタミンB_1 ビタミンB_2はともに0.6～0.8 mg/ 1,000 kcalを摂取する。さらに，ビタミンB_6はたんぱく質合成に関与しているので，筋強化時には不足しないように注意し，0.014 mg/ たんぱく質1 g × 1 / 0.75摂取する。また，ビタミンB_{12}もたんぱく質の代謝に重要で，積極的な摂取がすすめられる。

②　抗酸化ビタミン

運動・トレーニングにより，特に増加する活性酸素を除去することを目的に，抗酸化ビタミン（ビタミンA，ビタミンE，ビタミンC）の摂取を増やすことが推奨される。さらに，高強度運動や炎天下での運動中のストレスにより，ビタミンCの体内消費は増大すると考えられている。ビタミンEは，ビタミンCとの共存で，抗酸化力が増強することが知られている。例えばビタミンCは，25 mg/ 1,000 kcal以上の摂取がすすめられる。また，ビタミンAの抗酸化力も高いが，プロビタミンAであるカロテンがより高い抗酸化力を示すことが知られている。さらに近年，抗酸化ビタミン以外の食品中の抗酸化物質（カロテノイド，ポリフェノールなど）にも注目が集まっており，期待されている。

（3）　運動時の栄養アセスメント

運動（身体活動）量に見合った食事ができているかどうかをモニタリングすることが重要である。体重を定期的に同じ条件下で測定する。食事摂取状況が望ましいとされる基準と比較することも，時に有効となる。なお，運動（練習）前後の体重測定によって脱水状況の確認をすることも重要である。

（4）　競技スポーツと栄養アセスメント

基本的なアセスメントのスタンスは，競技スポーツ実施でも同様である。特に，侵襲性のある評価方法は選手が嫌う。日常的な栄養アセスメントでは，体重のモニタリングでよいが，青年期以降では時に体脂肪率を含む体組成の評価も有効である。なお，体脂肪率をモニタリングする場合には，体重以上に測定条件を同質に整えて計測し，推移を評価することが大切となる。加えて，貧血の有無，骨密度（骨量）の定期的なモニタリングが望まれる。競技スポーツにおいて，栄養アセスメントはコンディショニングにおいて極めて有効な指標の一つである。なお，脱水状況の確認においては，運動前後の体重測定に加え，早朝尿の色・量のチェックも重要で，運動開始前までに望ましい体水分状態になるよう調整する。

3.3　運動・スポーツと栄養ケア

（1）　エネルギー産生栄養素の摂取：炭水化物（糖質）摂取，たんぱく質摂取，脂質摂取とPFC比

運動・スポーツ実施時の日常のエネルギー産生栄養素摂取構成比（PFC比）は，日本人の食事摂取基準に準ずると考える。その上で，運動・スポーツ時はたんぱく質の利用がより適切に身体づくりに生かされるよう，炭水化物（糖質）からのエネルギー摂取が不足しないように配慮する。また，推定エネルギー必要量が3,000～3,500 kcal/日を上回る場合は，食事中の脂肪エネルギー比を20～30%として食事量増加の負担を軽減するとよい。一方で，期分けやコンディショニング，試合に向けた食事の調整においては，その食事の目的に合わせてPFC比を変動させて，身体活動（運動）量に見合った食事を行う。

試合時のエネルギー発揮における主なエネルギー源は糖質と脂質である。特に糖質は，高強度運動時においてはエネルギーのほとんどを，中強度運動時においても約50%近くのエネルギー産生を担っていることから，どの競技種目においても最も重要なエネルギー源といえる。そのため，試合前には食事から十分に糖質を摂取して，筋グリコーゲンとして貯蔵しておくことが大切となる。

1）　ウエイトコントロール時におけるエネルギー産生栄養素の摂取

①　増　　量

競技特性により増量が必要な場合には，骨格筋量の増加による体重増加を目標に食事やトレーニングの調整を行う。体脂肪の増加による体重増加は障害リスクの増加や，俊敏性の低下等パフォーマンスへの悪影響をもたらす可能性がある。また，過度な体脂肪量の増加は，内科的疾患等健康問題も懸念されることから，単なる過食による増量ではなく，増量はトレーニングと合わせて計画的に行う必要がある。増量のための食事量については具体的な指標は確立されていないが，AIS（Australian Institute of Sport：オーストラリア国立スポーツ研究所）は，効果的な増量のためには1日当たり少なくとも500～1,000 kcalのエネルギー付加が必要であるとしている。また，急激なエネルギー付加では体重増加のうち体脂肪による増加の割合が大きい。トレーニングおよび食事による増量は「1か月に1 kg程度」が目安となる。

②　減　　量

増量と同様に，競技特性により減量が必要な場合には，骨格筋量をできるだけ維持

しながら，体脂肪量による体重減少を目標に食事やトレーニングの調整を行う。極端なエネルギー制限や絶食，脱水による急速な減量では，体重減少のうち体水分量や骨格筋量による減量の割合が増加するため，減量においても目標体重に向けて計画的に行う必要がある。

a．長期的な計画における減量時の食事

体脂肪量 1 kg の減少には約 7,200 kcal のエネルギー消費が必要とされる。これは 1 か月に 1 kg 減量するペースで考えると，1 日当たりに必要なエネルギー制限は約 240 kcal となる。骨格筋減少のリスクを抑えるためには 1 日当たりのエネルギー制限量を 500 kcal 程度に抑えたほうがいいという報告もあることから，1 か月の体重の減量目標は 2 kg 程度までとするのが妥当であると考えられる。なお，一般的には脂質の摂取を減らすことでエネルギー摂取量を抑える。骨格筋減少のリスクを抑えるために，たんぱく質の摂取量は減らさない。

b．試合に向けた減量と食事

階級制競技やセーリング等自然環境によって適正体重が異なるような特殊な競技では，試合に向けた減量を行う場合がある。この場合も，競技パフォーマンス維持のために計画的に適度なペースで減量を行うことが望ましい。急速減量では死亡例も報告されている。特に成長期の選手では体重の大幅な変動を繰り返すことで，例えば摂食障害や，女性では無月経のリスクも増加するなど，健康被害が懸念される。試合直前では，試合での競技パフォーマンス発揮のために，筋グリコーゲンを十分に貯蔵しておく必要があることから，欠食することなく炭水化物を中心としたエネルギー源の確保を心がける。

2）　筋量増加とたんぱく質摂取

適切な運動刺激と不足のない栄養素等摂取が，筋量増加には必須である。特に，たんぱく質とエネルギー摂取は重要である。低栄養状態での運動は，むしろ体たんぱく質分解を亢進するので，特に減量中のたんぱく質摂取には注意が必要である。通常の食生活の場合，たんぱく質摂取が不足することはほとんどない。一方で，たんぱく質は必要量以上に摂取した場合，骨格筋とはならずに酸化され消失するか（骨格筋のエネルギー源として利用），主に脂肪に変換されて体内に蓄積される。また，摂取過多が続いた場合，腎臓への負担の増加等健康被害が懸念される。そのため，身体組成の変動をよく確認しておくことが重要となる。

近年，たんぱく質の摂取においては，各食事における摂取が十分か否かが重要であることがわかってきた。1 日の摂取量としては 3 食のたんぱく質摂取量の和が十分量であっても，各食事において，少ないたんぱく質摂取の食事があると，運動刺激による筋量増加がみられない。また，たんぱく質摂取による筋の肥大効果を高めるためには，運動後できるだけ速やかにたんぱく質を補給することも大切である。筋量増加とたんぱく質摂取においては，摂取タイミングが重要といえよう。

3）グリコーゲンローディング

グリコーゲンローディング（カーボローディング）はスポーツ栄養において最もよく知られた栄養摂取の方法で，試合直前の調整期に行う筋グリコーゲン量を高めるための食事法である。持久系の運動のエネルギーとなる筋グリコーゲンの量を特に増やすために行い，これによって試合時のスタミナアップを図る。この原理は，高炭水化物食を摂取すると，高脂肪食の摂取に比べて，筋肉中のグリコーゲン含量が多くなり持久運動の能力が高まること，さらに，筋グリコーゲンをいったん枯渇させた後，高炭水化物食を摂取すると筋グリコーゲン量が以前よりも多くなることで，筋グリコーゲンの超回復効果を利用するものである。近年推奨されているグリコーゲンローディングは，試合前2～3日において1日当たり糖質10～12 g/kg体重の摂取およびテーパリング（⇒p. 230）を実施する方法である。一方で，グリコーゲンは体内に貯蔵される際，体水分量の増加が起こる。このために体重管理とともに上手に行う必要がある。また，グリコーゲンローディングを試合前調整として実施するか否かは，試合の運動状況から考える。目安は90分以上の強度が高い運動かどうかで，実施の有無を検討するとよい。

4）ファットローディング

競技力向上の食べ方に，ファットローディングがある。活動するためのエネルギー源として体内に一番多くある脂肪を効率よく利用して，例えば，グリコーゲンの利用を節約し，持久力を向上できないかなどを考える方法だ。

短期間の高脂肪食摂取はむしろパフォーマンスを低下させることが知られているが，比較的長期間の高脂肪食摂取により脂肪の酸化能が高まり，エネルギー源として利用されやすくなることが知られるようになった。これを利用して，5日間の高脂肪食の後，1～2日高炭水化物食として試合に臨むことで，脂肪の酸化を上昇させてグリコーゲンを節約しようとするものである。活動のエネルギー源であるグリコーゲンを体内に多く貯め込もうというグリコーゲンローディングのように，脂肪を貯め込もうということではない。また，高脂肪食を管理することは極めて難しく，継続して食べ続けることも難しいのが現状である。競技者の個人差も大きく，上手に利用できる人とできない人の差も大きい。なお，この方法は，高い強度の身体活動を行う競技者が試みるものであって，一般に応用できるものではない。

5）FAT（female athlete triad：女性アスリートの三主徴）の予防と対策

FATは，利用可能エネルギー（energy availability）の低値，運動性の月経異常，低骨密度（骨粗鬆症）が，それぞれに関連をもって起こる，女性アスリートにとって深刻な健康管理上の問題である。利用可能エネルギーは「エネルギー摂取量－運動によるエネルギー消費量」または「（エネルギー摂取量－運動によるエネルギー消費量）÷除脂肪量（FFM：free fat mass）」で表される。つまり，運動量に見合ったエネルギー摂取ができていない状況で，このために，稀発月経や運動性無月経となったり，低骨密度となったりする。また月経異常は，さらに骨密度を低下させる。1人の女性アスリートが，この3つの状態すべてを有しているとは限らないが，1つ，2つの状態に当てはまる選手は多くいる。どの状態も，競技成績，競技者寿命のみならず生涯の健康に深刻な問題をもたらす。Weight Sensitive Sports に分類される体重管理が厳しい競技，審美系競技を含む痩身傾向が推奨される競技，体重階級制の競技のアスリートにその頻度が高い。なお，利用可能エネルギー低値による身体への悪影響は，女性アスリートだけの問題ではなく，男性アスリートにおいても類似の健康問題が起こる。

FAT の予防，改善に向けての対策において最も重要なことは，身体活動量に見合ったエネルギー摂取であるが，エネルギー摂取量は体格や競技力に直接影響する要因でもあることから，エネルギー摂取を改善することは難しい場合が多い。しかし，現状ではほかの予防策，改善策はいまだ明らかとなっていない。FAT の一部である低骨量への補助的対策としては，骨代謝関連の各種栄養素（たんぱく質，カルシウム，リンをはじめとするミネラル類，ビタミンA，D，E，K，C等）の十分な摂取を心がけることが重要である。

(2)　水分・電解質補給（脱水，熱中症）

発汗は，運動時の体温調節のために起こる現象である。運動中の発汗による脱水は，パフォーマンスの低下に直結する。体重の2%の脱水でパフォーマンスは有意に低下する。体重約50 kg の人では，約1Lの発汗でパフォーマンスが低下することになる。運動時にはこの程度の発汗はしばしば起こる。環境によっては，運動時の発汗量は多い場合には5Lにも及ぶこともある。

水分補給は発汗量に応じてこまめに行う必要がある。また，自発性脱水（発汗によりナトリウムが損失しているので，血中ナトリウム濃度が低下傾向にある。このときに，純水を摂取すると血液中のナトリウム濃度をこれ以上薄めないようにと，水分がむしろ排出されてしまうという機構）を防ぐために，体液と同張程度のナトリウムを含んだ水を補給することも大切である。もちろん，発汗により失われているミネラルはナトリウムだけではないので，ほかのミネラルも含まれた水の補給がより有効となる。さらに，長時間の運動時には，途中のエネルギー補給も重要で，このとき糖質を含んだ水がスタミナの持続に有効となる。この場合，糖濃度が6%以下であれば胃の通過時間は若干長くなるものの，腸での吸収が遅れることはないので，6%以下の糖濃度が目安となる。血糖上昇への影響も考慮し，選ぶ糖の種類への配慮も重要である。

脱水・熱中症対策としての水分補給法として，ウォーターローディングという考え方がある。運動開始前までに自分の体水分量を望ましい状態に整えておくという考え方で，起床時の口渇感，尿排泄量，尿の色から，脱水傾向にあるか判断し，運動開始2時間程度前までに，やや多めの水分補給をして，脱水があるならば体水分量を適切な状態に戻すようにする。日頃から，運動開始前と運動終了時の体重差と運動中に摂取した水分量から脱水量を把握し，試合時の適切な水分補給に備えるなども重要である。

（3） スポーツ貧血

1） スポーツ貧血の病態

貧血になってしまうとパフォーマンスは低下し，疲労の回復も遅れる。トレーニング期では十分なトレーニングが積み重ねられないこととなる。スポーツ現場において多くみられる貧血症状はスポーツ貧血と呼ばれ，鉄欠乏性貧血，溶血性貧血，希釈性貧血が単独もしくは複合して起こる（表8-3）。鉄欠乏性貧血は，体内で酸素を運搬する機能をもつヘモグロビンの構成成分である鉄が不足することによりヘモグロビンの合成が低下した状態で，貧血の中で最も頻度が高い。スポーツ選手の場合では，身体活動量の増加により多くの酸素を運搬する必要性から鉄の需要が増加すること，発汗量の増加によって鉄の損失が増加することなどから鉄の栄養状態が悪化しやすいと考える。酸素運搬能力が低下することから，持久能力が著しく低下する。

溶血性貧血は，過度の物理的刺激や化学物質の刺激を受けることで赤血球が断片化・変性しやすくなり，血管内で破壊される（溶血）ことで起こる。スポーツ現場では長距離種目などの足底への強い刺激のほか，運動に伴う酸化ストレスの増加や血管内の浸透圧変化，筋肉内の毛細血管への圧力増加，体温上昇に伴う赤血球回転の増加などの要因から血管内に溶血が起こると考えられている。身体活動に対する適応として起こる心肺機能の強化や骨格筋量の増加に伴い，血漿量が増加することで相対的に赤血球やヘモグロビン濃度が低下するために，血液検査で見かけ上貧血と判断される場合があるが，それを希釈性貧血という。赤血球やヘモグロビン値の絶対量が低下しているわけではないことから貧血症状は伴わない。

2） スポーツ貧血の予防

実際に貧血症状が発症する鉄欠乏性貧血および溶血性貧血を予防するためには，身

表8-3　貧血の種類と原因

	病態・症状・特徴	主な原因	予防および対策
鉄欠乏性貧血	ヘモグロビン合成低下 持久能力の低下 スポーツ選手の貧血で最も頻度が高い	鉄摂取不足 身体活動の増加による鉄損失の増大	増加する鉄の需要に対応した鉄摂取 たんぱく質の栄養状態の改善
溶血性貧血	血管内における赤血球の破壊	身体活動による足底への物理的刺激 酸化ストレスの増加 血管内浸透圧の変化 体温上昇による赤血球回転の増加	物理的な刺激を防ぐ（シューズ底を厚くする，マットや防具の使用等）
希釈性貧血	血漿量の増加に伴う見かけ上の赤血球・ヘモグロビン低値	心肺機能の強化や骨格筋量の増加による血漿量の増加（身体適応）	特になし

出典）田口素子・樋口満編著：体育・スポーツ指導者と学生のためのスポーツ栄養学，市村出版（2014）を参考として表を作成

体活動の増加または発汗や月経等による鉄の損失の増加に対して，鉄の供給が不足しないようにする必要がある。鉄の不足のない十分な摂取とともに，たんぱく質の適量摂取とビタミンC摂取も心がけること，鉄の吸収を阻害する因子であるフィチン酸，タンニン，食物繊維などの摂取を控えることを心がけるとよい。減量中や合宿中の食事では鉄不足を起こしやすいので注意する。

また溶血性貧血の予防では，足底への刺激が原因の場合はシューズの底を厚くすることや，走路面をなるべく芝生や土にするなど衝撃を減らす工夫をすることによって溶血の程度を軽減させることができる。

3）治　　療

鉄欠乏性貧血と診断され症状が重篤な場合には，医療機関において鉄剤の経口投与や鉄の静脈注射による投与が処方される。このような場合には，食事からの鉄およびビタミンやたんぱく質摂取に留意するとともに，医師の処方に従い計画的に治療を行う。鉄剤による治療では通常8～12週間で回復させる計画で治療が行われる。鉄剤を多くとると胃腸不良等の副作用があるため，処方された用量を守り服用する。

（4）摂取タイミング

1）日常における栄養素等補給のタイミング

トレーニング効果を最大限に引き上げるための食べ方の工夫として，運動後のできるだけ速やかな（しばしば30分以内といわれる）たんぱく質補給がすすめられる。また，体たんぱく質合成が亢進する就寝中に，十分な血中アミノ酸レベルを維持することを目的に，就寝前のたんぱく質摂取を推奨する場合もある。加えて，運動後の回復の観点から，早期の筋グリコーゲン回復を目的に，運動後の速やかな炭水化物補給もすすめられる。また，3,000～3,500 kcal/日を超えるような運動による消費エネルギー量が多い場合，3回の食事からでは十分なエネルギー量を補給することが難しくなることから，運動前にエネルギー補給を行ったり，1日の食事回数を増やすとよい。

2）試合時間を考慮した食事調整

試合当日は，試合開始時刻に合わせた食事の調整を行う（図8-7）。食品の消化時間を考慮し（表8-4），食事の時間は試合開始の3時間程度前を目安に済ませるようにする。試合前の食事から試合終了時までに5～6時間あく場合には，試合までにさらに補食をとるようにし，試合終了時までエネルギー枯渇が起こらないようにする。運動開始前に，最もエネルギー源として利用しやすい糖質（炭水化物）を適度に補給することは有効である。試合前の糖質補給では，グリセミックインデックス（glycemic index：血糖上昇反応指数）の活用も有効である。なお，補食は一気に必要量を摂取するのではなく，頻回摂取を心がけるとよい。

3）試合中の補給

試合中の補給では，すばやくリカバリーできるよう考慮する。競技種目によっては1日に複数回の試合が行われるため，より緻密に試合に合わせた食事調整が必要とな

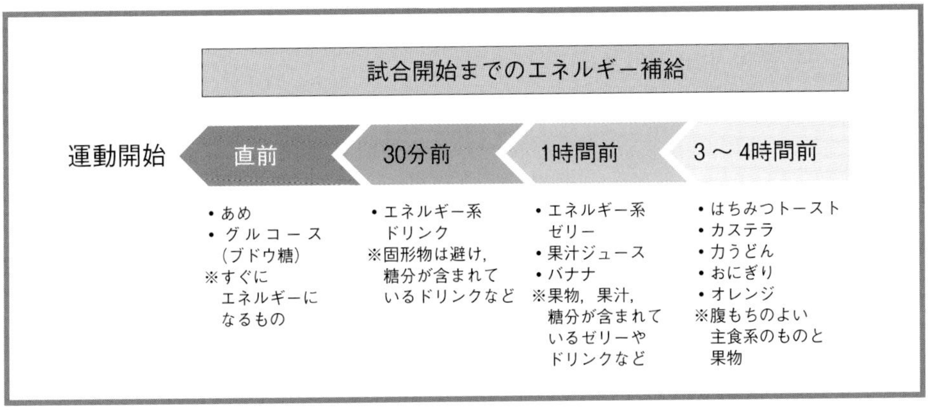

図8－7　運動と食のタイミング（エネルギー補給を中心に）

表8－4　食品の胃内滞留時間

	食品名	目安量	胃内滞留時間
たんぱく質を多く含む食品	半熟卵	100 g（2個）	1時間30分
	生卵	100 g（2個）	2時間30分
	卵焼き	100 g（2個）	2時間45分
	刺身（ひらめ）	100 g	2時間30分
	焼き魚（ひらめ）	100 g	3時間
	天ぷら（えび）	100 g	4時間
	ビーフステーキ	100 g	4時間15分
炭水化物（糖質）を多く含む食品	おかゆ	100 g（½膳）	1時間45分
	一口おにぎり	50 g（小½膳）	1時間45分
	おにぎり	100 g（小1個）	2時間15分
	餅	100 g（小2枚）	2時間30分
	うどん	100 g（½玉弱）	2時間45分
	バナナ	100 g（1本）	1時間45分
	りんご	100 g（小½個）	1時間45分
	エネルギー系ゼリー	200 g（1本）	45分
	ブドウ糖タブレット	5 g（5粒）	5分

※胃内滞留時間には個人差がある。
出典）城田知子ほか：イラスト栄養学総論 第8版，東京教学社（2020）より加筆

る。1試合目の終了後，次の準備までにどれくらいの時間があるかを逆算し，準備する。考え方の基本は，試合で使った筋グリコーゲンの回復と筋たんぱく質合成のためにできるだけ速やかに，糖質とたんぱく質を摂取することで，試合間の補給には糖質およびたんぱく質の同時摂取が望ましい。試合の運動強度にも影響されるので一定の基準を示すことは難しいが，運動後のすばやい回復には，1.0～1.2 g/kg体重程度の糖質摂取，20 g程度のたんぱく質摂取が推奨されている。

4）時差の考慮

海外遠征の場合は，日本との時差への配慮も重要となる。現地時間における食事時刻を視野に入れて，移動中の食事回数や食事タイミングを調整する。

（5）　競技スポーツの期分けと食事内容

1）　試合期の食事

①　試合前の食事（テーパリング時の食事）

試合3日～1週間程度前からの調整期間のトレーニングでは，通常トレーニング期と比較して，運動強度は維持しながら運動量を少なく調整（テーパリング）することが多い。この期間の食事では，運動量の変化に合わせた食事量の調整，および体重維持が重要となる。一方で，試合が遠征先で行われる場合では，普段と異なる食事環境で食事量の調整が難しいことも少なくない。そのような場合に備えて，事前に遠征先での食事を確認しておくほか，遠征先においても選手が体重を管理できるように体重計を持参するとよい。

②　試合直前（前日・当日）の食事

試合時には精神的ストレスが強くかかることで，免疫力の低下や消化不良に陥る場合があることを考慮する。その対策として，試合前調整期間中では特に普段から食べ慣れた料理を食べること，冷たいものや香辛料など刺激の強いものを大量にとらないこと，食中毒にならないよう，生魚，カキ，甲殻類，生卵など生ものは控えるようにする。

③　リカバリーのための栄養摂取

試合後には消費したエネルギー源の補給および筋たんぱく質合成を，食事および補食から行うようにする。すばやい回復のためには，運動後すぐの糖質およびたんぱく質の補給が有効であるが，翌日までの十分な回復のためには，さらに食事から必要量の摂取ができるようにする。試合後の食事では通常どおり，または試合時の補食で不足していると考えられる栄養素等があればそれらを補うようにし，1日に必要な栄養素等摂取量が不足しないように心がける。一方で，試合の疲労や，興奮状態が続くなど試合後には十分量の食事がとりづらい場合もある。実際に，高強度運動後には食欲不振（運動誘発性食欲不振）が起こることも報告されている。これらは脱水が原因の場合もあるので，水分補給を十分に行うとともに，刺激の強いものや脂質の多いものなどは避け，食べやすい料理とする。どうしても食事からの補給が難しい場合には，栄養補助食品の利用なども検討し，摂取可能な食べやすいもので補給をし，すばやいリカバリーに努める。

2）　トレーニング期の食事

①　トレーニング期の食事の目標設定

トレーニング期では，試合期と比較して運動強度および時間の増加によりエネルギー消費量が増加する。日常的な体重測定によりエネルギーバランスの評価を行い，エネルギー消費量に見合う食事量に調整する。また，トレーニングによる身体適応にはたんぱく質摂取が必須で，トレーニング期におけるたんぱく質必要量は1.2～2.0 g/kg 体重 / 日の範囲で，運動特性に合わせて量を調整する。

② 強化合宿における食事

強化合宿では１日複数回のトレーニングを行うことが多く，その分エネルギー消費量は増加する。合宿先においても毎日体重測定を行いながら，食事および水分摂取量の評価を行う。また，強化合宿期のような運動量が増加するときには，たんぱく質必要量はさらに増加すると推定されるため，摂取不足にならないよう十分注意する。

（6） 栄養補助食品の利用

適切な食生活を送っていれば，スポーツ選手であっても，本来サプリメントは必要ないと考えられるが，実際には，その適切な食生活を実行することは難しい。競技スポーツを行うにあたっての体調管理は極めて重要で，競技能力の向上も求められることから，過不足のない栄養素等摂取に栄養補助食品等の活用が必要となることも少なくない。サプリメントの特性をよく理解し，専門家のサポートを受けるなどして，注意深く活用する必要がある。エネルギー補給を目的とする場合は，試合直前や試合の合間などに，消化・吸収のよい糖質サプリメントの活用がすすめられる。たんぱく質やアミノ酸は，食事からのたんぱく質摂取量を考慮して摂取する必要がある。ビタミン類は，特定のビタミンに偏らないような注意が必要であり，特に脂溶性ビタミンでは食事摂取基準の耐容上限量を超えない配慮も重要である。さらに，ミネラル類も，

表８－５ 栄養学的スポーツ・エルゴジェニック

糖質（炭水化物）	炭水化物補給
脂　肪	脂肪補給 中鎖トリグリセライド n-3系脂肪酸
たんぱく質／アミノ酸	たんぱく質サプリメント アルギニン，リシン，オルニチン アスパラギン酸 分枝鎖アミノ酸（BCAA） トリプトファン
ビタミン	抗酸化ビタミン チアミン（B_1） リボフラビン（B_2） ナイアシン ピリドキシン（B_6） パントテン酸 葉　酸 ビタミンB_{12} アスコルビン酸（C） ビタミンE
ミネラル	ホウ素 カルシウム 塩　素 鉄 マグネシウム リン酸 セレン バナジウム 亜　鉛
水	水分補給
植物性抽出物	たんぱく質同化植物ステロール 朝鮮人参 ヨヒンビン
その他	ハチ花粉 工学的食事サプリメント HMB（β-ヒドロキシ-βメチルブチレート，ロイシンの代謝物質） マルチビタミン／ミネラル ビタミンB_{15}（バンガミン酸）

出典）日本体育協会スポーツ医・科学専門委員会監修：アスリートのための栄養・食事ガイド 第２版，第一出版（2008）を参考として表を作成

表8－6　生理学的スポーツ・エルゴジェニック

細胞代謝	カルニチン　クレアチン コエンザイムQ10　重炭酸塩
酸素運搬	血液ドーピング　イノシン エリスロポエチン　酸素 グリセロール
ホルモン／神経伝達物質活性	コリン　ヒト成長ホルモン DHEA（デヒドロエピアンドロステロン） ヒトコリン性ゴナドトロピン テストステロン

出典）日本体育協会スポーツ医・科学専門委員会監修：アスリートのための栄養・食事ガイド 第2版，第一出版（2008）を参考として表を作成

不足を補う目的での使用はよいが，不足しがちだからといって多く摂取しすぎる傾向もあるので，耐容上限量を超えないよう注意することが重要である。なお，サプリメントの一部は保健機能食品に分類されるものもある。

競技力の向上を目的としたサプリメントをエルゴジェニック（賦活剤）と呼んでいるが，プロのスポーツ選手にとどまらず，健康づくりを目的としたスポーツ愛好家にも，これが広く知られるようになってきた。表8－5に，栄養学的スポーツ・エルゴジェニックを示したが，これらは主に筋肉量の増加や，筋肉内のエネルギー貯蔵性の向上，筋肉におけるエネルギー産生速度の効率化など，身体的なパワーを高めることを目的としているものである。ほかにも表8－6に示すようなエルゴジェニックもあり，これらは生理学的な作用を期待されるものである。しかしながら，多くは安全性や有効性に関する研究が進行中であり，特に長期使用の安全性などは不明なものが多い。基本は食事であることを忘れずに，不足を補うために効率よく利用することが重要である。

文　献

●参考文献

・藤井久雄編著：スポーツの栄養学―トレーニング効果を高める食事，アイ・ケイコーポレーション（2010）
・日本体育協会スポーツ医・科学専門委員会監修：アスリートのための栄養・食事ガイド 第2版，第一出版（2008）
・下村吉治：スポーツと健康の栄養学，ナップ（2002）
・金子佳代子・髙田和子編著：管理栄養士講座 改訂 環境・環境・スポーツ栄養学，建帛社（2010）
・小出清・福林徹・河野 一郎編：スポーツ指導者のためのスポーツ医学，南江堂（2000）
・厚生労働省：健康づくりのための身体活動基準2013（2013）
・厚生労働省：健康づくりのための身体活動指針（アクティブガイド）（2013）
・麻見直美・川中健太郎編：栄養科学イラストレイテッド 運動生理学，羊土社（2019）
・髙松薫・山田哲雄編：Nブックス 改訂 運動生理・栄養学 第2版，建帛社（2015）
・田口素子・樋口満編著：体育・スポーツ指導者と学生のためのスポーツ栄養学，市村出版（2014）
・飯塚美和子・奥野和子・保屋野美智子編：基礎栄養学 改訂9版，南山堂（2015）
・飯塚美和子・保屋野美智子・麻見直美ほか：応用栄養学 改訂7版，南山堂（2010）

第9章

環境と栄養

1. 生体リズムと栄養

1.1 生体リズムとは

動物の生理機能には種々のリズムが認められる。これらのうち光や温度などの環境因子から周期性を除いた状態においても観察されるリズムを内因性リズムといい，体内にこのようなリズムを生み出す振動機構が存在していることを示している。これを生物時計（biological clock）あるいは体内時計（endogenous clock）という。生物時計からの時刻情報により発生する周期性のある現象を生体リズムまたは生物リズムという。このうち周期がほぼ24時間に近い時，このリズムを概日（がいじつ）リズム（サーカディアンリズム，circadian rhythm）という。概日リズムは真核生物に広く認められる生命現象で，生物が地球の昼夜変化に適応する過程で進化した機構と考えられている。

脊椎動物では網膜，視床下部（視交差上核），松果体に生物時計振動体が存在し，行動リズムを駆動する振動機構を形成している。哺乳類では網膜と直接神経連絡のある視交差上核（SCN : suprachiasmatic nucleus）に生物時計が存在する（図9－1）。

生体リズムの研究では表現形リズムが測定される。表現形リズムは並列的あるいは階層的な相互関係をもつ。並列的関係の表現形リズムは振動体に対して互いに独立しているが，階層的構造の表現形リズムには程度の差こそあれ因果関係が成り立つ。並列的関係の場合のみ，異なる振動体に駆動されている可能性がある（図9－2，9－3）。

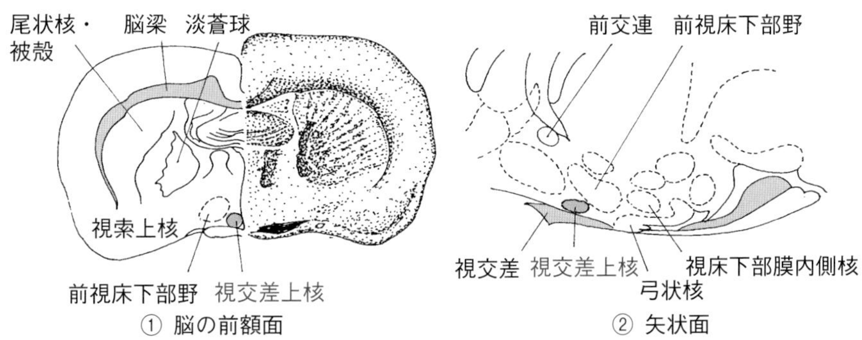

図9－1 ラットの視交差上核

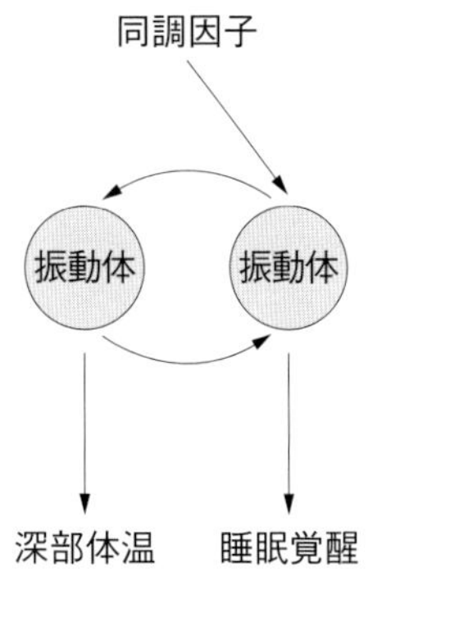

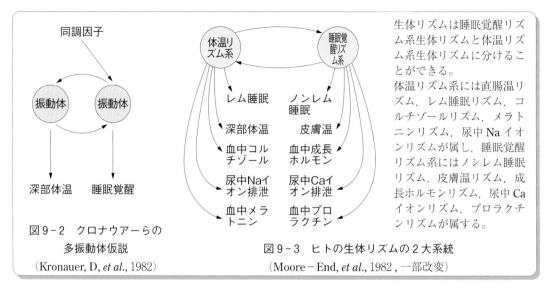

図9－2　クロナウアーらの多振動体仮説
(Kronauer, D, *et al.*, 1982)

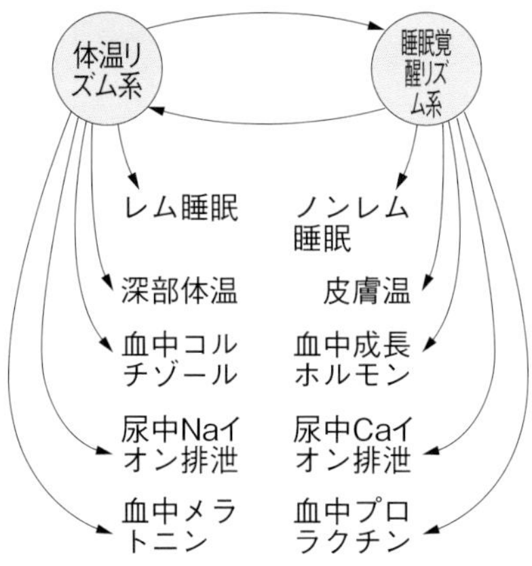

生体リズムは睡眠覚醒リズム系生体リズムと体温リズム系生体リズムに分けることができる。
体温リズム系には直腸温リズム，レム睡眠リズム，コルチゾールリズム，メラトニンリズム，尿中Naイオンリズムが属し，睡眠覚醒リズム系にはノンレム睡眠リズム，皮膚温リズム，成長ホルモンリズム，尿中Caイオンリズム，プロラクチンリズムが属する。

図9－3　ヒトの生体リズムの2大系統
(Moore－End, *et al.*, 1982，一部改変)

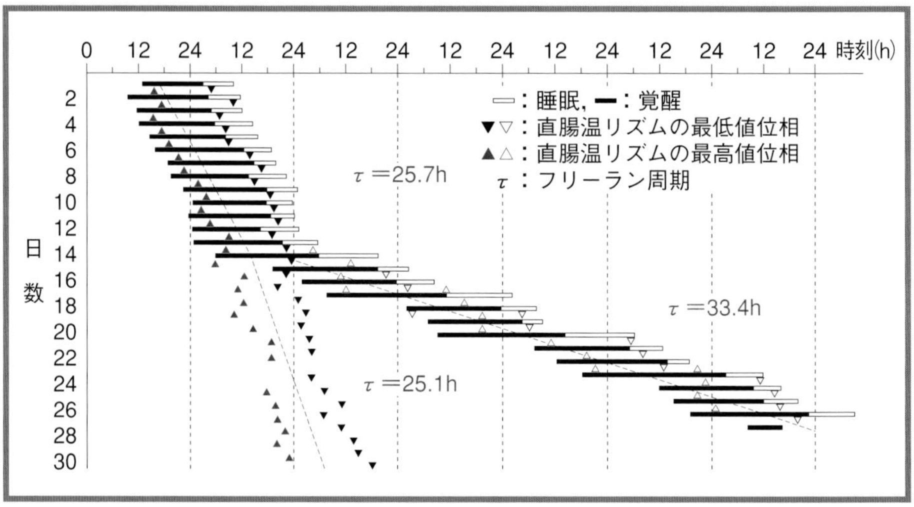

図9－4　ヒト概日リズムの内的脱同調（Wever, 1979）

ヒトが昼夜変化を知ることができない実験室で生活すると睡眠覚醒リズムや体温リズム周期が24時間から外れてくる。この24時間とは異なる周期をフリーラン周期という。ヒトの概日リズムのフリーラン周期は平均約25時間である。24時間とは異なる周期をもつ概日リズムが24時間周期の明暗サイクル，あるいは昼夜変化に一致することをリズム同調といい，概日リズム同調にかかわる環境因子を同調因子という。

ヒトの概日リズムがフリーランすると，睡眠覚醒リズムと深部体温リズムが乖離し，2つのリズムは固有の周期で変動する。この乖離状態を内的脱同調という（図9－4）。内的脱同調が生じると，睡眠期と一致していた深部体温の最低値位相や松果体ホルモン（メラトニン）の分泌ピークが覚醒期にも現れ，生体機能の時間的秩序が乱れてくる。またこの時，不眠や昼間の眠気，作業能率の低下など精神的・身体的不調が

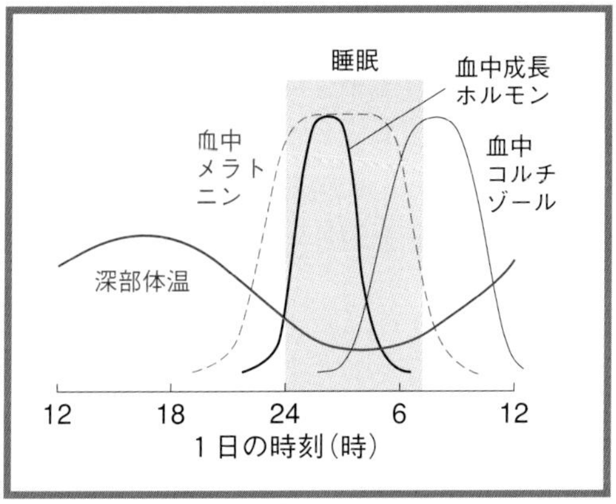

図9－5　ヒト概日リズムの時間的秩序

生じることがある。

生物時計によって，ある生理機能が最大の能力を発揮する時刻は決まっている。昼行性動物では，体温や心臓循環器機能は昼に上昇し，夜に低下する。高体温時には作業能力が増加するので，昼間の身体活動に都合がよい。逆に，夜の作業は能率が悪く，激しい運動は身体により多くの負担をかける。消化・吸収機能にも昼に高く夜に低いリズムがある。内分泌系や免疫系には特に顕著な24時間リズムが認められ，生殖活動や生体防御の最適化を図っている（図9－5）。

1.2　摂食と生体リズム

消化器機能にみられる24時間リズムは多くの場合，食事の二次的結果で外因性の要素が強いが，唾液や胃液の分泌リズムには食事の時間帯や内容に影響を受けない内因性の成分も含まれている。また食事に対する消化管ホルモンやインスリン分泌などにも24時間リズムが知られている（図9－6）。

ヒトは毎日同時刻に食事をとるとインスリンの分泌がよくなる。また，24時間連続して経腸栄養を受けている人では，体温や血中コルチゾールの24時間リズムが消失している。24時間リズムの消失は経腸栄養を始めるとすぐに起こるのではなく，リズムの消失には1週間ほどかかる。栄養補給を1日12時間ごと24時間サイクルで行うと24時間リズムが回復し，体温リズムは補給時間帯に上昇する。このリズムが内因性のものか，栄養補給による生体の反応によるものかは，まだ結論は出ていない。

ラットでは給餌を1日の一定時刻に制限すると（周期的制限給餌），自発行動や血漿コルチコステロン（副腎皮質ホルモン）の24時間パターンが変化し，給餌の1～2時

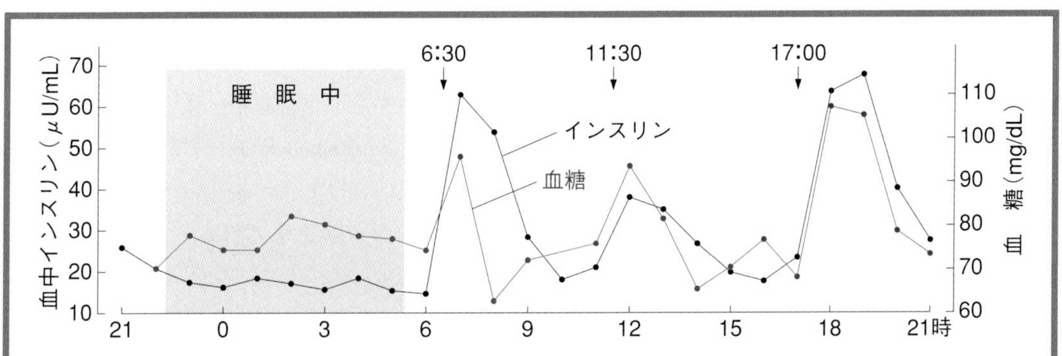

図9－6　食事とインスリン，血糖のリズム（森本，1971）
注）食事を1日3回した場合の血液中のグルコース，インスリン濃度の変化。

間前より自発行動量や血漿コルチコステロンレベルが増加（給餌前ピーク）する。給餌前ピークは周期的制限給餌を中止してもしばらく持続することから，背後には内因性の振動機構が存在していると考えられる。また視交差上核を破壊したラットに周期的制限給餌を行っても給餌前ピークが出現することから，食餌性リズムの振動中枢は視交差上核ではない。この振動中枢は腹部にあるとの研究が近年報告されたが，はっきりするのはもう少し時間がかかるであろう。

2．ストレスと栄養ケア

近年，筋肉疲労はきわめて軽微であるにもかかわらず，心身の疲労や消耗，勤労意欲や気力の低下，さらにはうつ状態に陥るなど身体的，精神的ストレスにより病的症状を示す人が少なくない。このように，日々さまざまなストレスにさらされている現代社会の中で心身ともに健康で生活するためには，ストレスをうまく受け入れストレスに対する適応力を高めることが重要である。つまり，ストレスがあらゆる疾病の発症や増悪因子として関与していることから，適切なストレス管理（ストレス・マネジメント）法を身につけることは栄養教育のひとつとして非常に重要な課題といえる。

2.1　ストレスとは

ストレス（stress）とは，生体に外界から何らかの刺激が加わることにより生じる歪（ゆが）みと，それに対する身体的・精神的な生体反応をさす。外界からの刺激としては，物理的刺激，化学的刺激，生物学的刺激，心理的・社会的刺激などがあげられる（表9－1）。カナダの生理学者であるハンス・セリエ（Hans Selye）は，1936年にストレス学説を提唱し，外界からの刺激に対して一定の生体反応系が存在することを初めて明らかにした。

（1）　恒常性の維持とストレッサー

生体はさまざまな環境因子の影響を受けながら日常生活を営んでおり，特に外部環境から加えられた刺激に対して自己の内部環境（体内環境）を一定に維持しようとする恒常性維持，すなわちホメオスタシス（homeostasis）機構を備えている。

ストレッサー（stressor）とは，ストレスを引き起こす外部からの刺激であり，その主要なストレッサーの区分によってストレスを分類できる（表9－1）。概してストレスは生体にとって悪い影響（distress）を与える印象が強いが，良い影響（eustress）を与えることもある。

表9－1　ストレスの種類と主なストレッサー

ストレスの種類	主なストレッサー
物理的ストレス	温度（暑熱，寒冷），気圧（高圧，低圧），騒音，光，放射線，外傷，火傷，骨折，手術など
化学的ストレス	飲酒，喫煙，化学物質，環境汚染物質など
生物学的ストレス	感染（細菌，ウイルス，寄生虫など），絶食，飢餓，過剰な運動，睡眠不足など
心理的・社会的ストレス	不安，緊張，怒り，悲しみなど情動の変化を引き起こす精神的刺激，人間関係の不和，トラブル，健康不安など

（2） 生体の適応性と自己防衛

生体は外部環境からのストレスに対して，自己の内部環境を生存に最も適した状態に順応あるいは適応させようとする。この適応の反応過程は，ストレスの種類や性質に左右されず類似している。セリエはこのような生体適応反応を汎（はん）（全身）適応症候群（general adaptation syndrome）と名づけ，ストレス刺激の経過時間によって警告反応期（ショック相と反ショック相），抵抗期，疲憊（ひはい）期の3段階に分けた（図9－7）。

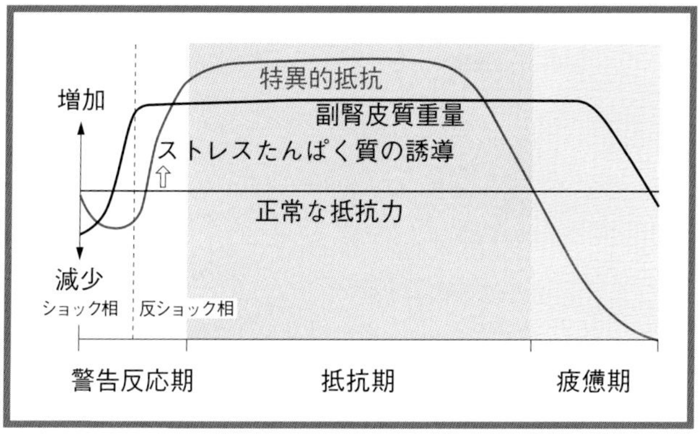

図9－7 ストレスに対する生体の応答

出典）渡邊令子：栄養・健康科学シリーズ 応用栄養学・改訂第3版，南江堂，p. 322（2010），一部改変

1） 警告反応期

生体にストレス刺激が加わったときの初期反応である。生体はまだ適応しておらず受動的でショック状態（ショック相）となる。持続時間は刺激の強さに応じて異なり，数分から長くても24時間程度である。血糖，体温，血圧などの低下，筋緊張や神経活動の抑制，血液濃縮などがみられる。その後，ショック相に相反した反応が起こり，受けたショックに対して視床下部—下垂体—副腎系の一連の生体防御反応が誘発される（反ショック相）。血糖，体温，血圧などの上昇，神経系の活動亢進，血流量の増大や副腎皮質ホルモンおよびアドレナリンの分泌が亢進する。また，急激な環境変化などのストレス刺激を受けた場合には，細胞内たんぱく質であるストレスたんぱく質（熱ショックたんぱく質，heat shock protein：HSP）が誘導される。

2） 抵 抗 期

生体の防御反応が総合的に整い，適応の能力を獲得した時期である。ストレスが去れば生体は回復へと向かう。特に副腎皮質の肥大，胸腺の萎縮，リンパ球の減少などが起こる。

3） 疲 憊 期

長期間にわたりストレスが持続したり，繰り返されたりすると適応能力は限界を超え，生体は抵抗力を失い，極端な場合は死に至ることがある。血糖，体温，血圧などの低下，特に精神的ストレスにおいては，消化管粘膜の潰瘍，循環器疾患，うつ病，糖尿病などを発症する場合がある。

2.2 ストレスによる代謝の変動

ストレス刺激が加わったときの生体反応は，脳の大脳辺縁系，なかでも視床下部や扁桃体が重要な役割を担っている。生体はストレス刺激を受けると大脳皮質から神経伝達物質が放出され，神経を介して視床下部に伝達される。図9－8に示すように視床下部からの刺激伝達は2つの経路を介して行われる。1つは交感神経—副腎髄質系

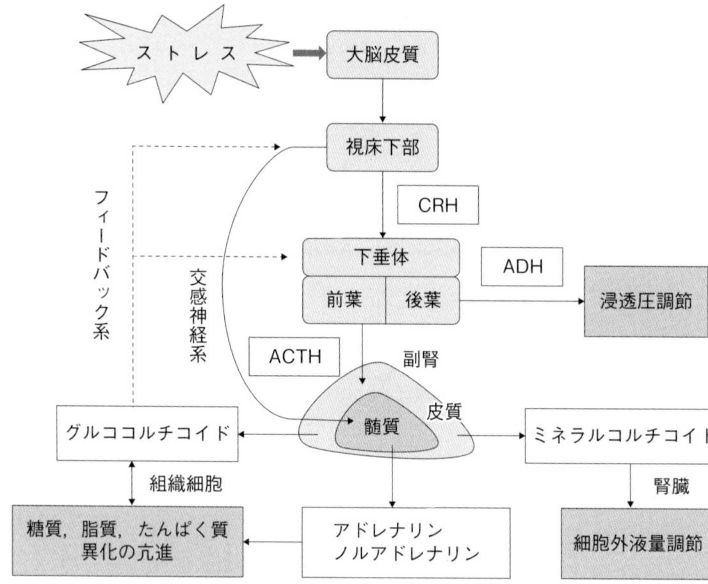

図９－８　ストレスに関与するホルモンと代謝変動

の反応であり，副腎髄質よりアドレナリン（エピネフリン）やノルアドレナリン（ノルエピネフリン）が分泌され，肝臓グリコーゲン，骨格筋たんぱく質，貯蔵脂肪の分解が促進される。もう１つは視床下部—下垂体—副腎皮質系の反応である。視床下部から分泌される副腎皮質刺激ホルモン放出ホルモン（corticotropin releasing hormone：CRH）の作用により，下垂体前葉から副腎皮質刺激ホルモン（adrenocorticotropic hormone：ACTH）が分泌され，さらにACTHの作用により副腎皮質から分泌されるグルココルチコイド（コルチゾール）により糖質，脂質，たんぱく質の異化反応が亢進する。血中のグルココルチコイド量が高まると，視床下部に対して負のフィードバック系が作動する。さらに副腎皮質から分泌されるミネラルコルチコイド（アルドステロン）により細胞外液量の調節が行われる。一方，下垂体後葉からは抗利尿ホルモン（antidiuretic hormone：ADH）が分泌され，浸透圧の調節が行われる。これらのストレス刺激に対する生体反応の概要を表９－２に示す。

（１）　ストレスと疾患

そもそも生体は外部環境からのストレッサーに対して，体内環境を一定にしようとする維持機構を備えているが，自律神経系，内分泌系，免疫系を介して全身のあらゆる臓器がストレス刺激に反応する。

１）　消化器系疾患

消化管は自律神経の支配も受けている。ストレスを受けると自律神経の変調をきたし，胃粘液の分泌量が減少する一方で，胃酸やペプシンの分泌は過剰となり自己消化

表9－2　ストレス刺激に対する生体反応

器　官	ホルモン	生体反応
交感神経系と副腎髄質	ノルアドレナリン（ノルエピネフリン）	血管収縮，血圧上昇，糸球体濾過量の低下
副腎髄質	アドレナリン（エピネフリン）	血管収縮，血圧上昇，心拍数の増加，骨格筋機能の上昇，酸素消費量の増加，血糖値の上昇，グリコーゲン分解，脂質分解，糖新生，筋肉の緊張度の増加
副腎皮質	グルココルチコイド（コルチゾール）	たんぱく質の異化，糖新生，胃液分泌の低下，炎症反応応答の低下，リンパ球の減少
	ミネラルコルチコイド（アルドステロン）	ナトリウム・水分の保持，循環血液量の増加，血圧上昇
下垂体後葉	抗利尿ホルモン（ADH）	水分再吸収，循環血液量の増加，血圧上昇

が起こり，胃や十二指腸に消化性潰瘍を生じる。

2）　循環器系疾患

強い興奮が交感神経系に作動すると，アドレナリンやノルアドレナリンの分泌により血管の収縮，心拍数の増加，腎血流量の減少が起こり血圧は上昇する。その結果，脳出血，心筋梗塞や脳梗塞などの動脈硬化性疾患を招く場合がある。

3）　内分泌系疾患

アドレナリンやノルアドレナリン，グルココルチコイドなどのホルモンが血糖値を上昇させ，糖尿病の発症を招きやすい。一方，脂肪の分解によりケトン体が生成されケトアシドーシスをきたしやすい。

4）　免疫系疾患

グルココルチコイドは主要な抗炎症ホルモンであるが，その過剰分泌は胸腺を萎縮させ，リンパ球の減少を招き免疫応答の低下をきたす。その結果，感染症，悪性腫瘍などに対する抵抗力を低下させる。また，ストレスが自己免疫疾患やアレルギー疾患の発症，増悪に関連することが報告されている。

5）　精神・神経系疾患

ストレスが蓄積されると過敏性腸症候群や片頭痛などの心身症，精神的症状としてのうつ状態やうつ病などが発症し，重症化すると自殺にまで及ぶおそれがある。

2.3　ストレスと栄養

ストレス負荷時にはエネルギー代謝や糖質，脂質，たんぱく質の異化が亢進するため，バランスのとれた食事から十分なエネルギーおよび栄養素を補給する必要がある。また，絶食や飢餓もストレスであり代謝に必要なエネルギー源が補給されなければ，エネルギー確保のために体内に貯蔵している糖質，脂質，たんぱく質が利用される。一方，ストレス緩和を目的とした食品の研究開発も行われ，実用化されている。

(1)　エネルギーの補給

基礎代謝の一時的な亢進，ショック状態からの改善を図るためグルココルチコイドやアドレナリン，ノルアドレナリンによる糖質，脂質，たんぱく質の異化亢進，諸機能回復のための栄養素要求量が増大する。よってこれらのエネルギー需要のためにも十分なエネルギーの補給を行うことが重要である。

(2) 栄養素の補給

1)　糖質の補給

代謝亢進によりエネルギー供給量が増し，グルコースの消費が高まる。十分な糖質の供給とその糖代謝にかかわる，ビタミンB_1を中心としたビタミンB群の摂取についても考慮する必要がある。

2)　たんぱく質の補給

副腎皮質から放出されたグルココルチコイドの作用により，筋たんぱく質の異化作用が亢進する。その結果，分枝鎖アミノ酸を動員し糖新生が行われ，窒素出納を負に傾けるため，尿中への窒素排泄量も高まる。このように，ストレス時にはたんぱく質の要求量が増加するため，良質のたんぱく質を十分に摂取することが望まれる。

3)　ビタミンの補給

①　ビタミンC

副腎や脳，眼球に多く存在するビタミンCは，副腎皮質ホルモン（特にグルココルチコイド）や副腎髄質ホルモンの生成，抗酸化作用や免疫賦活化（ふかつか）作用といった生理機能を有する。よって，ストレス時においてはビタミンCの要求量が非常に高まるため，十分なビタミンCの摂取は必要不可欠である。

②　ビタミンE

ビタミンEはビタミンCと同様に抗酸化作用を有する。ストレス時に発生する活性酸素除去や，ストレスにより低下した免疫機能回復のためにも，その供給が必要である。

③　ビタミンB群

糖質，脂質，たんぱく質代謝，さらには神経伝達物質の合成に関与しているビタミンB群（ビタミンB_1，B_2，B_6，B_{12}，ナイアシン，パントテン酸など）の摂取が必要である。なかでもパントテン酸はグルココルチコイドの生成に必須である。

4)　ミネラルの補給

グルココルチコイドの作用によりカルシウムの尿中排泄量が，ノルアドレナリンの作用によりカルシウムとマグネシウムの尿中排泄量がそれぞれ増大する。また，ストレス時では，カルシウムおよびマグネシウムの腸管での見かけ上の吸収が低下する。さらにカルシウムには脳神経細胞の興奮抑制作用があることから，カルシウムおよびマグネシウムの十分な摂取が望まれる。

ストレス時に要求量が高まる栄養素を表9-3に示した。

表9－3　ストレス時に要求量が高まる栄養素

栄養素	ストレス時における栄養素の主な働き
たんぱく質	精神の安定化，脳の活性化
ビタミン B_1	神経機能の正常化，脳の活性化
ビタミン B_6	神経の興奮抑制，神経伝達物質の合成に関与
ビタミン B_{12}	脳・神経細胞の活性化，精神の安定化，記憶力や集中力を高める
ナイアシン	精神機能の正常化，脳・神経の働きに関与，疲労回復，自律神経の安定化
パントテン酸	副腎皮質ホルモンの生成に関与，免疫能亢進
ビタミンC	心身の安定化，ストレスに対する抵抗力を高める，副腎皮質・髄質ホルモンの生成に関与
ビタミンA（β−カロテン）	ストレスに対する抵抗力を高める，抗酸化作用，免疫能亢進
ビタミンE	自律神経のコントロール，血液循環の促進，抗酸化作用
カルシウム	脳神経細胞の興奮抑制，精神の安定化，副腎皮質ホルモンの分泌調整
マグネシウム	体温・血圧の調節，神経の興奮抑制，カルシウムの働きを調節する
亜鉛	体細胞の新陳代謝促進，免疫能亢進，副腎皮質ホルモンの生成や分泌調整

2.4　現代社会とストレス

現代社会では，セリエが提唱した物理的・化学的・生物学的ストレスに加えて，心理的・社会的ストレスが大きな問題となっている。そこには，個人差がみられ，同じストレス刺激を受けても過剰にストレス反応を示し精神的障害を発症したり，ストレス解消のために飲酒，薬の乱用，過食などを繰り返す人もいれば，一方では過度なストレス防御機構が働き，新たな挑戦への気力やストレスへの適応力を高める人もい

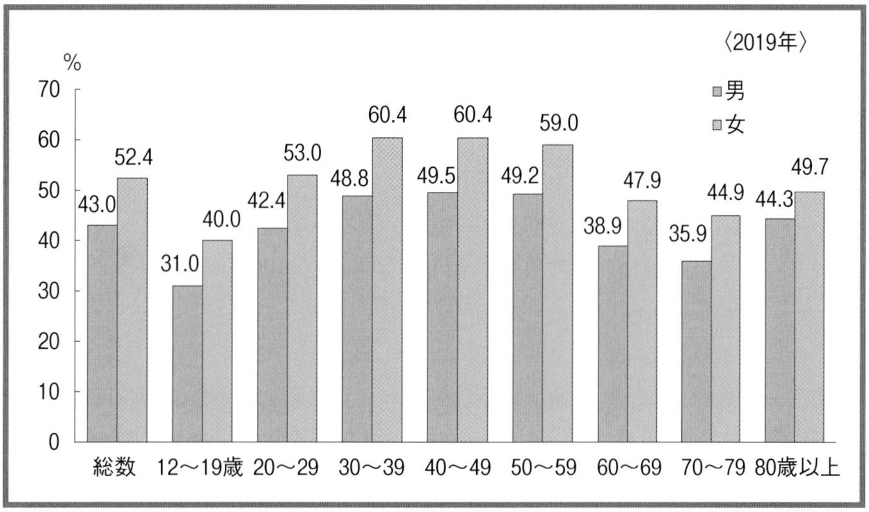

図9－9　性・年齢階級別にみた悩みやストレスがある者の割合（12歳以上）
注：1）入院者は含まない。
出典）厚生労働省：令和元年国民生活基礎調査の概況

る。2019（令和元）年国民生活基礎調査によると悩みやストレスの状況について，日常生活において悩みやストレスが「ある」者が 47.9%，「ない」者が 50.6% で約半数の者が何らかの悩みやストレスがあると回答していた。また，悩みやストレスがある者の割合は，性別では男性が 43.0%，女性が 52.4% と女性のほうが高くなっていた。年齢階級別では男女ともに 30 歳代から 50 歳代が高く，男性では約 5 割，女性では約 6 割であった（図 9-9）。

このような現代社会においては運動，栄養とこころの健康を保つ休養・睡眠などを日ごろから心がけ，ストレスに対する適応力を身につけるとともに，身体的にも精神的にもストレスと共存できる人間づくりへの取り組みが緊要である。

3．特殊環境と栄養ケア

生体を取り巻く外部環境は時に大きな変動をするが，生体の内部環境（体温や体液性状など）はほぼ安定していて，生体の恒常性（ホメオスタシス）が維持されている。この維持のためには，交感神経，副交感神経などの自律神経系の活動が大きな役割を果たしている。自律神経系の作動とともに，副腎髄質からアドレナリンが血中に放出され，この組織的な反応を引き起こすのに役立っている。さらに生体の適応には，下垂体―副腎皮質系の存在が重要な役割をもっていることも明らかとなった。われわれの身体に物理的刺激（高温・寒冷，高気圧・低気圧，無重力など），体の損傷（火傷，けが，熱性疾患など），化学的刺激（酸素欠乏，有毒ガスの吸入，食中毒など），あるいは精神的刺激（拘束，怒りや不安など）が加わったときには，それぞれの刺激に対する特有の反応が起こる。

3.1　適応とは

適応（adaptation）とは生体が環境の変化に対応して，個体の生存が容易になるような体制の変化を起こすことをいう。環境の変化が普通の強さの範囲を越えたり，繰り返して加えられたりするときには，個体の生存が危険にさらされるような結果が招来する。このような場合に生体は，その体制を立て直して，この事態に対応した機能の平衡を維持し得る能力をもっている。このような能力を生体の適応能といい，機能の平衡の乱れを生じないような適正な反応ができるようになることが生体の適応の成立である。

気候への適応の場合に単に一つの気象条件の変化に対する適応を順化といい，気候適応（または気候順化）とは，一つの条件，例えば温度のみならず，湿度，風速，気圧等の気象条件の統合された気象全体の変化に対する適応である。適応とは，これら全体をひっくるめた言葉であって，刺激が生体に作用して，生体内に一定の体制の変化を起こすような単なる反応とは違い，その生体の生存に最も適した反応を起こすようになることである。

3.2 体温調節の生理学

(1) 体熱と体温

生物がその生命を維持するために必要とするエネルギーは，食物として摂取した栄養素を分解して得た代謝エネルギーによって供給される（体熱産生）。一方，体温を一定範囲内に保つために，体熱を外環境に放散する（体熱放散）。両者のバランスを保つための体温調節機構が重要である。厳密な解剖学的な定義ではないが，機能的には皮膚表層を被殻部，身体の中心部を核心部と呼ぶ。身体各部位の温度差は血液循環によってある程度平均化されるが，末梢皮膚ではこの効果は小さくなり，身体部位による温度差（勾配）がみられるようになる。この核心温度環境を一定の快適温（正常温）に保つことが体温調節の機能であるといえる。

核心部温の測定は食道，直腸，口腔内（舌下），腋窩，外耳道（鼓膜）などで行われる。測定部位により若干値は異なり，測定条件（日内変動，季節差など）や個体内条件（年齢，性周期，運動，摂食，発熱，温浴など）によっても異なる。被殻部温の指標として平均皮膚温度が用いられる。平均皮膚温度は身体各部位の皮膚温と測定部位の表面積割合による按分比率で算出されたものである。

(2) 身体と環境との熱交換

体温は体熱の産生と放散の動的平衡を維持することによって調節される。身体各部位の体熱は血液循環によって体表面に運ばれ，外環境と接触し，物理的なメカニズムによって外界に放散される。すなわち，伝導，対流，輻射，蒸発の機序である。これを物理的体温調節という。これに対し，体熱産生による体温調節は，エネルギー源となる栄養素の酸化などの化学的反応によることから，体温の化学的調節という。

熱放散に関与する環境側の因子として，気温，湿度，気流，輻射熱などがあげられ，生体側の因子として，体表面積，有効輻射面積，蒸発面積，皮膚血流，発汗量などがあげられる。一方，熱産生にかかわる条件として栄養素の分解による種々の代謝活動があげられる。

(3) 体温調節反応の起こる仕組み

体温の恒常性は，体温（核心部温と皮膚温）を体内にある温度受容器が検出し，その情報が中枢神経系において統合され，その結果として，さまざまな体温調節反応（自律性体温調節反応および行動性体温調節反応）が発現する。視索前野・前視床下部，延髄，脊髄などにある温度感受性ニューロンは，その部位の温度が上昇すると放電頻度を増加させる温ニューロンと，逆に温度が低下すると放電頻度を増加させる冷ニューロンとが存在し，それぞれの温度を認識するとともに皮膚温変化や他部位の温度変化にも反応することから，これら中枢温度ニューロンには温度情報を収束する機構がある。ヒトでは行動性体温調節反応とともに自律性体温調節反応で体温の調節を行っている。自律性体温調節反応では，体熱産生反応としてふるえ熱産生と非ふるえ熱産生反応とがある。一方，体熱放散反応としては皮膚血管運動と発汗とがある。

1）　ふるえ熱産生

寒冷曝露時に発現する不随意的で周期的に反復する骨格筋の収縮である。その収縮エネルギーはすべて熱に転換され，効率の良い熱産生方法である。

2）　非ふるえ熱産生

骨格筋の収縮によらない熱産生反応で非ふるえ産熱の主要発現部位には褐色脂肪組織（brown adipose tissue：BAT）があげられる。

3）　皮膚血管運動

皮膚血管が拡張しその部位の血流が増加すると，身体の深部から表面への熱の移動も大きくなり，深部から体表面への熱放散が増加する。逆に，皮膚血管が収縮すれば熱放散は抑えられる。体幹部から流れてくる温かい動脈血が末梢から還ってくる冷たい静脈血と熱交換をするので，身体幹部から末梢への熱移動を少なくできる（対向流熱交換）。

4）　発　　汗

発汗はヒトで最もよく発達した蒸発性熱放散の手段である。汗腺にはアポクリン腺とエクリン腺の2種類があり，体温調節性の発汗はエクリン腺から分泌されるもので，ほとんど全身に分布している。1 g の有効な汗は 0.586 kcal の体熱を奪うことができる（水の気化熱）。例えば，体重 70 kg の人が 100 g の汗を皮膚表面から蒸発させると体温は 1.0℃低下する。

（4）　体温に及ぼすさまざまな条件

ヒトの体温はほぼ一定に維持調節されているが，さまざまな生体の条件により変動する。体温水準に関する主な変動因子には，年齢と性，生体周期，運動，発熱，暑熱曝露，摂食（食事誘発性体熱産生，dietary induced thermogenesis：DIT），薬物等がある。

3.3　高温環境における生理と栄養

（1）　高温環境における体液性状と内分泌機能

高温環境下においては体温が上昇することを防ぐために熱放散機転が作動する。暑熱環境下では，被殻への血流の増加と発汗が有効な熱放散手段となる。

暑熱環境や運動などにより汗として多量の水分，ナトリウムが失われるときには，水分出納のバランスをとるために生体は体液量や体液イオン組成の変化に応じて，口渇や食塩に対する摂取欲の増強によって水および食塩の補給の調節と，腎臓においては尿量およびその組成を変化させて，体内の水分，ナトリウム調節を行う。

（2）　発汗反応と暑熱適応

発汗は高温環境下における有力な熱放散手段である。暑熱環境での運動時には発汗による水分の喪失量は，1時間に 2 L，1日に 10 L 以上にも及ぶことがあり，体液の恒常性維持および循環機能に対し大きな影響を及ぼす原因となる。

(3) 熱　中　症

高温下での作業で暑熱作用が強いとき，体温調節や循環器の働きに障害を受け，または水分・ナトリウム代謝の平衡に著しい失調をきたすほどに影響が強く進行して，種々の高度な自覚症状を伴って，作業の遂行に困難をきたしたり，不能に陥ったりした状態を総称して熱中症（heat disorder）という（図9－10）。いまだ議論の余地はあるが，熱中症はその発生機序によりおおむね表9－4に示した4つに分けられている。

(4) 高温環境では循環機能と体温調節機能のどちらが優先されるか

高温環境での運動時には，循環機能と体温調節反応の要求の強さの不調和が起こる。体温調節の要求が増し，ついには循環機能が耐えられなくなる限界に達したとき

表9－4　熱中症の分類

熱射病 heat stroke	放熱と産熱量機序のバランスが崩れたときに発生する。 ①放散熱量の減少原因：a）発汗機能の低下，b）末梢循環機能の低下，c）高い環境温，d）高い湿度等 ②熱流入の増加原因：a）輻射熱，b）皮膚温を超える高い環境温等 ③体温調節中枢の機能不全の原因として：a）脳障害（外傷あるいは疾患による），b）感染症，c）薬物等 治療は体温を降下させることである。氷冷することもある。
熱虚脱症 heat exhaustion	中枢神経系への血流の供給が不足することによるものであって，体温調節がうまく行えなかった結果ではない。原因は血管拡張による循環不全である。心拍出量の減少と血管拡張による血圧の低下が決定的である。 ①血管拡張性の増大と血管容量の増加に起因するもの a）熱放散が妨げられたとき，b）運動，c）体位による血流量変化（長期間の立位），d）．血管拡張物質の服用（アルコールなど） ②循環血液量の減少に起因するもの a）脱水，b）体位に関係する浮腫（立位による下肢への血液うっ滞），c）副腎機能低下等 ③心臓機能不全に起因するもの a）感情不安，b）栄養状態不良，c）体力不足またはトレーニング不足，d）心臓疾患による心不全等 これらの治療法は仰臥安静，水分および食塩の補給，軽度の冷却および原因の除去である。
熱痙攣 heat cramp	骨格筋の痙攣が起こる。これは血漿中の NaCl が損失したことによる。原因として発汗に伴う水分の補給に大量の水を摂取したために，血漿中の Cl 濃度が限度以下に減少したことによる。血中アルドステロン低下によるナトリウムの再吸収の低下が原因としてあげられる。治療としては NaCl の補給を行う。
熱失神 heat syncope	熱虚脱症と似ている。熱放散機転として末梢皮膚血管が拡張し血液がプールされ，さらに発汗による血液量減少と相まって，血圧の低下，心拍出量の低下がみられ，脳虚血を起こし，めまいや失神を起こす。

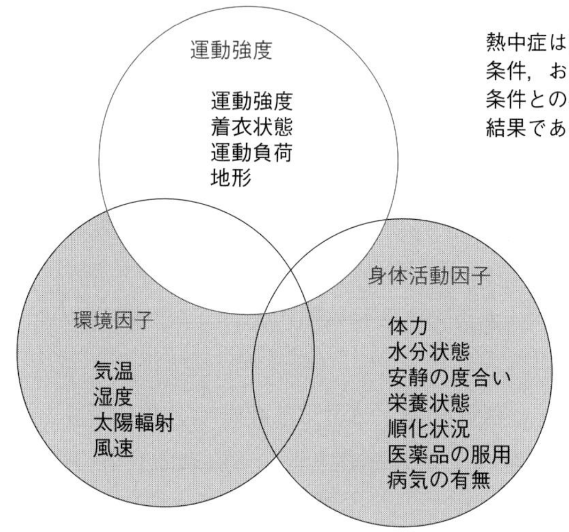

図9－10　熱中症

に熱中症は発生する。高温度環境で運動負荷が加わると皮膚への血流量が低下する（皮膚と筋肉との間の競合）。さらに深部体温がある限界を超えると，皮膚血流量増加の感受性が低下して，血圧維持のための機能が体温調節機能に優先し，体温調節の機能不全を起こし，体温は致死的な高温になる。

（5）　発汗能の変化

熱ストレスが非常に高度になると皮膚への血流量が低下（対流性の放熱の低下）し，発汗能が低下（蒸発性の放熱量の低下）するという悪循環が発生する。

死の転機は広範な細胞（神経系統を含む）の障害の結果である。これは温度それ自体の，またはそれに続く酸素不足あるいはアシドーシス，およびDIC（播種性血管内凝固症候群，disseminated intravascular coagulation），赤血球の球状化による脳や重要な臓器での血栓形成と壊死とにつながる。

（6）　高温環境における栄養ケア（飲水について）

1）　自発性脱水

ヒトは汗によって失った水分を完全に補うに十分な水分の摂取はできない。この現象は自発性脱水（voluntary dehydration）といわれている。

2）　何をどのように飲むべきか

①　量

胃の中へ入る水の量が胃から腸管へ通過する水の量を決定する。飲水量が多すぎると（約600 mL以上），胃が進展し過ぎてかえって通過が遅くなる。

②　成　分

高張水は通過を遅らせる。浸透圧が高ければ高いほど胃液の分泌が多くなる。飲水中に糖質などのエネルギー源が多く含まれると，胃の通過速度は明らかに低下する。

③　エネルギー補給

一般的には多くない糖質を含んだ等張性の飲物を与えるのが，血糖値の低下を防ぎ，また持久運動で血漿量を維持しなければならないときの良い飲物とされている。

④　電解質

汗による水分喪失によって血漿は高張性になり，発汗機序を抑制する。単に食塩のみを与えると血漿の高張性を増長する結果になり，それがさらに発汗を抑制することになり有害である。

⑤　飲水の温度

運動中の飲水量は温度が15℃で最大となる。

3.4　低温環境における生理と栄養

（1）　寒冷下での生理的反応と適応

寒冷曝露ではふるえ熱産生，非ふるえ熱産生を起こして熱産生量を増加させ，他方では熱放散を防ぎ皮膚血管の収縮を起こすことにより体温の維持を図ろうとする。

（2）　寒冷環境と物質代謝

1）　脂 質 代 謝

脂質は非ふるえ熱産生のエネルギー源として利用されている。

2）　糖 質 代 謝

寒冷順化は絶食時の肝臓グリコーゲン含量を高める。また腸からの吸収速度は変わらないが，肝臓におけるグリコーゲン生成が促進する。生成されたグルコースは非ふるえ熱産生の基質として利用されると考えられる。

3）　たんぱく質代謝

寒冷順化は脂質，糖質の酸化促進のみでなく，たんぱく質の酸化も促進することが知られている。しかし一方では，たんぱく質の同化も増大する。

（3）　寒冷環境における栄養ケア

1）　エネルギー補給

寒冷環境では熱産生の促進にはエネルギー源が量的にも質的にも重要である。寒冷順化により摂取エネルギー量は増大する。これは寒冷下での代謝促進に対する適応的変化と考えられる。質的な面では，高脂肪食摂取は耐寒性を高めることが報告されている。脂肪はエネルギー密度が大きく，エネルギー要求の高い寒冷期には効率のよい産熱である。一方，食事誘発性体熱産生（DIT）は，高たんぱく質食の場合が最も高く，高たんぱく質・高脂肪の食事が寒冷期には体温調節上有利であると考えられる。

2）　ビ タ ミ ン

寒冷曝露はビタミンC代謝を促進し，耐寒能を高める。また安静時のエネルギー代謝が増大し，ビタミンB_1，ビタミンB_2やナイアシンなども消費量が増加するため補充することが必要である。

3）食　　塩

一般に高糖質食摂取時には食塩の嗜好が高まることが指摘されている。食塩の摂取過剰による害が明らかである以上，食塩の過剰摂取は控えていくべきであろう。

4）カプサイシン

カプサイシンはとうがらしの辛味をもたらす主成分である。体内に吸収されると自律性熱放散反応の促進（発汗や末梢血管拡張等による）や熱産生反応の抑制をもたらす。したがって，カプサイシン摂取により，一見体温が上昇したかのような感覚が生じるが，実際には体温の下降作用がある。

5）アルコール

アルコールは皮膚血管拡張作用をもつため熱放散量が増大するが，反対に熱産生量はあまり高まらず，結果として寒冷環境での飲酒は低体温を招きやすい。

3.5　高気圧（潜水）環境における生理と栄養

陸棲動物であるヒトがいつの時代から息を止めて潜水をする技術を獲得したかについてはまったく不明である。歴史的には，5000年以上前のギリシャ時代には潜水がひとつの職業として存在したとされている。

生体にかかる静水圧は深度が10m増すごとに1気圧増加する（海水では10mごとに1気圧，淡水では10.3mごとに1気圧）。

空気を用いる深い潜水時には，酸素中毒や，窒素酔いの危険性があるために，環境ガス成分をヘリウム，ネオン，あるいは水素に置換して，障害ガス分圧を低値に保つ潜水方法（高気圧室による）が開発された。これを飽和潜水という。このような技術によって，現在では人類は深度および潜水時間を飛躍的に増すことが可能になった。潜水の深度が増すにつれ，中枢神経系や心理的活動の変化，体熱放散量の増加による体温調節反応の変化，作業能や運動能の変化，循環機能の変化および体液ホメオスタシスなど多くの新たに対応するべき事項が発生している。

（1）　高気圧環境の生体側への影響

1）体温調節

ウエットスーツ等を着用しないで冷水に浸かった場合（事故などにより），悪影響は直ちに発生する。水温が23℃以下であると保温装備なしでは極めて短時間のうちに体温の降下がみられる。水中では産熱量の増加（ふるえなど）よりも放熱量の方が勝り，体温の下降は止まらない。次第に作業能力が低下し，頭脳の明晰さおよび判断能力が失われる。思考能力も低下し，水中での対応も不適切になり，ついには死亡に至る（体温27℃）。水中での体温の放散は体躯幹部からが大である。このような観点から，体脂肪が多く，体重の重い人は体躯幹部からの体熱の放散が少なくて有利である。

飽和潜水でよく使われているヘリウムは，窒素に較べて7倍の熱伝導率と比熱をもっている。ここでは体温調節反応の様式が正常空気環境と同じではない。高気圧ヘリウム環境では高い環境温度（31～32℃）が必要で，快適温度範囲が狭くなることが判明している。

2） 代謝性産熱の問題

環境が快適温に保たれる限り，高圧ヘリウムガスの環境でもヒトの安静時代謝は変化しない。

3） 運動能力

気圧が高くなれば，ガス密度が増加し，呼吸に際し，気道の抵抗が増すために，気道抵抗が運動能力の制限因子になるように考えられる。

4） 循環機能

① 高気圧性徐脈

ヒトが高気圧環境にさらされると，顕著にみられる心臓機能の変化が徐脈（脈拍の減少）であり，高気圧性徐脈として知られている。

② 血管収縮

高気圧環境では末梢血管の収縮がみられる。体熱の放散を減少させるので体温調節反応にとっては都合の良い反応ではある。しかし，交感神経活動や血液中のノルアドレナリンレベルはむしろ低下する。

③ 心拍出量

心拍出量が高気圧環境で変化するという観察はない。また血圧の変化もないというのが一般的な観察結果である。

5） 体液ホメオスタシス

体液および電解質のバランスはヒトにおいてはよく保たれている。4気圧以上（ガス密度3 g/L以上）の高気圧環境にヒトが滞在する場合に，尿量の増加が報告されており，高気圧利尿と名付けられている。環境気圧が約20気圧以上になると，夜間の利尿が顕著になり，この現象は高気圧性夜間利尿[1]と名付けられた。

（2） 高気圧環境における栄養ケア

高気圧環境それ自身は，代謝を増加も減少もさせない。環境温度は快適温に保たれていれば気圧そのものは，ヒトの代謝には影響を与えないといわれている。しかし先に述べたように，夜間の尿量が増加することは，夜間の飲水と体水分貯留量との関係が，正常気圧環境と違っている可能性があるので注意が必要であろう[2]。

労作によって消費されたエネルギーの補給は当然なされるべきであるが，何か特別な食事レシピがあるとは考えられない。しかし閉鎖環境（気圧チャンバー）では，作業者にとっては食事が非常に大きな楽しみであり，精神的な影響も考えて，献立が単調にならないように留意するべきである。

3.6　低気圧環境における生理と栄養

(1)　急性低気圧環境曝露時の身体反応

高地とは，一般的には高度3,000 m（10,000フィート）以上をさす。平地で生活しているヒトが高地の低気圧環境に移動すると，平地とは異なる大気の物理的特性の影響を直接または間接的に受ける。その影響は気圧の低下そのものによるもの（減圧症）と吸入空気の酸素分圧の低下によるもの（低酸素症）とに大別できる。

1）　低気圧環境での循環機能の変化

高度3,000 mを超えると安静時の心拍数は増加し，心拍出量が増加する。慢性低気圧曝露では赤血球の産生が亢進する。心拍出量は急性低気圧曝露により速やかに増加する。これは，呼吸機能の亢進とともに酸素欠乏を代償する重要な反応である。低酸素刺激は心臓や脳のように生命の維持に重要な臓器への血流を優先的に増加させる。

2）　低 酸 素 症

安静時には高度3,000 m以下では，低酸素による症状は現れない。高度3,100 mでは中等度の呼吸困難，高度4,300 mではめまいや吐き気，不安感，呼吸困難，高度5,600 mでは頭痛，疲労感，食欲不振などの症状，高度7,000 mでは無気力，倦怠感，判断力や思考力が低下し，やがて意識を失う。高度9,000 mでは意識を失い，死に至る。

3）　慢性低気圧環境曝露と高所順化

平地で生活しているヒトが高所環境に移動すると，酸素不足を解消するために呼吸・循環系の代償作用が働く。低酸素ストレスが長期間にわたり持続する場合には，生体は生理機能を変化させることによって，酸素不足に耐え，生存が可能となるように，新たな適応機序を獲得する。これを高所順化という。

4）　血液の変化

高所順化すると，造血機能が亢進して赤血球数，ヘマトクリット値，ヘモグロビン濃度がそれぞれ増加し，造血指標である網状赤血球も増加する。低酸素は腎のエリスロポエチン分泌を促し，これが骨髄に作用して赤血球の産生を増加させることによる。

5）　高　山　病

①　急性高山病

短時間で3,000 mを超える高所に登ると，到着後6～12時間のうちに激しい頭痛，倦怠，疲労感，悪感，嘔吐，食欲不振，消化不良，睡眠障害などの症状が現れることが多い。2～3日以内に徐々に消退する。このように，高所到着初期に現れる症候群を急性高山病という。

②　急性高所肺浮腫

短時間で高所に登った際に，到着後12～96時間で急性肺浮腫を起こすことがある。適切な処置がとられなければ，多くは死の転帰をとる。

③　慢性高山病（モンゲ（Monge）病）

高所に住んで高所順化が完成している人が，時として重大な身体障害を発症することがある。頭痛，めまい，呼吸困難，睡眠障害，耳鳴り，疲労感，記憶障害，食欲不振，骨や筋肉の痛みなどの症状があり，過剰な血液の濃縮を伴う。低地に降りなければ症状は進行する。

（2） 低気圧環境における代謝の変化

1） 低気圧環境下のエネルギー代謝

低気圧環境で筋運動を行うと，環境空気の酸素分圧が低いうえに酸素需要量が高まるので，必要な酸素を摂取するために，換気量や心拍数は一層増大し，循環機能が亢進する。最大下運動では酸素消費量（V_{O2}）は高度による差はないが，換気量，心拍出量および心拍数は 4,000 m で顕著な増加を示している。一方，最大運動時の V_{O2} は 4,000 m で明らかに低下し，心拍数，心拍出量および換気量は平地とほぼ同等である。

2） 高所順化と運動機能

高所順化と運動能力に関して南米ペルーの同一民族間で高地住民（Morococha, 4,540 m）と平地住民（Lima, 0 m）について研究が行われている[3]。高地住民は運動の持続時間，走行距離がともに平地住民に較べて圧倒的に大きく，強大な持久性運動能力をもっていた。特に高地住民は運動時の血中乳酸量は平地住民に較べて少なく，有酸素運動能力が向上していることが明らかとなった。骨格筋中の血管新生の増加やミオグロビン含量の増加が示唆された。

3） 血液と体重の変化

低気圧環境に曝露されると，曝露後１～３日以内にヘマトクリット値やヘモグロビン濃度が上昇する。これは血漿量の減少によって血液が濃縮したために起きたものである。低酸素刺激によって造血機能が亢進し，循環血中の赤血球量が増加するにはかなりの日数（2～4 週間）を要する。低気圧曝露初期には，水分および食塩の摂取が低下（口渇および食欲の減退）すると同時に不感蒸泄量が増加して，負の水出納を示し体重が減少する。

4）低気圧環境における栄養ケア（登山糧食）

高所に滞在する場合の１日のエネルギー摂取量は，行動内容に応じたエネルギー必要量に加えて，高所における基礎代謝量の増加分を補うために，880～1,200 kcal/日分を多く摂取する。各栄養素の摂取比率は１日の総エネルギー摂取量の 25～30％を脂肪から，12～20％をたんぱく質からとり，残りを炭水化物からとる。尿量に不感蒸泄の増加や激しい運動による発汗量の増加による水分損失量を加えると，最低でも１日３～５Ｌの水分摂取が必要であるといわれている[4]。ビタミンおよびミネラル摂取量は，少なくとも食事摂取基準を満たすべきである。

3.7 無重力環境（宇宙飛行士）における生理と栄養

人類が宇宙に飛びだしたときから，新しい分野の栄養学の研究が始まったということができる。宇宙食としては，軽いこと，かさばらないこと，食べるまでに時間や手間がかからないこと，強い臭いが出ないこと，無駄が少ないことなどの制約がある。

初期の宇宙計画においては多くの食品はチューブやパック食品であった。スペースシャトルではオーブンも設置されて，食事に対する関心も高まった。

（1）無重力状態でみられる生理学的変化とその栄養学的な意義

1）無重力状態におけるヒトの生理学

無重力がヒトに与える生理学的変化には，主に体液の下肢から体躯幹および頭側への移動，骨ミネラルおよび代謝活性組織量の損失，赤血球成分の減少（宇宙貧血）があげられる。また，栄養素の摂取量の変化そのものが宇宙空間への適応過程に影響を及ぼす。

咀嚼，嚥下，消化と排泄には問題がなく，いったん口腔に入ってしまえば，咀嚼，嚥下，消化，排泄は正常に行われる。84日に及ぶ宇宙ステーションスカイラブにおいて行われた味覚調査では，無重力でも香料の嗅覚閾値の低下はなく，しかも食品に添加されている香辛料を識別する能力も減速しないことが判明した。

2）口渇と水代謝

宇宙飛行士の飛行中の水分摂取量は飛行前よりも明らかに少ない。水分代謝は体水分が体の中心部あるいは頭側に移動することと関係している。無重力では体水分量が減少しているにもかかわらず，正常な口渇感がなく，水分摂取の意欲が減弱すると考えられる。

3）仕事に対するエネルギー消費量の問題

基礎代謝量あるいは安静時代謝量には重力の影響はほとんどない。また，心臓の働きや姿勢の維持に要するエネルギー消費量も無重力状態によって大きく節約されるとも考えられない。長期にわたる無重力によって惹起される二次的な影響（不用性筋萎縮，体組成，特に水分量の変化，内分泌機能の変動など）がエネルギー代謝を減弱させるかどうかについては，これからの研究課題である。

4）宇宙酔いと栄養ケアとの関係

宇宙酔いは，最初の宇宙飛行では飛行士のおよそ70%が経験する。宇宙飛行の最初の数日間に，宇宙酔いが原因となる体液・電解質の損失と食欲不振は，宇宙飛行士の無重力への適応能力を減速させる。食欲不振によって，摂取量は宇宙での栄養必要量を下回ることになる。

（2）無重力状態における栄養ケア

1）主要栄養素摂取の問題

宇宙飛行士は炭水化物からエネルギーを多く摂取しており，脂肪からは少ないようである。スカイラブ計画での飛行中の呼吸商（RQ）は，飛行前よりも明らかに高値であった。この理由は不明ではあるが，炭水化物食品が簡単に準備できるため，多く食べられる機会があったと考えられる。

2） 栄養素の必要量

無重力そのものが栄養状態にどのような影響を与えるかという研究が重要であり，飛行中および地球帰還後の筋肉・骨格機能の維持に必要な栄養素等の研究が急務である。

① 鉄摂取と宇宙貧血

無重力では赤血球量が減少すること，赤血球寿命短縮，赤血球の脆弱性の増大，鉄代謝の変化（半減期の短縮）などを考慮して，鉄摂取量に配慮されている。

② カルシウム

カルシウムは無重力に関連する重要な栄養素である。地球への帰還後に骨格機能を維持するために骨成分のミネラル（カルシウム）摂取の確保は大切であるが，骨格の維持のための無重力状態でのカルシウムの必要量と代謝については将来の研究成果に期待したい。

③ ビタミン類

ビタミン類および他のミネラルの必要量についてもまだ決定されていない。微量栄養素は無重力では大切な働きをする。これらは，無重力と直接関係のある代謝活性組織量の減少や，骨組織の損失，造血機能の低下，免疫機能に影響を与える。このほかにもビタミンDは宇宙船内では遮断されている紫外線の欠乏状態を代償するために必要である。

4．災害時の栄養

4.1 災 害 と は

災害対策基本法では，災害を「暴風，竜巻，豪雨，豪雪，洪水，崖崩れ，土石流，高潮，地震，津波，噴火，地滑りその他の異常な自然現象又は大規模な火事若しくは爆発その他その及ぼす被害の程度においてこれらに類する政令で定める原因により生ずる被害をいう」（第2条第1号）と定義している。

4.2 災害時の栄養管理の目的

人はどのような環境においても生命を維持するために栄養の摂取は重要である。災害によって被害を受けた被災者は心理的，物理的に大きなストレスを受けた状態にある。これまでの生活が一変した不安な状態で栄養を摂取（食事）するということは，被災者にとって大変な状況であることを理解する必要がある。災害直後は避難所やライフライン等についても想定が困難な状況下にある。被災者は乳幼児から高齢者まで，疾病がある被災者もいる中での栄養の支援を行う場合は，被災者の状況，避難所等の環境，支援できる内容等を総合的に判断し，できることから迅速かつ安全に実施することが重要である。加えて災害発生からの時間の経過とともに支援できる内容も変化してくるので，被災者のQOLが向上するような栄養管理ができることが望ましい。

4.3　栄養の支援

災害時において，食料などの救援物資が届くまでに時間を要する。それまでは自助努力が必要となるため，家庭においては食料等の備蓄が推奨されている。しかし，災害の状況によっては日常の備えが役に立たないことも想定される。災害時の支援は組織的に地域の実情にあった体制を整える必要がある。そのため支援を行う場合は，災害地域の関係機関との連携が重要である。

> 2000（平成12）年3月北海道・有珠山の噴火発生時，北海道から筆者の所属大学がボランティアの要請を受け，メンバーとして参加した。他職種と連携し避難所の被災者の栄養管理を担った経験から，災害時は現場の状況を把握し，可能なことを整理して被災者を優先した栄養計画を立案することが重要である。最初は「おにぎりとお茶」からであったが，数日後お湯の使用が可能となり，要望が多い温かい食べ物も提供できた。この時の食事栄養価の概算結果ではカルシウムと鉄が不足する傾向がみられた。このことから，避難生活が長期になる場合はサプリメントの活用も考慮する必要があると考える。

表9－5　災害時の食事や栄養補給の活動のながれ

フェイズ		フェイズ0	フェイズ1	フェイズ2	フェイズ3
		震災発生から 24時間以内	72時間以内	4日目～1ヶ月	1ヶ月以降
栄養補給		高エネルギー食品の提供 →	→	たんぱく質不足への対応 → ビタミン，ミネラルの不足への対応 →	→ →
被災者への対応		主食（パン類，おにぎり）を中心 水分補給 → ※代替食の検討 → ・乳幼児 ・高齢者（嚥下困難等） ・食事制限のある慢性疾患患者 糖尿病，腎臓病，心臓病 肝臓病，高血圧，アレルギー	炊き出し → 巡回栄養相談 →	弁当支給 → 栄養教育（食事づくりの指導等）→ 仮設住宅入居前・入居後 被災住宅入居者	→
場所	炊き出し	避難所	避難所，給食施設	避難所，給食施設	避難所，給食施設
	栄養相談		避難所，被災住宅	避難所，被災住宅	避難所，被災住宅，仮設住宅

出典）国立健康・栄養研究所，日本栄養士会：災害時の栄養・食生活支援マニュアル（2011）

災害のフェイズに沿って，栄養補給については2011（平成23）年に国立健康・栄養研究所，日本栄養士会から「災害時の栄養・食生活支援マニュアル」（表9－5）や，地域の機関との体制整備について「新潟県災害時栄養・食生活支援活動ガイドライン」（新潟県ホームページで全編閲覧可）等が公表されている。

4.4 災害食の実際

フェイズ0から水分，フェイズ2以降はカリウム，マグネシウム，カルシウム等の摂取が重要であり，「水分の摂取不足による脱水が加わると，エコノミークラス症候群，心筋梗塞・脳梗塞など重篤な循環器系の疾患が出やすくなる」[5] とされる。水分，エネルギー補給が初期の目的であるが，たんぱく質，野菜や果物等の必要性が高まる。低栄養については「災害時の低栄養の主な原因」として図9－11に示す。

低栄養にならないために災害時においても妊産婦・授乳婦，乳幼児へのミルクや離乳食，嚥下困難の高齢者等の食事，アレルギー食，糖尿病や高血圧等の食事管理が必要な対象者も含めた食事の対応が必要である。自治体ではコンビニエンスストアや食品メーカーと食料・飲料水流通備蓄協定を結んでいるところもあるが，管理栄養士・栄養士は他職種と連携して情報収集し，食事管理が必要な対象者を含めた栄養管理を

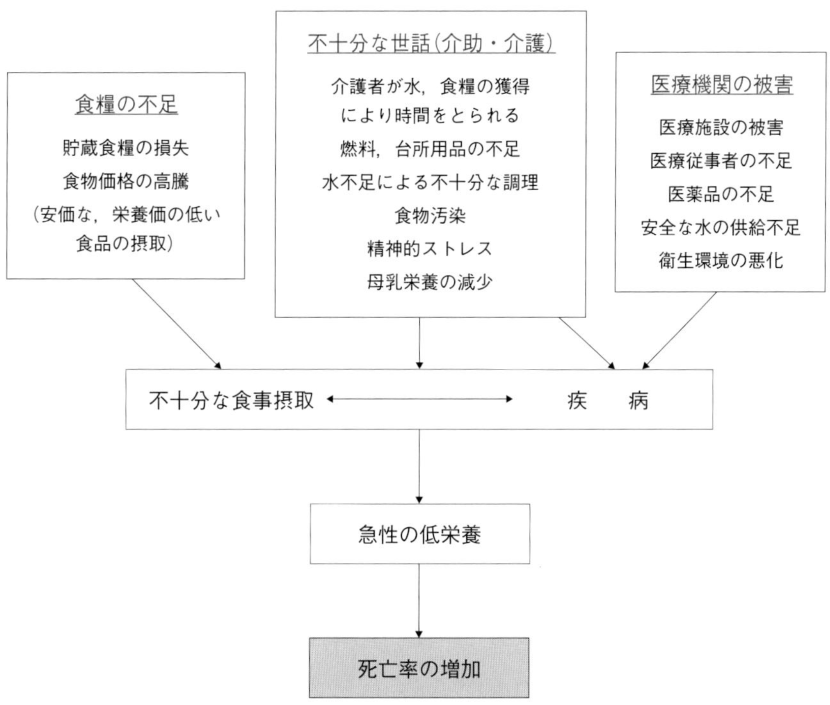

図9－11　災害時の低栄養の主な原因

出典）日本栄養・食糧学会監修：災害時の栄養・食糧問題，p. 22，建帛社（2011）

行うことが求められる。食事は生命維持に必要であり栄養の配慮は当然であるが，おいしい，温かい，すぐに食べられる，食器が必要ない，1人分に個包装してあることは災害時の食事の必須要件である。また，多くの被災者が対象であるため，衛生管理にも十分な配慮が必要である。被災者への衛生教育の徹底，容器等のごみ処理や食べ残しへの配慮が重要である。食べ物の扱い方では，保管方法，保管場所，在庫管理，温度管理等が重要である。炊き出し等をする場合，調理場，調理器具，調理担当者の衛生管理は非常に重要である。

2018（平成30）年8月に乳児用調製液状乳（以下「乳児用液体ミルク」という）の製造・販売等を可能とするための改正省令等が公布され，特別用途食品における乳児用液体ミルクの許可基準等が設定された。このミルクは，常温で保存が可能で，お湯で溶かす必要もないことから，災害時用の備蓄品として避難所等で役立つものである。

文　献

●引用文献

1）Shiraki K, Hong SK, Park YS, Sagawa S, Konda N, Claybaugh JR, Takeuchi H, Matsui N, and Nakayama H : Seadragon VI: A 7-day dry saturation dive at 31 ATA. II. Characteristics of diuresis and nocturia. *Undersea Biomed. Res.* **14** : 387 − 400（1987）

2）Takeuchi H, Mohri M, Shiraki K, Lin YC, Claybaugh JR, Hong SK : Diurnal renal responses to water loading at sea level and 31 atm abs. *Undersea & Hyperbaric Med.* **22** : 61 − 71（1995）

3）Hurtado A : Handbook of Physiology: Adaptation to the Environments: Section 4. American Physiological Society（1964）

4）Kayser B : Nutrition and energetics of exercise at altitude: theory and possible practical implications. *Sports Med.*, **17** : 309 − 323（1994）

5）福岡秀興：災害時のミネラルに対する支援（日本栄養・食糧学会監修『災害時の栄養・食糧問題』），p. 63，建帛社（2011）

●参考文献

・飯尾雅喜・小林修平編：栄養と運動と休養―その科学と最近の進歩（日本栄養・食糧学会監修），光生館（1999）

・中野修二：新編栄養学各論，第一出版（2000）

・灘本知憲・西川善之編：食品・栄養学シリーズ　栄養学各論，化学同人（2001）

・岩崎良文・戸谷誠之：栄養健康科学シリーズ　栄養学各論改訂第3版，南江堂（2001）

・矢原一郎：ストレス応答とストレスたんぱく質，生化学，**64**（1992）

・中坊幸弘・山本茂編：健康科学シリーズ　栄養学各論，講談社サイエンティフィク（2000）

・厚生労働省策定：日本人の食事摂取基準（2005 年版），第一出版，2005
・厚生労働省「日本人の食事摂取基準」策定検討会：日本人の食事摂取基準（2010 年版），第一出版，2009
・厚生労働省：「日本人の食事摂取基準（2020 年版）」策定検討会報告書（2019）
・戸谷誠之・伊藤節子・渡邊令子編：健康・栄養科学シリーズ　応用栄養学改訂第 3 版，南光堂（2010）
・厚生労働省：平成 19 年国民健康・栄養調査結果の概要（2009）
・厚生労働省：「健康日本 21」中間評価報告書（2007）
・古賀良彦・高田明和編：脳と栄養ハンドブック，サイエンスフォーラム（2008）
・平野鉄雄・新島旭：脳とストレス―ストレスにたちむかう脳―，共立出版（1997）
・ホーカン・ヨアンソン他編：ストレスと筋疼痛障害，名古屋大学出版会（2010）
・Selye H：A syndrome produced by diverse nocuous agents, *Nature*, 138, p. 32（1936）
・国立健康・栄養研究所・日本栄養士会：災害時の栄養・食生活支援マニュアル（2011）
・新潟県災害時栄養・食生活支援活動ガイドライン：http://www.kenko-niigata.com/21/shishin/sonotakeikaku/saigaijieiyoupdf/5_gaiyouhyouP9_10 .pdf
・日本栄養・食糧学会監修，板倉弘重ほか編：災害時の栄養・食糧問題，建帛社（2011）
・新潟大学地域連携フードサイエンスセンター編：災害時における食と福祉，光琳，（2011）
・新潟大学地域連携フードサイエンスセンター編：これからの非常食・災害食に求められるもの，光琳（2007）
・防災基本計画：http://www.bousai.go.jp/taisaku/keikaku/pdf/kihon_basic_plan150707.pdf
・「授乳・離乳の支援ガイド」改定に関する研究会：授乳・離乳の支援ガイド（2019）

基準を策定した栄養素と指標[1]（1歳以上）

栄養素			推定平均必要量(EAR)	推奨量(RDA)	目安量(AI)	耐容上限量(UL)	目標量(DG)
たんぱく質[2]			○b	○b	—	—	○[3]
脂質		脂質	—	—	—	—	○[3]
脂質		飽和脂肪酸[4]	—	—	—	—	○[3]
脂質		n-6系脂肪酸	—	—	○	—	—
脂質		n-3系脂肪酸	—	—	○	—	—
脂質		コレステロール[5]	—	—	—	—	—
炭水化物		炭水化物	—	—	—	—	○[3]
炭水化物		食物繊維	—	—	—	—	○
炭水化物		糖類	—	—	—	—	—
主要栄養素バランス[2]			—	—	—	—	○[3]
ビタミン	脂溶性	ビタミンA	○a	○a	—	○	—
ビタミン	脂溶性	ビタミンD[2]	—	—	○	○	—
ビタミン	脂溶性	ビタミンE	—	—	○	○	—
ビタミン	脂溶性	ビタミンK	—	—	○	—	—
ビタミン	水溶性	ビタミンB_1	○c	○c	—	—	—
ビタミン	水溶性	ビタミンB_2	○c	○c	—	—	—
ビタミン	水溶性	ナイアシン	○a	○a	—	○	—
ビタミン	水溶性	ビタミンB_6	○b	○b	—	○	—
ビタミン	水溶性	ビタミンB_{12}	○a	○a	—	—	—
ビタミン	水溶性	葉酸	○a	○a	—	○[7]	—
ビタミン	水溶性	パントテン酸	—	—	○	—	—
ビタミン	水溶性	ビオチン	—	—	○	—	—
ビタミン	水溶性	ビタミンC	○x	○x	—	—	—
ミネラル	多量	ナトリウム[6]	○a	—	—	—	○
ミネラル	多量	カリウム	—	—	○	—	○
ミネラル	多量	カルシウム	○b	○b	—	○	—
ミネラル	多量	マグネシウム	○b	○b	—	○[7]	—
ミネラル	多量	リン	—	—	○	○	—
ミネラル	微量	鉄	○x	○x	—	○	—
ミネラル	微量	亜鉛	○b	○b	—	○	—
ミネラル	微量	銅	○b	○b	—	○	—
ミネラル	微量	マンガン	—	—	○	○	—
ミネラル	微量	ヨウ素	○a	○a	—	○	—
ミネラル	微量	セレン	○a	○a	—	○	—
ミネラル	微量	クロム	—	—	○	○	—
ミネラル	微量	モリブデン	○b	○b	—	○	—

1 一部の年齢区分についてだけ設定した場合も含む。
2 フレイル予防を図る上での留意事項を表の脚注として記載。
3 総エネルギー摂取量に占めるべき割合（%エネルギー）。
4 脂質異常症の重症化予防を目的としたコレステロールの量と，トランス脂肪酸の摂取に関する参考情報を表の脚注として記載。
5 脂質異常症の重症化予防を目的とした量を飽和脂肪酸の表の脚注に記載。
6 高血圧及び慢性腎臓病（CKD）の重症化予防を目的とした量を表の脚注として記載。
7 通常の食品以外の食品からの摂取について定めた。
a 集団内の半数の者に不足又は欠乏の症状が現れ得る摂取量をもって推定平均必要量とした栄養素。
b 集団内の半数の者で体内量が維持される摂取量をもって推定平均必要量とした栄養素。
c 集団内の半数の者で体内量が飽和している摂取量をもって推定平均必要量とした栄養素。
x 上記以外の方法で推定平均必要量が定められた栄養素。

参照体位（参照身長，参照体重）[1]

性別	男性		女性[2]	
年齢等	参照身長（cm）	参照体重（kg）	参照身長（cm）	参照体重（kg）
0 ～ 5（月）	61.5	6.3	60.1	5.9
6 ～ 11（月）	71.6	8.8	70.2	8.1
6 ～ 8（月）	69.8	8.4	68.3	7.8
9 ～ 11（月）	73.2	9.1	71.9	8.4
1 ～ 2（歳）	85.8	11.5	84.6	11.0
3 ～ 5（歳）	103.6	16.5	103.2	16.1
6 ～ 7（歳）	119.5	22.2	118.3	21.9
8 ～ 9（歳）	130.4	28.0	130.4	27.4
10 ～ 11（歳）	142.0	35.6	144.0	36.3
12 ～ 14（歳）	160.5	49.0	155.1	47.5
15 ～ 17（歳）	170.1	59.7	157.7	51.9
18 ～ 29（歳）	171.0	64.5	158.0	50.3
30 ～ 49（歳）	171.0	68.1	158.0	53.0
50 ～ 64（歳）	169.0	68.0	155.8	53.8
65 ～ 74（歳）	165.2	65.0	152.0	52.1
75 以上（歳）	160.8	59.6	148.0	48.8

1 0～17歳は，日本小児内分泌学会・日本成長学会合同標準値委員会による小児の体格評価に用いる身長，体重の標準値を基に，年齢区分に応じて，当該月齢及び年齢区分の中央時点における中央値を引用した。ただし，公表数値が年齢区分と合致しない場合は，同様の方法で算出した値を用いた。18歳以上は，平成28年国民健康・栄養調査における当該の性及び年齢区分における身長・体重の中央値を用いた。
2 妊婦，授乳婦を除く。

年齢階級別に見た身体活動レベルの群分け（男女共通）

身体活動レベル	Ⅰ（低い）	Ⅱ（ふつう）	Ⅲ（高い）
1 ～ 2（歳）	—	1.35	—
3 ～ 5（歳）	—	1.45	—
6 ～ 7（歳）	1.35	1.55	1.75
8 ～ 9（歳）	1.40	1.60	1.80
10 ～ 11（歳）	1.45	1.65	1.85
12 ～ 14（歳）	1.50	1.70	1.90
15 ～ 17（歳）	1.55	1.75	1.95
18 ～ 29（歳）	1.50	1.75	2.00
30 ～ 49（歳）	1.50	1.75	2.00
50 ～ 64（歳）	1.50	1.75	2.00
65 ～ 74（歳）	1.45	1.70	1.95
75 以上（歳）	1.40	1.65	—

参照体重における基礎代謝量

性別	男性			女性		
年齢（歳）	基礎代謝基準値（kcal/kg 体重 / 日）	参照体重（kg）	基礎代謝量（kcal/ 日）	基礎代謝基準値（kcal/kg 体重 / 日）	参照体重（kg）	基礎代謝量（kcal/ 日）
1 ～ 2	61.0	11.5	700	59.7	11.0	660
3 ～ 5	54.8	16.5	900	52.2	16.1	840
6 ～ 7	44.3	22.2	980	41.9	21.9	920
8 ～ 9	40.8	28.0	1,140	38.3	27.4	1,050
10 ～ 11	37.4	35.6	1,330	34.8	36.3	1,260
12 ～ 14	31.0	49.0	1,520	29.6	47.5	1,410
15 ～ 17	27.0	59.7	1,610	25.3	51.9	1,310
18 ～ 29	23.7	64.5	1,530	22.1	50.3	1,110
30 ～ 49	22.5	68.1	1,530	21.9	53.0	1,160
50 ～ 64	21.8	68.0	1,480	20.7	53.8	1,110
65 ～ 74	21.6	65.0	1,400	20.7	52.1	1,080
75 以上	21.5	59.6	1,280	20.7	48.8	1,010

身体活動レベル別に見た活動内容と活動時間の代表例

身体活動レベル[1]	低い（Ⅰ） 1.50 （1.40 ～ 1.60）	ふつう（Ⅱ） 1.75 （1.60 ～ 1.90）	高い（Ⅲ） 2.00 （1.90 ～ 2.20）
日常生活の内容[2]	生活の大部分が座位で，静的な活動が中心の場合	座位中心の仕事だが，職場内での移動や立位での作業・接客等，通勤・買い物での歩行，家事，軽いスポーツ，のいずれかを含む場合	移動や立位の多い仕事への従事者，あるいは，スポーツ等余暇における活発な運動習慣を持っている場合
中程度の強度（3.0～5.9メッツ）の身体活動の1日当たりの合計時間（時間 / 日）[3]	1.65	2.06	2.53
仕事での1日当たりの合計歩行時間（時間 / 日）[3]	0.25	0.54	1.00

1 代表値。（ ）内はおよその範囲。
2 Black, *et al.*, Ishikawa-Takata, *et al.* を参考に，身体活動レベル（PAL）に及ぼす仕事時間中の労作の影響が大きいことを考慮して作成。
3 Ishikawa-Takata, *et al.* による。

目標とするBMIの範囲（18歳以上）[1, 2]

年齢（歳）	目標とするBMI（kg/m^2）
18 ～ 49	18.5 ～ 24.9
50 ～ 64	20.0 ～ 24.9
65 ～ 74[3]	21.5 ～ 24.9
75 以上[3]	21.5 ～ 24.9

1 男女共通。あくまでも参考として使用すべきである。
2 観察疫学研究において報告された総死亡率が最も低かったBMIを基に，疾患別の発症率とBMIの関連，死因とBMIとの関連，喫煙や疾患の合併によるBMIや死亡リスクへの影響，日本人のBMIの実態に配慮し，総合的に判断し目標とする範囲を設定。
3 高齢者では，フレイルの予防及び生活習慣病の発症予防の両者に配慮する必要があることも踏まえ，当面目標とするBMIの範囲を21.5～24.9kg/m^2とした。

参考表　推定エネルギー必要量（kcal/日）

性別	男性			女性		
身体活動レベル[1]	Ⅰ	Ⅱ	Ⅲ	Ⅰ	Ⅱ	Ⅲ
0 ～ 5（月）	—	550	—	—	500	—
6 ～ 8（月）	—	650	—	—	600	—
9 ～ 11（月）	—	700	—	—	650	—
1 ～ 2（歳）	—	950	—	—	900	—
3 ～ 5（歳）	—	1,300	—	—	1,250	
6 ～ 7（歳）	1,350	1,550	1,750	1,250	1,450	1,650
8 ～ 9（歳）	1,600	1,850	2,100	1,500	1,700	1,900
10 ～ 11（歳）	1,950	2,250	2,500	1,850	2,100	2,350
12 ～ 14（歳）	2,300	2,600	2,900	2,150	2,400	2,700
15 ～ 17（歳）	2,500	2,800	3,150	2,050	2,300	2,550
18 ～ 29（歳）	2,300	2,650	3,050	1,700	2,000	2,300
30 ～ 49（歳）	2,300	2,700	3,050	1,750	2,050	2,350
50 ～ 64（歳）	2,200	2,600	2,950	1,650	1,950	2,250
65 ～ 74（歳）	2,050	2,400	2,750	1,550	1,850	2,100
75 以上（歳）[2]	1,800	2,100	—	1,400	1,650	—
妊婦（付加量）[3] 初期				＋50	＋50	＋50
中期				＋250	＋250	＋250
後期				＋450	＋450	＋450
授乳婦（付加量）				＋350	＋350	＋350

1 身体活動レベルは，低い，ふつう，高いの3つのレベルとして，それぞれⅠ，Ⅱ，Ⅲで示した。
2 レベルⅡは自立している者，レベルⅠは自宅にいてほとんど外出しない者に相当する。
　レベルⅠは高齢者施設で自立に近い状態で過ごしている者にも適用できる値である。
3 妊婦個々の体格や妊娠中の体重増加量及び胎児の発育状況の評価を行うことが必要である。
注1：活用に当たっては，食事摂取状況のアセスメント，体重及びBMIの把握を行い，エネルギーの過不足は，体重の変化又はBMIを用いて評価すること。
注2：身体活動レベルⅠの場合，少ないエネルギー消費量に見合った少ないエネルギー摂取量を維持することになるため，健康の保持・増進の観点からは，身体活動量を増加させる必要がある。

たんぱく質（推定平均必要量，推奨量，目安量：g/日，目標量：%エネルギー）

性別	男性				女性			
年齢等	推定平均必要量	推奨量	目安量	目標量[1]	推定平均必要量	推奨量	目安量	目標量[1]
0 ～ 5（月）	—	—	10	—	—	—	10	—
6 ～ 8（月）	—	—	15	—	—	—	15	—
9 ～ 11（月）	—	—	25	—	—	—	25	—
1 ～ 2（歳）	15	20	—	13 ～ 20	15	20	—	13 ～ 20
3 ～ 5（歳）	20	25	—	13 ～ 20	20	25	—	13 ～ 20
6 ～ 7（歳）	25	30	—	13 ～ 20	25	30	—	13 ～ 20
8 ～ 9（歳）	30	40	—	13 ～ 20	30	40	—	13 ～ 20
10 ～ 11（歳）	40	45	—	13 ～ 20	40	50	—	13 ～ 20
12 ～ 14（歳）	50	60	—	13 ～ 20	45	55	—	13 ～ 20
15 ～ 17（歳）	50	65	—	13 ～ 20	45	55	—	13 ～ 20
18 ～ 29（歳）	50	65	—	13 ～ 20	40	50	—	13 ～ 20
30 ～ 49（歳）	50	65	—	13 ～ 20	40	50	—	13 ～ 20
50 ～ 64（歳）	50	65	—	14 ～ 20	40	50	—	14 ～ 20
65 ～ 74（歳）[2]	50	60	—	15 ～ 20	40	50	—	15 ～ 20
75 以上（歳）[2]	50	60	—	15 ～ 20	40	50	—	15 ～ 20
妊婦（付加量）初期					＋0	＋0	—	—[3]
中期					＋5	＋5	—	—[3]
後期					＋20	＋25	—	—[4]
授乳婦（付加量）					＋15	＋20	—	—[4]

1 範囲に関しては，おおむねの値を示したものであり，弾力的に運用すること。
2 65歳以上の高齢者について，フレイル予防を目的とした量を定めることは難しいが，身長・体重が参照体位に比べて小さい者や，特に75歳以上であって加齢に伴い身体活動量が大きく低下した者など，必要エネルギー摂取量が低い者では，下限が推奨量を下回る場合があり得る。この場合でも，下限は推奨量以上とすることが望ましい。
3 妊婦（初期・中期）の目標量は，13～20%エネルギーとした。
4 妊婦（後期）及び授乳婦の目標量は，15～20%エネルギーとした。

	脂質（%エネルギー）			
性　別	男　性		女　性	
年齢等	目安量	目標量[1]	目安量	目標量[1]
0 ～ 5（月）	50	—	50	—
6 ～ 11（月）	40	—	40	—
1 ～ 2（歳）	—	20 ～ 30	—	20 ～ 30
3 ～ 5（歳）	—	20 ～ 30	—	20 ～ 30
6 ～ 7（歳）	—	20 ～ 30	—	20 ～ 30
8 ～ 9（歳）	—	20 ～ 30	—	20 ～ 30
10 ～ 11（歳）	—	20 ～ 30	—	20 ～ 30
12 ～ 14（歳）	—	20 ～ 30	—	20 ～ 30
15 ～ 17（歳）	—	20 ～ 30	—	20 ～ 30
18 ～ 29（歳）	—	20 ～ 30	—	20 ～ 30
30 ～ 49（歳）	—	20 ～ 30	—	20 ～ 30
50 ～ 64（歳）	—	20 ～ 30	—	20 ～ 30
65 ～ 74（歳）	—	20 ～ 30	—	20 ～ 30
75 以上（歳）	—	20 ～ 30	—	20 ～ 30
妊　婦			—	20 ～ 30
授乳婦			—	20 ～ 30

1 範囲に関しては，おおむねの値を示したものである。

	炭水化物（%エネルギー）		食物繊維（g/日）	
性　別	男　性	女　性	男　性	女　性
年齢等	目標量[1, 2]	目標量[1, 2]	目標量	目標量
0 ～ 5（月）	—	—	—	—
6 ～ 11（月）	—	—	—	—
1 ～ 2（歳）	50 ～ 65	50 ～ 65	—	—
3 ～ 5（歳）	50 ～ 65	50 ～ 65	8 以上	8 以上
6 ～ 7（歳）	50 ～ 65	50 ～ 65	10 以上	10 以上
8 ～ 9（歳）	50 ～ 65	50 ～ 65	11 以上	11 以上
10 ～ 11（歳）	50 ～ 65	50 ～ 65	13 以上	13 以上
12 ～ 14（歳）	50 ～ 65	50 ～ 65	17 以上	17 以上
15 ～ 17（歳）	50 ～ 65	50 ～ 65	19 以上	18 以上
18 ～ 29（歳）	50 ～ 65	50 ～ 65	21 以上	18 以上
30 ～ 49（歳）	50 ～ 65	50 ～ 65	21 以上	18 以上
50 ～ 64（歳）	50 ～ 65	50 ～ 65	21 以上	18 以上
65 ～ 74（歳）	50 ～ 65	50 ～ 65	20 以上	17 以上
75 以上（歳）	50 ～ 65	50 ～ 65	20 以上	17 以上
妊　婦		50 ～ 65		18 以上
授乳婦		50 ～ 65		18 以上

1 範囲に関しては，おおむねの値を示したものである。
2 アルコールを含む。ただし，アルコールの摂取を勧めるものではない。

	飽和脂肪酸（%エネルギー）[1, 2]		n-6 系脂肪酸（g/日）		n-3 系脂肪酸（g/日）	
性　別	男　性	女　性	男　性	女　性	男　性	女　性
年齢等	目標量	目標量	目安量	目安量	目安量	目安量
0 ～ 5（月）	—	—	4	4	0.9	0.9
6 ～ 11（月）	—	—	4	4	0.8	0.8
1 ～ 2（歳）	—	—	4	4	0.7	0.8
3 ～ 5（歳）	10 以下	10 以下	6	6	1.1	1.0
6 ～ 7（歳）	10 以下	10 以下	8	7	1.5	1.3
8 ～ 9（歳）	10 以下	10 以下	8	7	1.5	1.3
10 ～ 11（歳）	10 以下	10 以下	10	8	1.6	1.6
12 ～ 14（歳）	10 以下	10 以下	11	9	1.9	1.6
15 ～ 17（歳）	8 以下	8 以下	13	9	2.1	1.6
18 ～ 29（歳）	7 以下	7 以下	11	8	2.0	1.6
30 ～ 49（歳）	7 以下	7 以下	10	8	2.0	1.6
50 ～ 64（歳）	7 以下	7 以下	10	8	2.2	1.9
65 ～ 74（歳）	7 以下	7 以下	9	8	2.2	2.0
75 以上（歳）	7 以下	7 以下	8	7	2.1	1.8
妊　婦		7 以下		9		1.6
授乳婦		7 以下		10		1.8

1 飽和脂肪酸と同じく，脂質異常症及び循環器疾患に関与する栄養素としてコレステロールがある。コレステロールに目標量は設定しないが，これは許容される摂取量に上限が存在しないことを保証するものではない。また，脂質異常症の重症化予防の目的からは，200mg/日未満に留めることが望ましい。

2 飽和脂肪酸と同じく，冠動脈疾患に関与する栄養素としてトランス脂肪酸がある。日本人の大多数は，トランス脂肪酸に関する世界保健機関（WHO）の目標（1%エネルギー未満）を下回っており，トランス脂肪酸の摂取による健康への影響は，飽和脂肪酸の摂取によるものと比べて小さいと考えられる。ただし，脂質に偏った食事をしている者では，留意する必要がある。トランス脂肪酸は人体にとって不可欠な栄養素ではなく，健康の保持・増進を図る上で積極的な摂取は勧められないことから，その摂取量は1%エネルギー未満に留めることが望ましく，1%エネルギー未満でもできるだけ低く留めることが望ましい。

エネルギー産生栄養素バランス

(% エネルギー)

性別	男性				女性			
	目標量[1, 2]				目標量[1, 2]			
年齢等	たんぱく質[3]	脂質[4]		炭水化物[5, 6]	たんぱく質[3]	脂質[4]		炭水化物[5, 6]
		脂質	飽和脂肪酸			脂質	飽和脂肪酸	
0 ～ 11（月）	—	—	—	—	—	—	—	—
1 ～ 2（歳）	13 ～ 20	20 ～ 30	—	50 ～ 65	13 ～ 20	20 ～ 30	—	50 ～ 65
3 ～ 5（歳）	13 ～ 20	20 ～ 30	10 以下	50 ～ 65	13 ～ 20	20 ～ 30	10 以下	50 ～ 65
6 ～ 7（歳）	13 ～ 20	20 ～ 30	10 以下	50 ～ 65	13 ～ 20	20 ～ 30	10 以下	50 ～ 65
8 ～ 9（歳）	13 ～ 20	20 ～ 30	10 以下	50 ～ 65	13 ～ 20	20 ～ 30	10 以下	50 ～ 65
10 ～ 11（歳）	13 ～ 20	20 ～ 30	10 以下	50 ～ 65	13 ～ 20	20 ～ 30	10 以下	50 ～ 65
12 ～ 14（歳）	13 ～ 20	20 ～ 30	10 以下	50 ～ 65	13 ～ 20	20 ～ 30	10 以下	50 ～ 65
15 ～ 17（歳）	13 ～ 20	20 ～ 30	8 以下	50 ～ 65	13 ～ 20	20 ～ 30	8 以下	50 ～ 65
18 ～ 29（歳）	13 ～ 20	20 ～ 30	7 以下	50 ～ 65	13 ～ 20	20 ～ 30	7 以下	50 ～ 65
30 ～ 49（歳）	13 ～ 20	20 ～ 30	7 以下	50 ～ 65	13 ～ 20	20 ～ 30	7 以下	50 ～ 65
50 ～ 64（歳）	14 ～ 20	20 ～ 30	7 以下	50 ～ 65	14 ～ 20	20 ～ 30	7 以下	50 ～ 65
65 ～ 74（歳）	15 ～ 20	20 ～ 30	7 以下	50 ～ 65	15 ～ 20	20 ～ 30	7 以下	50 ～ 65
75 以上（歳）	15 ～ 20	20 ～ 30	7 以下	50 ～ 65	15 ～ 20	20 ～ 30	7 以下	50 ～ 65
妊婦 初期					13 ～ 20	20 ～ 30	7 以下	50 ～ 65
中期					13 ～ 20			
後期					15 ～ 20			
授乳婦					15 ～ 20			

1 必要なエネルギー量を確保した上でのバランスとすること。
2 範囲に関しては，おおむねの値を示したものであり，弾力的に運用すること。
3 65 歳以上の高齢者について，フレイル予防を目的とした量を定めることは難しいが，身長・体重が参照体位に比べて小さい者や，特に75 歳以上であって加齢に伴い身体活動量が大きく低下した者など，必要エネルギー摂取量が低い者では，下限が推奨量を下回る場合があり得る。この場合でも，下限は推奨量以上とすることが望ましい。
4 脂質については，その構成成分である飽和脂肪酸など，質への配慮を十分に行う必要がある。
5 アルコールを含む。ただし，アルコールの摂取を勧めるものではない。
6 食物繊維の目標量を十分に注意すること。

性別	ビタミンA（μgRAE/日）[1]							
	男性				女性			
年齢等	推定平均必要量[2]	推奨量[2]	目安量[3]	耐容上限量[3]	推定平均必要量[2]	推奨量[2]	目安量[3]	耐容上限量[3]
0 ～ 5（月）	—	—	300	600	—	—	300	600
6 ～ 11（月）	—	—	400	600	—	—	400	600
1 ～ 2（歳）	300	400	—	600	250	350	—	600
3 ～ 5（歳）	350	450	—	700	350	500	—	850
6 ～ 7（歳）	300	400	—	950	300	400	—	1,200
8 ～ 9（歳）	350	500	—	1,200	350	500	—	1,500
10 ～ 11（歳）	450	600	—	1,500	400	600	—	1,900
12 ～ 14（歳）	550	800	—	2,100	500	700	—	2,500
15 ～ 17（歳）	650	900	—	2,500	500	650	—	2,800
18 ～ 29（歳）	600	850	—	2,700	450	650	—	2,700
30 ～ 49（歳）	650	900	—	2,700	500	700	—	2,700
50 ～ 64（歳）	650	900	—	2,700	500	700	—	2,700
65 ～ 74（歳）	600	850	—	2,700	500	700	—	2,700
75 以上（歳）	550	800	—	2,700	450	650	—	2,700
妊婦（付加量）初期					+0	+0	—	—
中期					+0	+0	—	—
後期					+60	+80	—	—
授乳婦（付加量）					+300	+450	—	—

1 レチノール活性当量（μgRAE）＝レチノール（μg）＋β-カロテン（μg）×1/12＋α-カロテン（μg）×1/24＋β-クリプトキサンチン（μg）×1/24＋その他のプロビタミンAカロテノイド（μg）×1/24
2 プロビタミンAカロテノイドを含む。
3 プロビタミンAカロテノイドを含まない。

性別	ビタミンD（μg/日）[1]				ビタミンE（mg/日）[1]				ビタミンK（μg/日）	
	男性		女性		男性		女性		男性	女性
年齢等	目安量	耐容上限量	目安量	耐容上限量	目安量	耐容上限量	目安量	耐容上限量	目安量	目安量
0 ～ 5（月）	5.0	25	5.0	25	3.0	—	3.0	—	4	4
6 ～ 11（月）	5.0	25	5.0	25	4.0	—	4.0	—	7	7
1 ～ 2（歳）	3.0	20	3.5	20	3.0	150	3.0	150	50	60
3 ～ 5（歳）	3.5	30	4.0	30	4.0	200	4.0	200	60	70
6 ～ 7（歳）	4.5	30	5.0	30	5.0	300	5.0	300	80	90
8 ～ 9（歳）	5.0	40	6.0	40	5.0	350	5.0	350	90	110
10 ～ 11（歳）	6.5	60	8.0	60	5.5	450	5.5	450	110	140
12 ～ 14（歳）	8.0	80	9.5	80	6.5	650	6.0	600	140	170
15 ～ 17（歳）	9.0	90	8.5	90	7.0	750	5.5	650	160	150
18 ～ 29（歳）	8.5	100	8.5	100	6.0	850	5.0	650	150	150
30 ～ 49（歳）	8.5	100	8.5	100	6.0	900	5.5	700	150	150
50 ～ 64（歳）	8.5	100	8.5	100	7.0	850	6.0	700	150	150
65 ～ 74（歳）	8.5	100	8.5	100	7.0	850	6.5	650	150	150
75 以上（歳）	8.5	100	8.5	100	6.5	750	6.5	650	150	150
妊婦			8.5	—			6.5	—		150
授乳婦			8.5	—			7.0	—		150

1 日照により皮膚でビタミンDが産生されることを踏まえ，フレイル予防を図る者はもとより，全年齢区分を通じて，日常生活において可能な範囲内での適度な日光浴を心掛けるとともに，ビタミンDの摂取については，日照時間を考慮に入れることが重要である。

1 α-トコフェロールについて算定した。α-トコフェロール以外のビタミンEは含んでいない。

性別	ビタミン B_1（mg/日）[1, 2]					
	男性			女性		
年齢等	推定平均必要量	推奨量	目安量	推定平均必要量	推奨量	目安量
0～5（月）	—	—	0.1	—	—	0.1
6～11（月）	—	—	0.2	—	—	0.2
1～2（歳）	0.4	0.5	—	0.4	0.5	—
3～5（歳）	0.6	0.7	—	0.6	0.7	—
6～7（歳）	0.7	0.8	—	0.7	0.8	—
8～9（歳）	0.8	1.0	—	0.8	0.9	—
10～11（歳）	1.0	1.2	—	0.9	1.1	—
12～14（歳）	1.2	1.4	—	1.1	1.3	—
15～17（歳）	1.3	1.5	—	1.0	1.2	—
18～29（歳）	1.2	1.4	—	0.9	1.1	—
30～49（歳）	1.2	1.4	—	0.9	1.1	—
50～64（歳）	1.1	1.3	—	0.9	1.1	—
65～74（歳）	1.1	1.3	—	0.9	1.1	—
75以上（歳）	1.0	1.2	—	0.8	0.9	—
妊婦（付加量）				＋0.2	＋0.2	—
授乳婦（付加量）				＋0.2	＋0.2	—

1　チアミン塩化物塩酸塩（分子量=337.3）の重量として示した。
2　身体活動レベルⅡの推定エネルギー必要量を用いて算定した。
特記事項：推定平均必要量は，ビタミン B_1 の欠乏症である脚気を予防するに足る最小必要量からではなく，尿中にビタミン B_1 の排泄量が増大し始める摂取量（体内飽和量）から算定。

性別	ビタミン B_2（mg/日）[1]					
	男性			女性		
年齢等	推定平均必要量	推奨量	目安量	推定平均必要量	推奨量	目安量
0～5（月）	—	—	0.3	—	—	0.3
6～11（月）	—	—	0.4	—	—	0.4
1～2（歳）	0.5	0.6	—	0.5	0.5	—
3～5（歳）	0.7	0.8	—	0.6	0.8	—
6～7（歳）	0.8	0.9	—	0.7	0.9	—
8～9（歳）	0.9	1.1	—	0.9	1.0	—
10～11（歳）	1.1	1.4	—	1.0	1.3	—
12～14（歳）	1.3	1.6	—	1.2	1.4	—
15～17（歳）	1.4	1.7	—	1.2	1.4	—
18～29（歳）	1.3	1.6	—	1.0	1.2	—
30～49（歳）	1.3	1.6	—	1.0	1.2	—
50～64（歳）	1.2	1.5	—	1.0	1.2	—
65～74（歳）	1.2	1.5	—	1.0	1.2	—
75以上（歳）	1.1	1.3	—	0.9	1.0	—
妊婦（付加量）				＋0.2	＋0.3	—
授乳婦（付加量）				＋0.5	＋0.6	—

1　身体活動レベルⅡの推定エネルギー必要量を用いて算定した。
特記事項：推定平均必要量は，ビタミン B_2 の欠乏症である口唇炎，口角炎，舌炎などの皮膚炎を予防するに足る最小量からではなく，尿中にビタミン B_2 の排泄量が増大し始める摂取量（体内飽和量）から算定。

性別	ナイアシン（mgNE/日）[1, 2]							
	男性				女性			
年齢等	推定平均必要量	推奨量	目安量	耐容上限量[3]	推定平均必要量	推奨量	目安量	耐容上限量[3]
0～5（月）[4]	—	—	2	—	—	—	2	—
6～11（月）	—	—	3	—	—	—	3	—
1～2（歳）	5	6	—	60(15)	4	5	—	60(15)
3～5（歳）	6	8	—	80(20)	6	7	—	80(20)
6～7（歳）	7	9	—	100(30)	7	8	—	100(30)
8～9（歳）	9	11	—	150(35)	8	10	—	150(35)
10～11（歳）	11	13	—	200(45)	10	10	—	150(45)
12～14（歳）	12	15	—	250(60)	12	14	—	250(60)
15～17（歳）	14	17	—	300(70)	11	13	—	250(65)
18～29（歳）	13	15	—	300(80)	9	11	—	250(65)
30～49（歳）	13	15	—	350(85)	10	12	—	250(65)
50～64（歳）	12	14	—	350(85)	9	11	—	250(65)
65～74（歳）	12	14	—	300(80)	9	11	—	250(65)
75以上（歳）	11	13	—	300(75)	9	10	—	250(60)
妊婦（付加量）					＋0	＋0	—	—
授乳婦（付加量）					＋3	＋3	—	—

1　ナイアシン当量（NE）＝ナイアシン＋1/60トリプトファンで示した。
2　身体活動レベルⅡの推定エネルギー必要量を用いて算定した。
3　ニコチンアミドの重量（mg/日），（　）内はニコチン酸の重量（mg/日）。
4　単位はmg/日。

性別	ビタミン B_6（mg/日）[1]							
	男性				女性			
年齢等	推定平均必要量	推奨量	目安量	耐容上限量[2]	推定平均必要量	推奨量	目安量	耐容上限量[2]
0～5（月）	—	—	0.2	—	—	—	0.2	—
6～11（月）	—	—	0.3	—	—	—	0.3	—
1～2（歳）	0.4	0.5	—	10	0.4	0.5	—	10
3～5（歳）	0.5	0.6	—	15	0.5	0.6	—	15
6～7（歳）	0.7	0.8	—	20	0.6	0.7	—	20
8～9（歳）	0.8	0.9	—	25	0.8	0.9	—	25
10～11（歳）	1.0	1.1	—	30	1.0	1.1	—	30
12～14（歳）	1.2	1.4	—	40	1.0	1.3	—	40
15～17（歳）	1.2	1.5	—	50	1.0	1.3	—	45
18～29（歳）	1.1	1.4	—	55	1.0	1.1	—	45
30～49（歳）	1.1	1.4	—	60	1.0	1.1	—	45
50～64（歳）	1.1	1.4	—	55	1.0	1.1	—	45
65～74（歳）	1.1	1.4	—	50	1.0	1.1	—	40
75以上（歳）	1.1	1.4	—	50	1.0	1.1	—	40
妊婦（付加量）					＋0.2	＋0.2	—	—
授乳婦（付加量）					＋0.3	＋0.3	—	—

1　たんぱく質の推奨量を用いて算定した（妊婦・授乳婦の付加量は除く）。
2　ピリドキシン（分子量=169.2）の重量として示した。

性別	ビタミンB_{12}（μg/日）[1]					
	男性			女性		
年齢等	推定平均必要量	推奨量	目安量	推定平均必要量	推奨量	目安量
0～5（月）	—	—	0.4	—	—	0.4
6～11（月）	—	—	0.5	—	—	0.5
1～2（歳）	0.8	0.9	—	0.8	0.9	—
3～5（歳）	0.9	1.1	—	0.9	1.1	—
6～7（歳）	1.1	1.3	—	1.1	1.3	—
8～9（歳）	1.3	1.6	—	1.3	1.6	—
10～11（歳）	1.6	1.9	—	1.6	1.9	—
12～14（歳）	2.0	2.4	—	2.0	2.4	—
15～17（歳）	2.0	2.4	—	2.0	2.4	—
18～29（歳）	2.0	2.4	—	2.0	2.4	—
30～49（歳）	2.0	2.4	—	2.0	2.4	—
50～64（歳）	2.0	2.4	—	2.0	2.4	—
65～74（歳）	2.0	2.4	—	2.0	2.4	—
75以上（歳）	2.0	2.4	—	2.0	2.4	—
妊婦（付加量）				＋0.3	＋0.4	—
授乳婦（付加量）				＋0.7	＋0.8	—

1 シアノコバラミン（分子量＝1,355.37）の重量として示した。

性別	葉酸（μg/日）[1]							
	男性				女性			
年齢等	推定平均必要量	推奨量	目安量	耐容上限量[2]	推定平均必要量	推奨量	目安量	耐容上限量[2]
0～5（月）	—	—	40	—	—	—	40	—
6～11（月）	—	—	60	—	—	—	60	—
1～2（歳）	80	90	—	200	90	90	—	200
3～5（歳）	90	110	—	300	90	110	—	300
6～7（歳）	110	140	—	400	110	140	—	400
8～9（歳）	130	160	—	500	130	160	—	500
10～11（歳）	160	190	—	700	160	190	—	700
12～14（歳）	200	240	—	900	200	240	—	900
15～17（歳）	220	240	—	900	200	240	—	900
18～29（歳）	200	240	—	900	200	240	—	900
30～49（歳）	200	240	—	1,000	200	240	—	1,000
50～64（歳）	200	240	—	1,000	200	240	—	1,000
65～74（歳）	200	240	—	900	200	240	—	900
75以上（歳）	200	240	—	900	200	240	—	900
妊婦（付加量）					＋200[3,4]	＋240[3,4]	—	—
授乳婦（付加量）					＋80	＋100	—	—

1 プテロイルモノグルタミン酸（分子量＝441.40）の重量として示した。
2 通常の食品以外の食品に含まれる葉酸（狭義の葉酸）に適用する。
3 妊娠を計画している女性，妊娠の可能性がある女性及び妊娠初期の妊婦は，胎児の神経管閉鎖障害のリスク低減のために，通常の食品以外の食品に含まれる葉酸（狭義の葉酸）を400μg/日摂取することが望まれる。
4 付加量は，中期及び後期にのみ設定した。

性別	パントテン酸（mg/日）		ビオチン（μg/日）	
	男性	女性	男性	女性
年齢等	目安量	目安量	目安量	目安量
0～5（月）	4	4	4	4
6～11（月）	5	5	5	5
1～2（歳）	3	4	20	20
3～5（歳）	4	4	20	20
6～7（歳）	5	5	30	30
8～9（歳）	6	5	30	30
10～11（歳）	6	6	40	40
12～14（歳）	7	6	50	50
15～17（歳）	7	6	50	50
18～29（歳）	5	5	50	50
30～49（歳）	5	5	50	50
50～64（歳）	6	5	50	50
65～74（歳）	6	5	50	50
75以上（歳）	6	5	50	50
妊婦		5		50
授乳婦		6		50

性別	ビタミンC（mg/日）[1]					
	男性			女性		
年齢等	推定平均必要量	推奨量	目安量	推定平均必要量	推奨量	目安量
0～5（月）	—	—	40	—	—	40
6～11（月）	—	—	40	—	—	40
1～2（歳）	35	40	—	35	40	—
3～5（歳）	40	50	—	40	50	—
6～7（歳）	50	60	—	50	60	—
8～9（歳）	60	70	—	60	70	—
10～11（歳）	70	85	—	70	85	—
12～14（歳）	85	100	—	85	100	—
15～17（歳）	85	100	—	85	100	—
18～29（歳）	85	100	—	85	100	—
30～49（歳）	85	100	—	85	100	—
50～64（歳）	85	100	—	85	100	—
65～74（歳）	80	100	—	80	100	—
75以上（歳）	80	100	—	80	100	—
妊婦（付加量）				＋10	＋10	—
授乳婦（付加量）				＋40	＋45	—

1 L-アスコルビン酸（分子量＝176.12）の重量で示した。
特記事項：推定平均必要量は，ビタミンCの欠乏症である壊血病を予防するに足る最小量からではなく，心臓血管系の疾病予防効果及び抗酸化作用の観点から算定。

	ナトリウム（mg/ 日，（ ）は食塩相当量［g/ 日］）[1]						カリウム（mg/ 日）				リン（mg/ 日）			
性　別	男　性			女　性			男　性		女　性		男　性		女　性	
年齢等	推定平均必要量	目安量	目標量	推定平均必要量	目安量	目標量	目安量	目標量	目安量	目標量	目安量	耐容上限量	目安量	耐容上限量
0 ～ 5（月）	—	100（0.3）	—	—	100（0.3）	—	400	—	400	—	120	—	120	—
6 ～ 11（月）	—	600（1.5）	—	—	600（1.5）	—	700	—	700	—	260	—	260	—
1 ～ 2（歳）	—	—	（3.0 未満）	—	—	（3.0 未満）	900	—	900	—	500	—	500	—
3 ～ 5（歳）	—	—	（3.5 未満）	—	—	（3.5 未満）	1,000	1,400 以上	1,000	1,400 以上	700	—	700	—
6 ～ 7（歳）	—	—	（4.5 未満）	—	—	（4.5 未満）	1,300	1,800 以上	1,200	1,800 以上	900	—	800	—
8 ～ 9（歳）	—	—	（5.0 未満）	—	—	（5.0 未満）	1,500	2,000 以上	1,500	2,000 以上	1,000	—	1,000	—
10 ～ 11（歳）	—	—	（6.0 未満）	—	—	（6.0 未満）	1,800	2,200 以上	1,800	2,000 以上	1,100	—	1,000	—
12 ～ 14（歳）	—	—	（7.0 未満）	—	—	（6.5 未満）	2,300	2,400 以上	1,900	2,400 以上	1,200	—	1,000	—
15 ～ 17（歳）	—	—	（7.5 未満）	—	—	（6.5 未満）	2,700	3,000 以上	2,000	2,600 以上	1,200	—	900	—
18 ～ 29（歳）	600（1.5）	—	（7.5 未満）	600（1.5）	—	（6.5 未満）	2,500	3,000 以上	2,000	2,600 以上	1,000	3,000	800	3,000
30 ～ 49（歳）	600（1.5）	—	（7.5 未満）	600（1.5）	—	（6.5 未満）	2,500	3,000 以上	2,000	2,600 以上	1,000	3,000	800	3,000
50 ～ 64（歳）	600（1.5）	—	（7.5 未満）	600（1.5）	—	（6.5 未満）	2,500	3,000 以上	2,000	2,600 以上	1,000	3,000	800	3,000
65 ～ 74（歳）	600（1.5）	—	（7.5 未満）	600（1.5）	—	（6.5 未満）	2,500	3,000 以上	2,000	2,600 以上	1,000	3,000	800	3,000
75 以上（歳）	600（1.5）	—	（7.5 未満）	600（1.5）	—	（6.5 未満）	2,500	3,000 以上	2,000	2,600 以上	1,000	3,000	800	3,000
妊　婦				600（1.5）	—	（6.5 未満）			2,000	2,600 以上			800	—
授乳婦				600（1.5）	—	（6.5 未満）			2,200	2,600 以上			800	—

1　高血圧及び慢性腎臓病（CKD）の重症化予防のための食塩相当量の量は，男女とも6.0g/ 日未満とした。

	カルシウム（mg/ 日）								マグネシウム（mg/ 日）							
性　別	男　性				女　性				男　性				女　性			
年齢等	推定平均必要量	推奨量	目安量	耐容上限量	推定平均必要量	推奨量	目安量	耐容上限量	推定平均必要量	推奨量	目安量	耐容上限量[1]	推定平均必要量	推奨量	目安量	耐容上限量[1]
0 ～ 5（月）	—	—	200	—	—	—	200	—	—	—	20	—	—	—	20	—
6 ～ 11（月）	—	—	250	—	—	—	250	—	—	—	60	—	—	—	60	—
1 ～ 2（歳）	350	450	—	—	350	400	—	—	60	70	—	—	60	70	—	—
3 ～ 5（歳）	500	600	—	—	450	550	—	—	80	100	—	—	80	100	—	—
6 ～ 7（歳）	500	600	—	—	450	550	—	—	110	130	—	—	110	130	—	—
8 ～ 9（歳）	550	650	—	—	600	750	—	—	140	170	—	—	140	160	—	—
10 ～ 11（歳）	600	700	—	—	600	750	—	—	180	210	—	—	180	220	—	—
12 ～ 14（歳）	850	1,000	—	—	700	800	—	—	250	290	—	—	240	290	—	—
15 ～ 17（歳）	650	800	—	—	550	650	—	—	300	360	—	—	260	310	—	—
18 ～ 29（歳）	650	800	—	2,500	550	650	—	2,500	280	340	—	—	230	270	—	—
30 ～ 49（歳）	600	750	—	2,500	550	650	—	2,500	310	370	—	—	240	290	—	—
50 ～ 64（歳）	600	750	—	2,500	550	650	—	2,500	310	370	—	—	240	290	—	—
65 ～ 74（歳）	600	750	—	2,500	550	650	—	2,500	290	350	—	—	230	280	—	—
75 以上（歳）	600	700	—	2,500	500	600	—	2,500	270	320	—	—	220	260	—	—
妊　婦（付加量）					＋0	＋0	—	—					＋30	＋40	—	—
授乳婦（付加量）					＋0	＋0	—	—					＋0	＋0	—	—

1　通常の食品以外からの摂取量の耐容上限量は，成人の場合350mg/ 日，小児では5 mg/kg 体重 / 日とした。それ以外の通常の食品からの摂取の場合，耐容上限量は設定しない。

鉄（mg/日）

性別／年齢等	男性 推定平均必要量	男性 推奨量	男性 目安量	男性 耐容上限量	女性 月経なし 推定平均必要量	女性 月経なし 推奨量	女性 月経あり 推定平均必要量	女性 月経あり 推奨量	女性 目安量	女性 耐容上限量
0 ～ 5（月）	—	—	0.5	—	—	—	—	—	0.5	—
6 ～ 11（月）	3.5	5.0	—	—	3.5	4.5	—	—	—	—
1 ～ 2（歳）	3.0	4.5	—	25	3.0	4.5	—	—	—	20
3 ～ 5（歳）	4.0	5.5	—	25	4.0	5.5	—	—	—	25
6 ～ 7（歳）	5.0	5.5	—	30	4.5	5.5	—	—	—	30
8 ～ 9（歳）	6.0	7.0	—	35	6.0	7.5	—	—	—	35
10 ～ 11（歳）	7.0	8.5	—	35	7.0	8.5	10.0	12.0	—	35
12 ～ 14（歳）	8.0	10.0	—	40	7.0	8.5	10.0	12.0	—	40
15 ～ 17（歳）	8.0	10.0	—	50	5.5	7.0	8.5	10.5	—	40
18 ～ 29（歳）	6.5	7.5	—	50	5.5	6.5	8.5	10.5	—	40
30 ～ 49（歳）	6.5	7.5	—	50	5.5	6.5	9.0	10.5	—	40
50 ～ 64（歳）	6.5	7.5	—	50	5.5	6.5	9.0	11.0	—	40
65 ～ 74（歳）	6.0	7.5	—	50	5.0	6.0	—	—	—	40
75 以上（歳）	6.0	7.0	—	50	5.0	6.0	—	—	—	40
妊婦（付加量）初期					＋2.0	＋2.5	—	—	—	—
中期・後期					＋8.0	＋9.5	—	—	—	—
授乳婦（付加量）					＋2.0	＋2.5	—	—	—	—

亜鉛（mg/日）

性別／年齢等	男性 推定平均必要量	男性 推奨量	男性 目安量	男性 耐容上限量	女性 推定平均必要量	女性 推奨量	女性 目安量	女性 耐容上限量
0 ～ 5（月）	—	—	2	—	—	—	2	—
6 ～ 11（月）	—	—	3	—	—	—	3	—
1 ～ 2（歳）	3	3	—	—	2	3	—	—
3 ～ 5（歳）	3	4	—	—	3	3	—	—
6 ～ 7（歳）	4	5	—	—	3	4	—	—
8 ～ 9（歳）	5	6	—	—	4	5	—	—
10 ～ 11（歳）	6	7	—	—	5	6	—	—
12 ～ 14（歳）	9	10	—	—	7	8	—	—
15 ～ 17（歳）	10	12	—	—	7	8	—	—
18 ～ 29（歳）	9	11	—	40	7	8	—	35
30 ～ 49（歳）	9	11	—	45	7	8	—	35
50 ～ 64（歳）	9	11	—	45	7	8	—	35
65 ～ 74（歳）	9	11	—	40	7	8	—	35
75 以上（歳）	9	10	—	40	6	8	—	30
妊婦（付加量）					＋1	＋2	—	—
授乳婦（付加量）					＋3	＋4	—	—

銅（mg/日）

性別／年齢等	男性 推定平均必要量	男性 推奨量	男性 目安量	男性 耐容上限量	女性 推定平均必要量	女性 推奨量	女性 目安量	女性 耐容上限量
0 ～ 5（月）	–	–	0.3	–	–	–	0.3	–
6 ～ 11（月）	–	–	0.3	–	–	–	0.3	–
1 ～ 2（歳）	0.3	0.3	–	–	0.2	0.3	–	–
3 ～ 5（歳）	0.3	0.4	–	–	0.3	0.3	–	–
6 ～ 7（歳）	0.4	0.4	–	–	0.4	0.4	–	–
8 ～ 9（歳）	0.4	0.5	–	–	0.4	0.5	–	–
10 ～ 11（歳）	0.5	0.6	–	–	0.5	0.6	–	–
12 ～ 14（歳）	0.7	0.8	–	–	0.6	0.8	–	–
15 ～ 17（歳）	0.8	0.9	–	–	0.6	0.7	–	–
18 ～ 29（歳）	0.7	0.9	–	7	0.6	0.7	–	7
30 ～ 49（歳）	0.7	0.9	–	7	0.6	0.7	–	7
50 ～ 64（歳）	0.7	0.9	–	7	0.6	0.7	–	7
65 ～ 74（歳）	0.7	0.9	–	7	0.6	0.7	–	7
75 以上（歳）	0.7	0.8	–	7	0.6	0.7	–	7
妊婦（付加量）					＋0.1	＋0.1	—	—
授乳婦（付加量）					＋0.5	＋0.6	—	—

マンガン（mg/日）

性別／年齢等	男性 目安量	男性 耐容上限量	女性 目安量	女性 耐容上限量
0 ～ 5（月）	0.01	—	0.01	—
6 ～ 11（月）	0.5	—	0.5	—
1 ～ 2（歳）	1.5	—	1.5	—
3 ～ 5（歳）	1.5	—	1.5	—
6 ～ 7（歳）	2.0	—	2.0	—
8 ～ 9（歳）	2.5	—	2.5	—
10 ～ 11（歳）	3.0	—	3.0	—
12 ～ 14（歳）	4.0	—	4.0	—
15 ～ 17（歳）	4.5	—	3.5	—
18 ～ 29（歳）	4.0	11	3.5	11
30 ～ 49（歳）	4.0	11	3.5	11
50 ～ 64（歳）	4.0	11	3.5	11
65 ～ 74（歳）	4.0	11	3.5	11
75 以上（歳）	4.0	11	3.5	11
妊婦			3.5	—
授乳婦			3.5	—

性別	ヨウ素（μg/日）								セレン（μg/日）							
	男性				女性				男性				女性			
年齢等	推定平均必要量	推奨量	目安量	耐容上限量	推定平均必要量	推奨量	目安量	耐容上限量	推定平均必要量	推奨量	目安量	耐容上限量	推定平均必要量	推奨量	目安量	耐容上限量
0～5（月）	—	—	100	250	—	—	100	250	—	—	15	—	—	—	15	—
6～11（月）	—	—	130	250	—	—	130	250	—	—	15	—	—	—	15	—
1～2（歳）	35	50	—	300	35	50	—	300	10	10	—	100	10	10	—	100
3～5（歳）	45	60	—	400	45	60	—	400	10	15	—	100	10	10	—	100
6～7（歳）	55	75	—	550	55	75	—	550	15	15	—	150	15	15	—	150
8～9（歳）	65	90	—	700	65	90	—	700	15	20	—	200	15	20	—	200
10～11（歳）	80	110	—	900	80	110	—	900	20	25	—	250	20	25	—	250
12～14（歳）	95	140	—	2,000	95	140	—	2,000	25	30	—	350	25	30	—	300
15～17（歳）	100	140	—	3,000	100	140	—	3,000	30	35	—	400	20	25	—	350
18～29（歳）	95	130	—	3,000	95	130	—	3,000	25	30	—	450	20	25	—	350
30～49（歳）	95	130	—	3,000	95	130	—	3,000	25	30	—	450	20	25	—	350
50～64（歳）	95	130	—	3,000	95	130	—	3,000	25	30	—	450	20	25	—	350
65～74（歳）	95	130	—	3,000	95	130	—	3,000	25	30	—	450	20	25	—	350
75以上（歳）	95	130	—	3,000	95	130	—	3,000	25	30	—	400	20	25	—	350
妊婦（付加量）					+75	+110	—	—[1]					+5	+5	—	—
授乳婦（付加量）					+100	+140	—	—[1]					+15	+20	—	—

1 妊婦及び授乳婦の耐容上限量は，2,000μg/日とした。

性別	クロム（μg/日）			
	男性		女性	
年齢等	目安量	耐容上限量	目安量	耐容上限量
0～5（月）	0.8	—	0.8	—
6～11（月）	1.0	—	1.0	—
1～2（歳）	—	—	—	—
3～5（歳）	—	—	—	—
6～7（歳）	—	—	—	—
8～9（歳）	—	—	—	—
10～11（歳）	—	—	—	—
12～14（歳）	—	—	—	—
15～17（歳）	—	—	—	—
18～29（歳）	10	500	10	500
30～49（歳）	10	500	10	500
50～64（歳）	10	500	10	500
65～74（歳）	10	500	10	500
75以上（歳）	10	500	10	500
妊婦			10	—
授乳婦			10	—

性別	モリブデン（μg/日）							
	男性				女性			
年齢等	推定平均必要量	推奨量	目安量	耐容上限量	推定平均必要量	推奨量	目安量	耐容上限量
0～5（月）	—	—	2	—	—	—	2	—
6～11（月）	—	—	5	—	—	—	5	—
1～2（歳）	10	10	—	—	10	10	—	—
3～5（歳）	10	10	—	—	10	10	—	—
6～7（歳）	10	15	—	—	10	15	—	—
8～9（歳）	15	20	—	—	15	15	—	—
10～11（歳）	15	20	—	—	15	20	—	—
12～14（歳）	20	25	—	—	20	25	—	—
15～17（歳）	25	30	—	—	20	25	—	—
18～29（歳）	20	30	—	600	20	25	—	500
30～49（歳）	25	30	—	600	20	25	—	500
50～64（歳）	25	30	—	600	20	25	—	500
65～74（歳）	20	30	—	600	20	25	—	500
75以上（歳）	20	25	—	600	20	25	—	500
妊婦（付加量）					+0	+0	—	—
授乳婦（付加量）					+3	+3	—	—

索　引

す・せ・そ

た

〔編著者〕　（執筆分担）

津田　博子（つだ ひろこ）	中村学園大学名誉教授　医学博士	第７章
麻見　直美（おみ なおみ）	筑波大学体育系教授　博士（学術）	第８章

〔著　者〕（50音順）

勝野由美子（かつの ゆみこ）	元天使大学看護栄養学部准教授	第９章１節
五関　正江（ごせき まさえ）	日本女子大学家政学部教授　歯学博士	第５章１節・５節
古閑美奈子（こが みなこ）	山梨学院大学健康栄養学部教授　医学博士	第３章
佐久間理英（さくま まさえ）	福岡女子大学国際文理学部准教授　博士（栄養学）	第４章
白木　啓三（しらき けいぞう）	産業医科大学名誉教授　医学博士	第９章３節
田中　広美（たなか ひろみ）	東京聖栄大学健康栄養学部講師	第５章４節
星　清子（ほし せいこ）	尚絅学院大学総合人間科学系教授　博士（農学）	第５章２節・３節
松田　早苗（まつだ さなえ）	女子栄養大学短期大学部教授　博士（栄養学）	第６章
山口　敦子（やまぐち あつこ）	元天使大学看護栄養学部教授　博士（生活科学）	第９章４節
大和　孝子（やまと たかこ）	中村学園大学栄養科学部教授　博士（学術）	第１章，第２章，第９章２節

Ｎブックス

五訂 応用栄養学〔第２版〕

2003年（平成15年）２月１日　初版発行～第４版第５刷
2010年（平成22年）２月15日　改訂版発行～第３刷
2011年（平成23年）８月31日　三訂版発行～第４刷
2014年（平成26年）12月１日　四訂版発行～第２版第５刷
2020年（令和２年）３月25日　五訂版発行～第２刷
2022年（令和４年）３月31日　五訂版第２版発行
2023年（令和５年）１月20日　五訂版第２版第２刷発行

編著者　津田博子
　　　　麻見直美

発行者　筑紫和男

発行所　株式会社 建帛社 KENPAKUSHA

〒112-0011　東京都文京区千石４丁目２番15号
TEL（03）3944-2611
FAX（03）3946-4377
https://www.kenpakusha.co.jp/

ISBN 978-4-7679-0721-5　C3047　　亜細亜印刷／愛千製本所